Klaus-Dieter Neander (Hrsg.)

Musik und Pflege

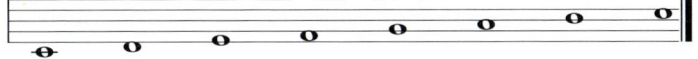

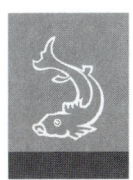

URBAN & FISCHER
München • Jena

Zuschriften und Kritik an:
Urban & Fischer Verlag, Lektorat Pflege, Karlstraße 45, 80333 München
Klaus-Dieter Neander, Fabrikweg 2, 37075 Göttingen

Wichtiger Hinweis für den Benutzer:
Die Erkenntnisse der Medizin unterliegen laufendem Wandel durch Forschung und
klinische Erfahrungen. Herausgeber und Autoren dieses Werkes haben große Sorgfalt
darauf verwendet, dass die in diesem Werk gemachten therapeutischen Angaben (insbesondere hinsichtlich Indikation, Dosierung und unerwünschten Wirkungen) dem
derzeitigen Wissensstand entsprechen. Das entbindet den Nutzer dieses Werkes aber
nicht von der Verpflichtung, anhand der Beipackzettel zu verschreibender Präparate zu
überprüfen, ob die dort gemachten Angaben von denen in diesem Buch abweichen und
seine Verordnung in eigener Verantwortung zu treffen.

CIP erhältlich von der British Library

Planung und Lektorat: Jürgen Georg, Detlef Kraut
Herstellung: Christine Böhme, München
Umschlaggestaltung: prepress I ulm, Ulm
Titelfoto: M. Barraud, Tony Stone Bilderwelten, München
Satz: FEMOSET Satz & Repro GmbH, Wiesbaden
Druck und Bindung: Appl, Wemding

Gedruckt auf 90 g/qm Praximatt TCF chlorfrei gebleicht

Aktuelle Informationen finden Sie im Internet unter der Adresse
http://www.urbanfischer.de

Autorenverzeichnis

Neander, Klaus-Dieter
Lehrer für Pflegeberufe
Direktor des Deutschen Instituts für Pflegehilfsmittelforschung
und -beratung
Fabrikweg 2
37075 Göttingen

Traub, Rainer
Journalist
Brandstwiete 19
20457 Hamburg

Zieger, Andreas Dr. med.
Arzt für Neurochirurgie
Lehrbeauftragte für Klinische Neuropsychologie und Rehabilitation,
Universität Oldenburg
Ärztlicher Leiter der Station für Schwerst-Schädel-Hirngeschädigte
(Frührehabilitation) Ev. Krankenhaus Oldenburg
Steinweg 13–17
26122 Oldenburg

Beckedorf, Dirk Dr. med.
Hemmstr. 212
28215 Bremen

Schwaiblmair, Frauke
Musiktherapeutin
Prof.-Kurt-Huber-Str. 7
82166 Gräfelfing

Hannich, Hans-Jürgen Prof. Dr. med.
Direktor des Instituts für Medizinische Psychologie der Ernst-Moritz-Arndt-
Universität
17489 Greifswald

Keller, Claudia
Krankenschwester für Anästhesie und Intensivpflege
Schönbornstr. 5
97440 Werneck

Karambadzakis, Dagmar
Diplom-Musiktherapeutin
Marienburger Str. 26a
10405 Berlin

Stefanides, Bernd Dr. Dipl.-Psych.
Humboldt-Universität Berlin
Institut für Psychologie
Ambulanz für Psychotherapie und Psychodiagnostik
Hausvogteiplatz 5–7
10117 Berlin

Muthesius, Dorothea
Musiktherapeutin
Wissenschaftszentrum Berlin
Reichpietschufer 50
10787 Berlin

Dill-Schmölders, Claudia
Diplom-Musiktherapeutin
Klinik Ambrock
Ambrocker Weg 60
58091 Hagen

Grün, Matthias Dr. med.
Klinik Ambrock
Ambrocker Weg 60
58091 Hagen

Cramer, Annette
Musiktherapie DGMT
Hubertusstr. 22
80639 München

Geleitwort

Gedanken zum Geleit –
oder
Gedanken zur gesellschaftlichen und wissenschaftlichen Relevanz
von Musik in der Pflege

Zum Alltag:
Sicherlich ist es höchste Zeit, daß unsere hoch entwickelte – oder sollte ich
sagen zu hoch entwickelte – Kultur der Gesundheitsfürsorge und -vorsorge
wieder mehr menschliche Facetten bekommt. Alte Menschen, sauber gewa-
schen und gesalbt, umgeben von „berauschendem Frühlingsduft" aus der Dose
sind noch lange keine glücklichen Menschen. Im Gegenteil, ein Blick in die
Gesichter zeigt mir häufig, wie wenig sich diese Menschen angesprochen oder
wertgeschätzt fühlen. Auf den meisten Intensivstationen sind die laut vor sich
hin piepsenden, schnaufenden, surrenden Maschinen ein Zeichen höchster
Pflegequalität für die Verantwortlichen; sie vergessen dabei völlig, wieviel akustischen Streß sie ihren Patienten dadurch zumuten.

Natürlich wäre es unverantwortlich, wollten wir all die Errungenschaften
der gegenwärtigen Medizin und Pflege nur kritisieren. Aber der Blickwinkel
vieler Beteiligter ist aus meiner Sicht zu stark **auf** den Patienten anstatt **mit**
dem Patienten gerichtet. Beobachten Sie doch einmal, wie Mütter üblicher-
weise bei Krankheiten oder Verletzungen ihrer Angehörigen bestens Bescheid
wissen und rigoros bestimmen, was zu tun ist – nicht selten auch gegen den
Willen der Betroffenen – und dies natürlich aus Fürsorge und nicht aus Bos-
heit. Worauf es mir ankommt ist, daß wir fast alle von Kindesbeinen an lernen
und erfahren, daß Krankheit und Gebrechlichkeit zwar Entlastung und Fürsorge zur Folge haben, aber fast immer auch eine mehr oder weniger deutlich zu spürende Entmündigung und Verdrän-gung aus gewohnten Lebens-
strukturen. Hier ist oft einer von mehreren Gründen zu finden, warum pflege-
bedürftige Menschen häufig so apathisch und unfreundlich bzw. mißtrauisch
und ängstlich sind.

Wissenschaftliche Perspektiven:
Die Lebensqualität pflegebedürftiger Menschen hängt also nur zum Teil von
den sie umgebenden hygienischen Standards, medizinischen Maßnahmen
und optimaler Medikation ab. Sicherlich gleichwertige Faktoren sind der
Raum zur Eigenbestimmung (sofern dies mental noch möglich ist) und die
emotional adäquate Beziehungspflege. Hier kommt der Musik eine zentrale

Bedeutung zu! Während früher häufig Philosophen, Literaten, also der Naturwissenschaft eher fern stehende Persönlichkeiten gerne zitiert wurden, um den Nachweis der Wirksamkeit und Bedeutung von Musik bzw. akustischer Stimulation zu untermauern, so müssen wir heute nur die vielfältigen Veröffentlichungen aus den Bereichen Neurobiologie, Psychopathologie, Psychoimmunologie etc. betrachten, die im gemeinsamen, multidisziplinären Gebiet der Psychoneuroimmunologie (PNI) immer mehr Spuren der Vernetzung von Körper und Seele entdecken. Es bedarf heute keiner Diskussion mehr, daß z. B. im Koma liegende Menschen akustische Reize wahrnehmen und verarbeiten, sich nach dem Aufwachen teilweise daran erinnern. Natürlich wissen wir noch viel zu wenig über einzelne Interaktionsprozesse zwischen akustischem Reiz und z. B. neuronalen Reaktionsmustern, um sie fundiert beschreiben zu können. Aber daß sie vorhanden sind ist heute keine ernsthafte Frage mehr. Bereits heute belegen zahlreiche musiktherapeutische und musikmedizinische Studien (z. B. an der Universität Witten, Sportkrankenhaus Hellersen, Viktor Dulger Institut Heidelberg), daß musikalische Elemente und Strukturen auch dann Beziehung aufrecht erhalten bzw. herstellen können, wenn sonst keine Reaktions- und Kommunikationsformen mehr möglich sind. Diese Erkenntnisse eröffnen der Musiktherapie ein weiteres Aufgabenfeld – ganz eng in Kooperation mit unseren medizinischen Kollegen. Was mir aber noch viel bedeutsamer zu sein scheint ist der damit verbundene Paradigmenwechsel in der Musiktherapie und im Gesundheitswesen: Während bislang sich die Musiktherapie traditioneller Theorien aus der Tiefenpsychologie, Lerntheorie oder anderer Therapieansätzen bediente – und damit ebenfalls über das Stadium einer Glaubensangele-genheit wie z. B. die Psychoanalyse oder Tiefenpsychologie aus wissenschaftlicher Sicht nicht hinaus kam, besteht durch das Aufbrechen der Grenzen zwischen Seelenmedizin und Körpermedizin die große Chance, Wirkungstheorien für Musik neu zu formulieren. Darin sehe ich eine Aufgabe aller Musiktherapeuten und sonstiger Fachkräfte, die Musik oder musikalische Reize professionell innerhalb unseres Gesundheitswesens einsetzen. Natürlich müssen wir uns hierfür Zeit lassen und dürfen nicht überstürzt bewährtes Denken über Bord werfen, aber wir dürfen auch nicht weiterhin in Ehrfurcht vor entliehenen, traditionsreichen und geliebten Wirkungstheorien und Anwendungsgewohnheiten erstar-ren. Damit weht ein frischer Wind durch die seit Jahren bekannten Einsatzfelder der Musiktherapie, der auch bereits in einzelnen Beiträgen dieses Buches zu spüren ist.

Natürlich haben die in diesem Buch so faszinierend geschilderten Anwendungsfelder einen Partner in der Realität, der sich weniger freundlich und kooperativ verhält: Die Kostenträger, Krankenkassen, Berufsgenossenschaften, Sozialämter etc. haben bis heute die notwendige Öffnung der klassischen Pflegeprogramme und -konzepte verhindert. Selbst kirchliche Kostenträger, denen ja das seelische Wohlbefinden aus Überzeugung am Herzen liegt, betrachten Pflege primär als medizinische, hygienische und ernährungsorientierte Aufgabe. Immer wieder wird glaubhaft darauf hingewiesen, daß für Gespräche, Bereitstellung von adäquaten psychotherapeutischen Angeboten das nötige Geld nicht vorhanden sei.

Gesellschaftliche Perspektiven:
Musik ist in unserer Kultur zu einem fast ständig präsenten akustischen Begleiter geworden. In mancherlei Hinsicht müssen wir Musik bereits als akustischen Umweltverschmutzungsfaktor erster Güte bezeichnen. Es gibt kaum noch Orte außerhalb unserer eigenen vier Wände, an denen wir nicht ungefragt Musik oder akustischer Stimulation ausgesetzt sind! Wenn wir also im alltäglichen Leben so viel mit Musik umgehen, warum sind die fachlich qualifizierten Bemühungen im therapeutischen Kon-text so schwierig? Natürlich ist die Musikeinspielung in den Operationssaal zur Unterdrückung der OP-Geräusche ein erster sinnvoller Schritt. Aber er reicht nicht aus, wenn wir seriöse Anhaltspunkte dafür haben, daß eine gezielte akustische Stimulation des Patienten während der Narkose zur deutlichen Verbesserung des Narkoseverlaufs bzw. zur Einsparung von Analgetika führen kann.

Es reicht auch nicht aus, Patienten mit chronischen Schmerzen in ein vielfältig – kreatives Programm einzubinden, wenn wir wissen, daß ihre gehemmte Expressivität und ihre polyrhythmische Starrheit – ein Leitsymptom psychogener Schmerzstörungen – besonders durch musiktherapeutische Intervention flexibilisiert werden kann und sich dadurch das Schmerzbild deutlich reduziert.

Das tägliche Verabreichen eines zusätzlichen Glases Vitaminsaft pro Alterspatient reicht zur Anregung und Aktivierung der geistigen Fähigkeiten nicht aus, wenn wir wissen, daß therapeutisches Singen bei sich anschließendem psychotherapeutischen Gespräch sich nachweislich stabilisierend auf die psychophysische Konstitution der alten Menschen auswirkt.

Die Liste wäre noch um viele Bereiche zu ergänzen. Doch zur Realisierung solcher segensreichen Maßnahmen im Sinne eines Standards innerhalb unseres Gesundheitswesens fehlt noch der Mut zur Veränderung der Leistungskataloge unserer Kostenträger. Aber es fehlt auch an Mut von Seiten der Musiktherapeuten, zu sagen und zu zeigen, was sie können, was sie nicht können und festzulegen, wo ihr Platz in unserem Gesundheits- bzw. Krankheitswesen und in unserer Gesellschaft sein könnte.

Diese Buch ist neben anderen neueren Publikationen in dieser Hinsicht ein gelungener Schritt. Unterschiedliche Anwendungsfelder im großen Aufgabengebiet der Pflege werden nicht nur beschrieben sondern teilweise auch wissenschaftlich begründet. Damit erlebt der Leser in nachvollziehbarer Weise wichtige Facetten des begonnenen Paradigmenwechsels, einer Veränderung, ohne die, Pflege und Krankenbehandlung in unserer Gesellschaft ihre christlich-humanitäre Seite verlieren wird.

Prof. Dr. Hans Volker Bolay
Heidelberger Institut für Musiktherapieforschung e.V.
Carlsberg, Februar 1999

Vorwort des Herausgebers

Jeder weiß, welche Wirkung Musik auf die Stimmungslage und das Wohlbefinden hat. Egal welcher Musikrichtung man anhängt und ob man selbst musiziert oder Konsument ist, jeder von uns kann darüber berichten, welche Musik ihn in welcher Weise beeinflußt.

Musik war von jeher ein Mittel Empfindungen zu verdeutlichen, Erfahrenes zu beschreiben.

Vielleicht kennen Sie *die Moldau*, jenes symphonische Werk, das in verschiedenen Szenen, mit verschiedener Orchestrierung den Verlauf der Moldau darstellt und ohne viel Phantasie kann man erleben, wie sich der Fluß durch ein Dorf windet, vorbei an einer Hochzeit feiernden Gesellschaft, vorbei an einer großen Stadt ... Man spürt förmlich die verschiedenen Situationen, die in dieser Musik beschrieben sind.

Sicher haben auch Sie den Mozart-Film gesehen, wo in – vielleicht nicht immer historisch einwandfreien Weise – aber doch in seiner Art bestechend, die Lebensgeschichte Mozarts beschrieben wird. Viele, die diesen Film gesehen haben, waren zutiefst beeindruckt von den Szenen, wie Mozart sein *Requiem* komponiert und dabei selbst auf dem Sterbebett liegt.

Manche von Ihnen mußten den „Erlkönig" lernen, den es in verschiedenen Vertonungen gibt und wenn man Text und Musik nachspürt, stellt man fest, daß hier der Fieberwahn eines Kindes beschrieben wird, dem der Vater – der es zum Arzt bringen will – beruhigend zuspricht und ihm die Phantasien auszureden versucht – alles vergeblich, wie wir wissen, das Kind stirbt am Ende dieser Ballade: „in seinen Armen, das Kind war tot!" Hören Sie sich mal die Interpretation dieses Liedes von Jessy Norman an – es wird Ihnen ein Schauer über den Rücken laufen.

Sie kennen ausgelassene Feste, wo Sie nach Ihren Lieblingsmelodien sanft oder wild tanzen; sie möchten in bestimmten Situationen auf ein bestimmtes Musikstück nicht verzichten – Musik ist und bleibt integraler Bestandteil des Lebens. Musik verbindet die Menschen und deren Erlebnisse und Schicksale, sie dient der Verzauberung und der Manipulation und sie dient der Heilung.

In Pflege und Medizin ist der letzte Aspekt der Wirkung nur wenig bekannt, wenngleich die Musik eigentlich schon in frühester Zeit als Medium für rituelle Reinigungen und die Medizin der Vorzeit Bedeutung hatte. In den frühen Kulturen nutzte der Chamane oder der Medizinmann die rhythmische, teilweise ekstatische Musik. Unserer Kultur ist das Wissen um die Wirkung der Musik verloren gegangen. Wir Pflegenden haben nicht gelernt, wie und wann man welche Musik zur Heilung einsetzen kann und viele andere Wissenschaften nehmen die Versuche der Musiktherapie nicht besonders ernst. Gleichwohl haben wir Pflegenden einzelne Situationen erlebt, wo wir den Eindruck hatten, daß die Musik „irgendwie" den unruhigen, verwirrten, bewußtlosen Menschen beeinflußt.

In Kindergärten werden Singspiele mit den Kindern gespielt und oftmals werden die kindlichen Erfahrungen in diesen Liedern artikuliert und kindgerecht beschrieben. So werden Kinder an ihre Erfahrungen erinnert und aufgefordert, diese zu „bearbeiten" und sei es durch angeleitete Körperbewegungen (klatschen, springen).

Musik in Bewegung umzusetzen ist nicht nur auf Feste und in der Disco gewünscht, oder im Tanzsport, sondern wird eben auch als Kommunikationsmöglichkeit gesehen, für und mit Menschen, die andere Möglichkeiten nicht mehr haben.

In der Betreuung alter Menschen geschieht dies ebenfalls: Sing- und Tanzspiele für ältere Menschen wollen sie dort abholen, wo ihre Möglichkeiten noch vorhanden sind, wollen ihnen Möglichkeiten der Kommunikation öffnen, wo eine sprachliche Kommunikation nicht mehr möglich ist.

Für viele religiöse Menschen haben die in ihrer Kirche gesungenen Lieder gerade in der Zeit des Älterwerdens und Sterbens „Ankerfunktion". Wenn man Kirchenlieder mit ihnen singt oder die Texte mit ihnen spricht, erfährt man oft, wie verbunden die Menschen mit „ihren Texten und Liedern" sind – sie sind Heimat und auch dann noch präsent, wenn viele andere Fähigkeiten nicht mehr gebraucht werden können.

Dieses Buch läßt die verschiedenen Expertinnen und Experten zu Wort kommen, die sich mehr oder weniger professionell mit dem Thema „Musik(therapie)" auseinandergesetzt haben. Bewußt haben wir wissenschaftlich anspruchsvollere Texte neben Erfahrungsberichte gestellt, denn noch wissen wir zu wenig über die „Wirkung der Musik". Mit dieser Textsammlung möchten wir für die Pflege erstmalig wichtige Aspekte darstellen und zur Diskussion stellen. Natürlich kann ein solches Buch nicht vollständig sein, aber es soll Sie – verehrte Leserinnen und Leser – anregen, über die Musik in der Pflege nachzudenken, gezielt zu beobachten, wenn Sie das Radio oder den Kassettenrecorder bei den Patienten anstellen, um herauszufinden, ob und wie die Musik „wirkt".

Diese Buch ist der Versuch ein Thema „bewußter" zu machen, das wir alle kennen und über das wir in der Regel wenig nachdenken. Musik ermöglicht Kommunikation, das Ausdrücken von Empfindungen und Wahrnehmungen, eine Reaktion auf Erlebnisse, die Artikulation von Wünschen und – ich denke, daß ist besonders wichtig – ein Eindringen in eine Nähe, wie sie kaum anders möglich ist.

Die vorgelegten Texte „belegen" diese Aussagen und Sie, verehrte Leserin, verehrter Leser, werden Ihre Erfahrungen wiederfinden. Zögern Sie nicht, uns Ihre Erfahrungen mitzuteilen.

Wir danken allen Autorinnen und Autoren für die komplikationslose Zusammenarbeit und freundliche Überlassung der Manuskripte, die eigentlich – zumindest teilweise – für einen Kongreß gedacht waren, der mangels Teilnehmer abgesagt werden mußte.

Dem Verlag Ullstein Medical danken wir für die Übernahme der Manuskripte und Herrn Jürgen Georg, ehemals Cheflektor beim Ullstein Medical Verlag, für die freundschaftliche Betreuung. Dem Verlag Urban & Fischer danken wir für die endgültige Realisierung dieses Buches.

Vielleicht ist die Zeit dafür noch nicht reif, dennoch wünschen wir Ihnen eine spannende und anregende Lektüre.

Klaus-Dieter Neander
Direktor des Deutschen Instituts für Pflegehilfsmittelforschung und -beratung
Göttingen, Mai 1999

Inhaltsverzeichnis

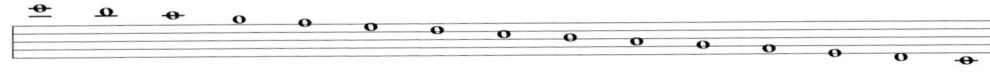

▮ Der Mensch, ein Schrank

Musiktherapie und humane Selbstkomposition

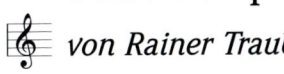 *von Rainer Traub*

„Wer nur etwas von Musik versteht, versteht auch von der nichts."
Hanns Eisler

„Musiktherapie?" Die gedehnte Stimme am anderen Ende der Leitung gehörte einem prominenten Musikpädagogen und ordentlichen Professor, und sie klang nach hochgezogenen Augenbrauen. „Davor muß ich warnen. Damit beschäftigen sich zu 90 Prozent Leute, die es in der Musik zu nichts gebracht haben."

Der gutgemeinte Rat, keine Zeit zu verschwenden mit Recherchen über einen Gegenstand, dessen Seriosität erheblichen Zweifeln unterliege, ist bezeichnend für das verbreitete Mißtrauen gegenüber einer institutionell vergleichsweise jungen Disziplin. Ein Fach, das im Schnittpunkt von Musik und Pädagogik, Medizin und Psychologie angesiedelt ist und dessen Vertreter zwischen allen traditionellen Lehrstühlen sitzen, hat es nicht gerade leicht.

Wie kommt jemand überhaupt auf die Idee, so verschiedenartige Zugänge zu Menschen wie die des Musikers, des Lehrers, des Arztes und des Psychologen miteinander zu verbinden? Auskunft erteilt ein freundlicher Mann von 50 Jahren, der in einem stillen Heidedorf in der Nähe von Uelzen zu Hause ist und ebenso genau zuhören wie erklären kann. Professor Hans-Helmut Decker-Voigt hat an der Hamburger Musikhochschule Deutschlands einzigen voll ausgebauten Lehrstuhl für Musiktherapie inne. Wenn er nicht gerade mit Studenten und Patienten beschäftigt oder auf Vortragsreisen in Übersee ist, trifft man ihn in dem restaurierten Fachwerkhaus an, in dem er mit seiner Frau und den beiden Töchtern lebt. Ein Naturschutzgebiet grenzt unmittelbar an

Abb. 1-1
Behinderter:
Kommunikation
ohne Sprache

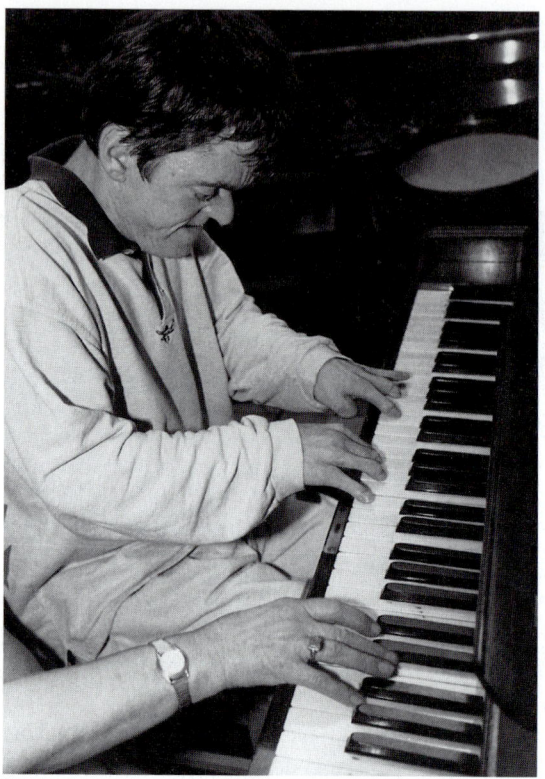

das Haus. Durch die raumhohen Fenster des Wohnzimmers, in dessen Zentrum der Flügel seinen Platz gefunden hat, fällt der Blick auf eine Landschaft, die sich dem Auge wie ein Gemälde im Maßstab 1:1 darbietet – Lüneburger Heide mit grasenden Schafen und Pferden.

Seine eigene Entscheidung für die Musiktherapie, erläutert der Hausherr, sei stark von persönlichen Erfahrungen motiviert gewesen. „Zum einen bin ich mit Literatur und Musik aufgewachsen. Zum anderen verdanke ich meine positive Beziehung zum Helferberuf vor allem der Hilfe, die ich selber in meiner Kindheit bei langwierigen Krankheiten erfahren habe." 13 Jahre kämpfte er mit Tuberkulose und Polio; in kleinen Einschränkungen seiner Motorik zeigen sich noch Spuren der Kinderlähmung. Der Ausbildung zum Musikpädagogen ließ er die zum Psychologen folgen; in den USA absolvierte er Musiktherapie als Drittstudium – in der Bundesrepublik existierte diese akademische Disziplin seinerzeit noch nicht. „Unser Fach setzt ein interdisziplinäres Breitbandstudium voraus, das nicht auditiv, sondern integrativ betrieben wird." Ein derart ganzheitliches Menschenbild sperrt sich gegen das

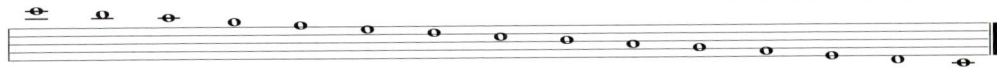

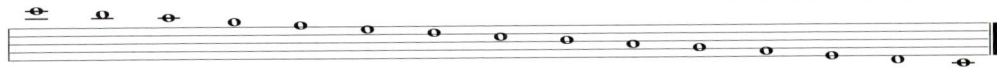

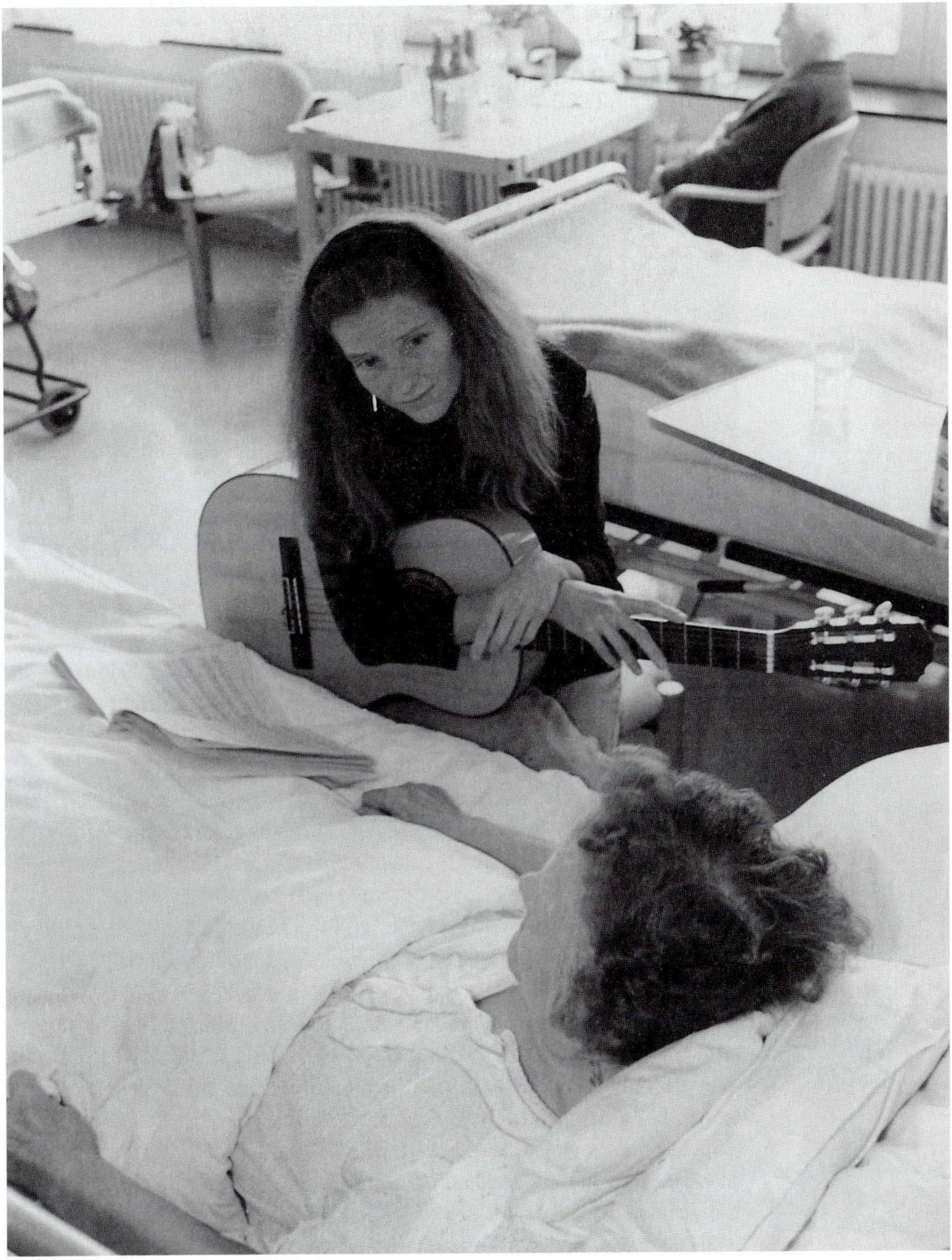

Abb. I-2 Chronisch Kranke, Helferin: Der größte Teil der Musiktherapeuten ist in Kliniken angestellt

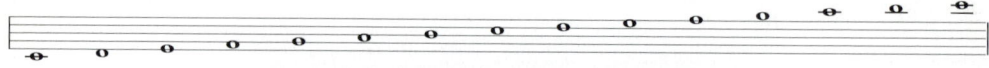

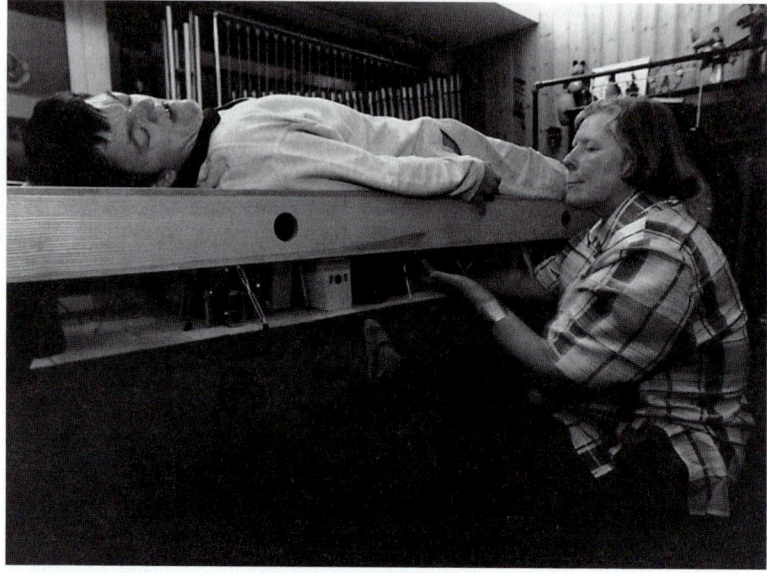

Abb. 1-3
Behinderter auf
einem Klangbett,
Therapeutin: Labsal
der Töne

eingewurzelte akademische Spartendenken und die Ideologie einer sich arbeits-teilig legitimierenden Leistungsgesellschaft. „Ich bin keine Schublade", sagt Decker-Voigt, der neben seinen wissenschaftlichen Werken Erzählungen, Ro-mane und Hörspiele veröffentlicht hat. „Ich bin auch nicht mehrere Schub-laden. Ich bin ein Schrank." Nach einer kleinen Pause setzt er hinzu: „Und ich wünsche jedem Menschen, daß er ein Schrank ist."

Die Musiktherapie in Deutschland war im internationalen Vergleich lange eine Nachzüglerin – eine Spätfolge der Ächtung und Vertreibung der Tiefen-psychologie durch die Nazis. Inzwischen hat sie ihren Rückstand aufgeholt. Derzeit bieten fünf deutsche Hochschulen und Fachhochschulen die Ausbil-dung zum Musiktherapeuten an. Der größte Teil der Absolventen ist im kli-nischen Bereich angestellt; nur eine Minderheit hat sich bisher mit einer eige-nen Praxis niedergelassen wie Diplompsychologen oder Heilpraktiker. Eine gewisse Vorstellung davon, wie der Alltag von ausgebildeten Musiktherapeu-ten und Studenten des Fachs aussieht, vermittelt Martin Sünkenbergs Doku-mentarfilm „Musik auf Krankenschein", der im Sommer dieses Jahres auf Nord 111 zu sehen war. Der Film führt den Betrachter unter anderem in das Schweizer Kreisspital in Brig/Wallis, wo 1988 das Forschungsprojekt „Musik-therapie in der Inneren Medizin" gestartet wurde, sowie in die Timmendorfer „Curschmann-Klinik", wo die Musiktherapie bei der Rehabilitation nach Herz-infarkten hilft. An beiden Orten wird die Therapie in Verbindung mit den tra-ditionellen medizinischen Behandlungsweisen eingesetzt.

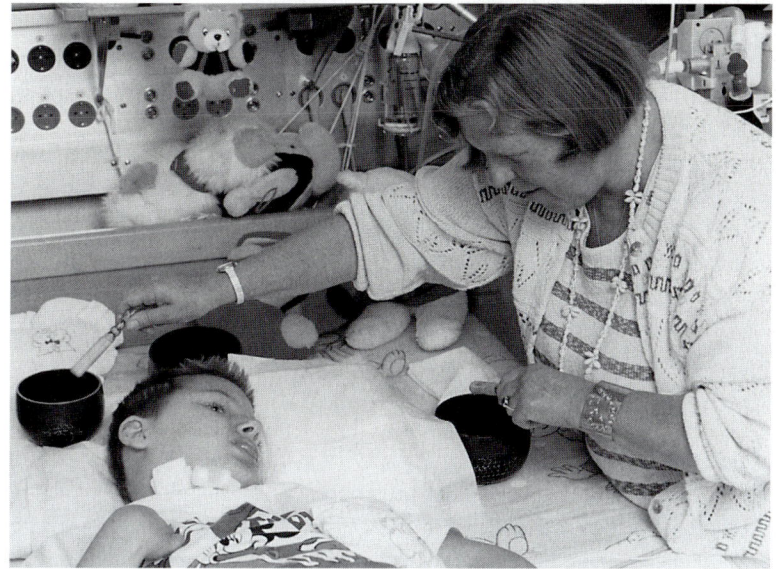

Abb. 1-4
Unfallopfer im Koma,
Klangerzeugung:
Resonanz im
Unbewußtsein

An frei wählbaren Instrumenten im Musikraum der Schweizer Klinik werden die Patienten zum Experiment mit den Tönen, zur spontanen Improvisation eingeladen. Behutsam begleitet die Therapeutin den Prozeß – mit abwartender Teilnahme oder auch musikalisch: ihr Gesprächsangebot ermöglicht den Übergang zur verbalen Kommunikation, ohne ihn zu forcieren. Das Anwendungsgebiet der Musiktherapie erstreckt sich vom Einsatz bei Frühgeborenen – dabei werden vertraute Stimmen über Audio-Technik als akustische Hirnstrom-Nahrung und als eine Art emotionale Nabelschnur in den Inkubator geleitet – bis hin zur Begleitung von Sterbenden

Der Dokumentarfilm „Musik auf Krankenschein" zeigt auch Ausschnitte aus dem musiktherapeutischen Ausbildungsalltag: Gruppen von vier oder fünf Studenten im intensiven Gespräch, mit ihrem Professor oder ohne ihn. Wer nur die Massenuniversität vor Augen hat, den muß es unwirklich und traumhaft anmuten, wie da ein paar Menschen tastend nach der Verbindung von Klang und Wort suchen, nach den genauesten Ausdrücken für ihre Selbst- und Fremdwahrnehmungen.

Ist das Studium der Musiktherapie mit seiner pädagogischen Intensivbetreuung also eine akademische Insel der Seligen? „Das wäre ein ebensolcher Trugschluß wie der entgegengesetzte Irrtum, unser Fach sei ein Tummelplatz für gescheiterte Existenzen", warnt Decker-Voigt. Zwar ist alles in der Musiktherapie, wie er betont, auf die einzelne Persönlichkeit abgestimmt: Einzellehranalyse, Einzel-Instrumentalfächer, Improvisation, Gesang, Klavier.

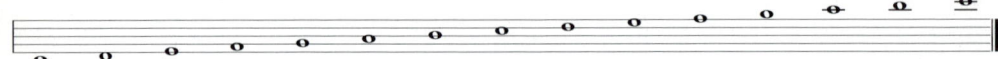

„Richtig ist auch, daß die Enge von Kleingruppen Nähe und Zusammenhalt herstellt. Aber man täusche sich nicht: Diese Enge kostet auch ungeheure Energien. Manchmal habe ich mich während des Studiums danach gesehnt, einer von 800 Jura-Studenten zu sein, die einfach Wissen aufsaugen. Statt dessen muß sich ein Musiktherapie-Student ununterbrochen mit der Durcharbeitung der eigenen Persönlichkeit befassen."

Noch gibt es keine klaren, berufsspezifischen Richtlinien für Musiktherapeuten, deren Arbeitsfeld Decker-Voigt in seiner aufschlußreichen Einführung in die Musiktherapie („Aus der Seele gespielt", Goldmann-Verlag) dargestellt hat. Dennoch sieht der Hamburger Hochschullehrer ermutigende Anzeichen für die wachsende Anerkennung seines Faches. Als Beleg sucht er einen Zeitungsausschnitt aus der Wirtschaftswoche hervor, in dem – nach Jahreszahlen geordnet – die wichtigsten Innovationen der nächsten zehn Jahre prognostiziert werden. Tatsächlich verheißt das Wirtschaftsmagazin für das Jahr 2001 nicht nur „dreidimensionales Fernsehen ohne Brille", sondern auch die „Lösung persönlicher Probleme mittels Musiktherapie". Selbst wenn sich hinter einer derartigen Einordnung die eher haarsträubende Wunschvorstellung von einer Psycho-Technologie verbergen sollte, die fast schon Serienreife erreicht hat – eine dunkle Ahnung von den heilenden Möglichkeiten der Musik wäre sogar in diesem grotesken Mißverständnis noch enthalten.

Die verstärkte Wahrnehmung seines Fachs erwartet Decker-Voigt sich auch vom Hamburger Weltkongreß für Musiktherapie im Juli 1996, dessen Vorbereitung und Organisation in seinen Händen lag. Der Kongreß wurde von der Landesregierung unterstützt, und der erhofften öffentlichen Resonanz konnte nicht zuletzt die Schirmherrschaft des Altbundeskanzlers und Amateurorganisten Helmut Schmidt zugute kommen.

„Die frühesten Interaktionen – die früheste Musik" lautete der Titel des für diesen Kongreß vorgesehenen Schlüsselvortrags. Aber nicht etwa ein Musiktherapeut hielt ihn, sondern der 60jährige amerikanische Neurophysiologe und Entwicklungspsychologe Daniel Stern. Mit einer Reihe von Kollegen hat er bei seinen Forschungen zur Entwicklung von Embryonen und Säuglingen in den vergangenen beiden Jahrzehnten alle auditiven und visuellen Möglichkeiten des High-Tech systematisch für das Studium des frühesten Abschnitts menschlicher Entwicklung genutzt. Die Erkenntnisse daraus haben nicht nur die Entwicklungspsychologie revolutioniert, sondern auch die musiktherapeutischen Grundannahmen bestätigt und präzisiert. Die lange vorherrschende Sicht der frühkindlichen Entwicklung basierte großenteils auf den mehr oder weniger ausgeprägten Assoziationen und Erinnerungsfragmenten, die erwachsene Patienten mit ihrer frühesten Kindheit verbinden. Passivität und

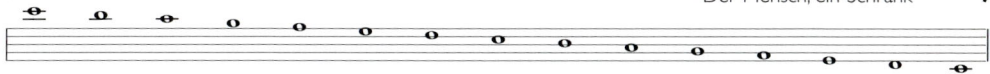

wachsende Abhängigkeit von der Mutter charakterisierten das so gewonnene psychologische Bild des Säuglings. „Wir nahmen damals", erläutert Decker-Voigt, „nur ein schauerlich umständliches Hin und Her wahr – zwischen Nähe und Distanz, Unmündigkeit und Selbständigkeit."

Inzwischen aber haben die detaillierten empirischen Untersuchungen bewiesen, wie erstaunlich sich die sinnlichen Wahrnehmungs- und Reaktionsfälligkeiten schon im Mutterleib und erst recht nach der Geburt entwickeln: Schon das Neugeborene bringt, wie die Wissenschaftler sich ausdrücken, beeindruckende „Interaktionserfahrungen" und „Kompetenzen" mit. Das alte Bild vom Säugling, der wie ein leeres Gefäß erst im Lauf von Jahren durch die Außenwelt mit Erfahrungen gefüllt wird, ist falsch. Die vier Entwicklungsschritte zur „Selbstkomposition" des frühkindlichen Menschen, die Daniel Stern bemerkenswerterweise mit musikalischen Begriffen erfaßt, setzen die Erfahrung der „Körper-Musik" in der Gebärmutter schon voraus:

- ♪ Die Dynamik des auftauchenden Selbst (1.–2. Monat) = Fähigkeit der Empfindung von Stärke und Ohnmacht,
- ♪ der Ohms des Kern-Selbst (3. bis 8. Monat) = Empfindung eigener Handlungen,
- ♪ der Klang des „Subjektiven Selbst" (8. bis 16. Monat) = Empfindung von eigenen Gefühlen gegenüber anderen,
- ♪ die Melodie = Empfinden eines verbalen Selbst (15. bis 18. Monat) vor dem Hintergrund bisher nonverbaler Erfahrungen.

Dieses musikalische Bild vom Menschen eröffnet ungeahnte Horizonte: Nicht nur die traumatisierenden, sondern auch die positiven Erfahrungen im Mutterleib und nach der Geburt – darunter in erster Linie die versunkenen Erlebnisse mit der Welt der Töne – können ein Leben lang aktiviert werden. In Harmonie mit den Erkenntnissen von Stern arbeiten Musiktherapeuten besonders mit:

- ♪ Klang, wenn es um Gefühle geht;
- ♪ Rhythmus, wenn es um die Fähigkeit geht, zu strukturieren;
- ♪ Melodie, wenn es um Profilierung und Identitätsempfindung geht;
- ♪ Dynamik, wenn ein Widerstand auszuhalten und der fremden Kraft die eigene entgegenzusetzen ist.

Allen körperlich, geistig und emotional Behinderten wächst so die Chance einer neuen (und doch so alten) Erfahrung ihrer Sinne und ihres Lebens zu.

2 Wieviel Gehirn braucht der Mensch?

Dialogaufbau mit Menschen im Koma und apallischen Syndrom

 von Andreas Zieger

Ist Ihr Gehirn wirklich notwendig? Mit diesen Worten begann 1983 ein Übersichtsartikel des großen englischen Kinderarztes und Hydrozephalusforschers John Lorber: Er bewies, daß viele der von ihm behandelten Kinder über einen nachweislich hohen Intelligenzquotienten verfügten, obwohl computertomographisch ein hochgradiger Hydrocephalus vorlag, d. h. ein Mißverhältnis von Gehirn und Wasser (Lorber 1983). Ich möchte diese provokante Frage aufgreifen und erweitern:

♪ Wieviel Gehirn braucht ein Mensch
  ♭ um intelligent zu sein?
  ♭ um Bewußtsein zu haben?
  ♭ um sich als Mensch zu erleben?
  ♭ um als Mensch wahrgenommen und anerkannt zu werden?
♪ Ist ein Mensch durch das Vorhandensein und die Intaktheit seines Gehirns definiert?
  ♭ Ist das Gehirn des Menschen wirklich so einzigartig?
  ♭ Was ist das Menschliche am Menschen?

Die Frage nach dem Verhältnis von Gehirn und Intelligenz, Gehirn und Geist, Sein und Bewußtsein beschäftigt die Menschen, seit sie angefangen haben, über ihr Gehirn nachzudenken. Sie durchzieht die gesamte Philosophiegeschichte der Moderne. Durch die moderne Wissenschaft scheint völlige Klarheit über die Bedeutung des Gehirns für das Menschsein zu bestehen. Davon zeugen die Heilsversprechungen der modernen Hirnforschung. Unser Jahr-

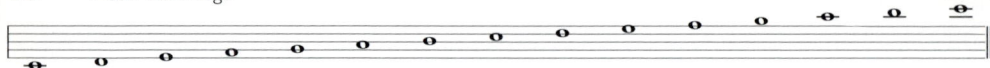

zehnt ist von der Weltgesundheitsorganisation als „Dekade des Gehirns" deklariert worden. In einem Zitat des Nobelpreisträgers Sir Francis Crick aus dem Jahr 1979 wird die Sonderstellung des Gehirns so ausgedrückt: „Es gibt keine wissenschaftliche Arbeit, die für den Menschen wichtiger ist, als die Untersuchung seines Gehirns. Unsere gesamte Weltanschauung hängt daran." (Crick 1979, S. 150)

Diese Definitionsmacht ist schwerwiegend. Doch es bestehen Zweifel, ob sich Menschsein wirklich auf „ein Gehirn haben" reduzieren läßt. In der klinischen Arbeit und wissenschaftlichen Beschäftigung mit Menschen im Koma und apallischem Syndrom versuche ich seit einigen Jahren, Antworten auf diese Fragen zu geben (Zieger 1991, 1992, 1993, 1994, 1995). Diesen Prozeß des Durcharbeitens vertrauter und scheinbar sicherer Ansichten empfinde ich immer noch als sehr sinnvoll und heilsam.

2.1 Zur Sonderstellung des Menschen (Anthropozentrismus)

Seit der Aufklärung gilt der Mensch als Krone der Schöpfung, als von Gott bestellter Treuhänder der Natur bzw. Herrscher über die Natur. Die Trennung von Geist und Körper durch Descartes war bereits um 1650 vollzogen, ebenso die Trennung von Religion, Wissenschaft und Kunst. Unter der Dominanz des naturwissenschaftlichen Denkens und Handelns etablierte sich das mechanistische Bild vom Menschen als Maschine. Der Mensch gilt als vernunftbegabtes Wesen. Er unterscheidet sich vom Tier durch die Unterdrückung seiner Affekte, Triebe und Gefühle. Rationalität, sicheres Wissen, Naturbeherrschung und Glaube an den Fortschritt sind Kennzeichen des modernen Menschen.

Erste große Zweifel kamen mit Freud, der aufzeigte, daß menschliches Leben und Verhalten weitgehend unbewußt gestaltet wird. Die großen Erfindungen des letzten Jahrhunderts sind fast ausnahmslos „zufällige" Intuitionen und Entdeckungen gewesen. Die Annahme von der Sonderstellung des Menschen wurde schließlich durch die jüngsten Ergebnisse der Primatenforschung in Frage gestellt. Über viele der als typisch menschlich erachteten Spezialeigenschaften und Fähigkeiten verfügen auch bereits Menschenaffen: Werkzeuggebrauch, das Erlernen einer einfachen Sprache und Grammatik, die Fähigkeit des Selbsterkennens, und sich in emotionale und mentale Zustände anderer Gruppenmitglieder hinein zu versetzen. Die Fähigkeit, anderen Gruppenmitgliedern selbstlos zu helfen und sie aber auch hinterhältig zu täuschen, um sich persönliche Vorteile zu verschaffen, sind Affe und Mensch

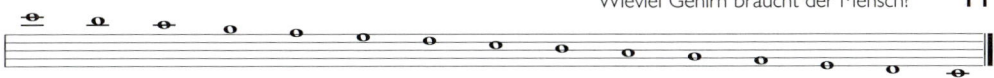

gemeinsam. Die Menschen haben dies bis zur Perfektion entwickelt. Das menschliche Bewußtsein ist wahrscheinlich nichts prinzipiell Neues. Die Sonderstellung des Menschen ist wohl nur relativ.

2.2 Zur Sonderstellung des menschlichen Gehirns (Neurozentrismus)

Die Sonderstellung des Menschen wurde schon seit langem mit der Existenz seines Gehirns in Verbindung gebracht. Ich möchte jetzt an ein paar Aspekten hinterfragen, ob das menschliche Gehirn wirklich so einzigartig ist.

2.2.1 Geschichte der Hirnforschung

Erste Zeugnisse darüber, daß der Mensch angefangen hat, über sich selbst und sein Gehirn nachzudenken, können wir ägyptischen Papyrusrollen entnehmen, auf denen vor etwa 5000 Jahre v. u. Z. erstmals ein Zeichen für „Gehirn" auftaucht (Abb. 2-1) (Kandel und Schwarz 1986, S. 11).

In den frühen Hochkulturen unserer Erde unternahmen die Menschen bereits Schädeltrepanationen. Es sind dies die ersten technischen Selbstmanipulationen, um Einfluß auf Krankheiten und das Gehirn zu nehmen. Besonders bekannt geworden sind die kunstvollen Trepanationen aus Peru, China und Westafrika. Auch die Steinzeitmenschen in unseren Breiten verfügten über

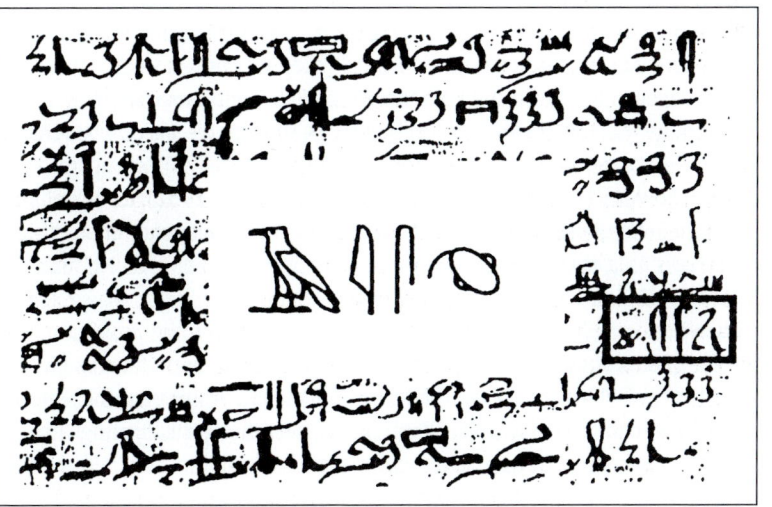

Abb. 2-1
Hieroglyphenschrift
für das Wort „Brian"

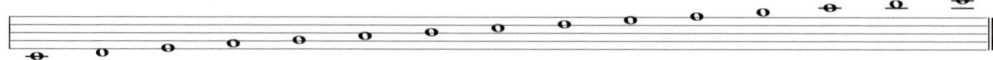

derartige Techniken. Schädeltrepanationen dieser Art werden übrigens heute noch in bestimmten Kulturen Afrikas und Indonesiens durchgeführt (vgl. Meschig 1984). In der Vorzeit waren die Sinne als Körperorgane mit psychischen Funktionen eine diffuse körperliche Ganzheit, so z. B. in Indien, China und Südostasien. Entsprechend den Körperöffnungen wurden später unterschiedliche Sinne postuliert (Scheerer 1994). Demokrit (um 430–360) spricht erstmals von den fünf Sinnen des Menschen. Von ihm soll die Aussage stammen, daß nichts im Intellekt ist, was nicht vorher in den Sinnen war. Bei Aristoteles (384–322) ist das Herz die Mitte. Er lehrte ein Zusammenwirken von Sinnestätigkeit und Verstand. Der griechische Arzt Hippokrates hatte erstmals das Gehirn als Quelle der Gedanken, Freuden und Schmerzen angegeben. Es kommt zur Differenzierung der ursprünglichen diffusen Ganzheit in Körper, Seele und Geist (Jüttemann u. Mitarb. 1991). Während noch im Mittelalter Galen psychische Vorgänge „animalischen Geistern" zuschrieb, entwickelte Descartes um 1650 bereits eine Art Reflextheorie, wobei er die Seele in die Zirbeldrüse hinein verlegte. Leonardo da Vinci (1452–1519) lokalisierte die psychischen Funktionen wie Allgemeinsinn, Vorstellungskraft, Denkvermögen und Gedächtnis in drei Hirnbläschen, die direkt mit dem Auge verbunden waren (Abb.2-2). Die „Empfindungsseele" wird zum „Auge des Geistes". Das Organ der Seele wandert ins Gehirn. Die Ventrikellehre behauptete sich bis ins 18. Jahrhundert hinein (Florey u. Breidbach 1993).

Um 1800 wandelt sich der Begriff der Sinne zum Begriff der Empfindungen. In der Gehirnforschung entwickeln sich zwei gegensätzliche Strömungen. Von den „Lokalisationisten" wie Gall (1828), Broca (1861) und Kleist (1925) wird die Zentrenlehre begründet. Bestimmte Regionen des Gehirns enthalten bestimmte Funktionen. Es entstehen die phantastischen Hirnkarten (Abb. 2-3). Die „Antilokalisationisten" oder „Holisten" wie Goltz und Lashley (1929) vertraten dagegen die Auffassung einer prinzipiellen Nicht-Lokalisierbarkeit von Hirnfunktionen. Entscheidend sei nicht der Ort, sondern die Masse des Gehirns.

Bereits vor der Jahrhundertwende hatten Jackson (1874), wie später auch v. Monakow (1914), Head (1926) und Goldstein (1927, 1952), als „Noetiker" eine gemäßigte Position gegenüber beiden Konzepten eingenommen, indem sie scharfsinnig formulierten, daß der Ort einer Hirnläsion lediglich anzeige, von wo aus eine Funktion gestört werden könne, aber nicht, wo sie lokalisiert sei (vgl. v. Cramon, 1990). Um 1900 wandeln sich die Empfindungen zu Wahrnehmungssystemen. Unter dem Einfluß der Kybernetik entsteht das Modell vom Gehirn als reizverarbeitendes System mit Wahrnehmung, emotionaler Bewertung, Gedächtnis, Planung und Handlungsausführung. Im Behaviorismus kommt Bewußtsein nicht mehr vor. Es gibt nur noch Verhalten. Um 1950 wandelt sich die Theorie von den Wahrnehmungssystemen zur ky-

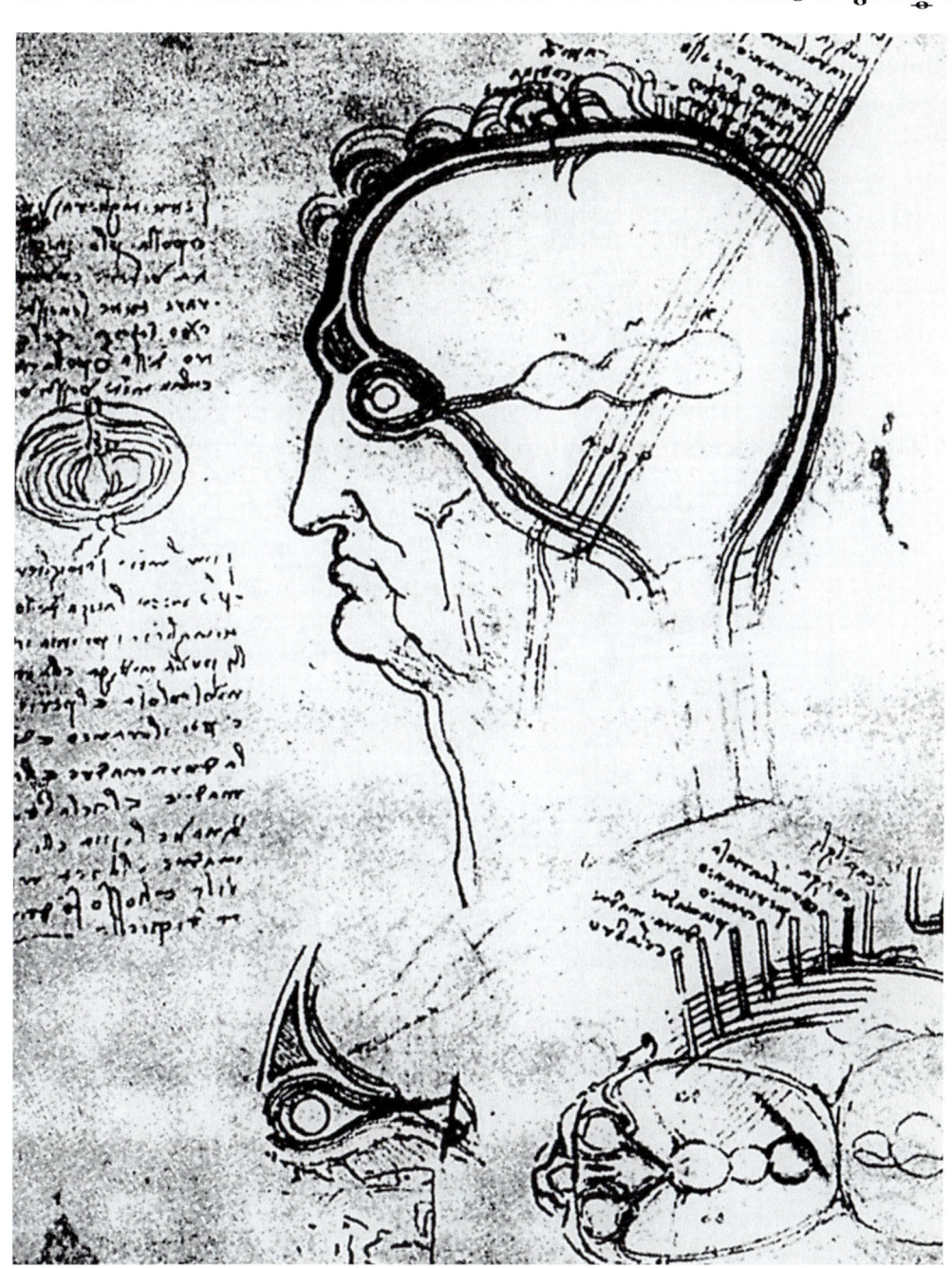

Abb. 2-2 Lokalisation der Seele bei Leonardo da Vinci (1452–1519)

Abb. 2-3
Hirnkarte von Gall
(1810)

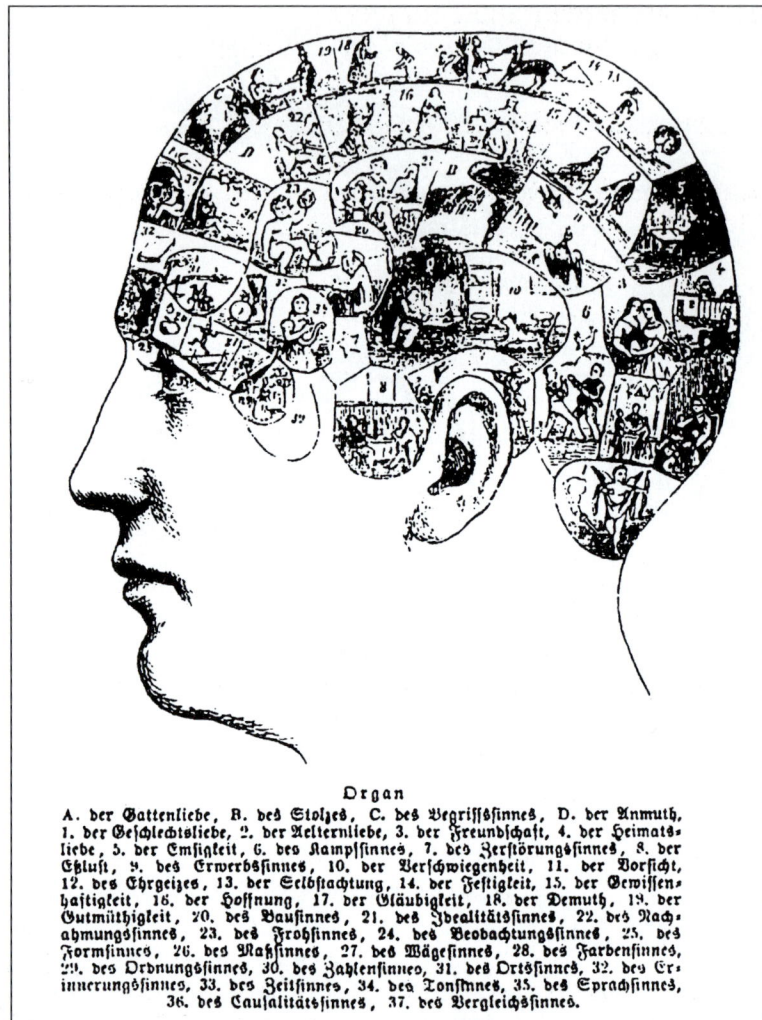

Organ

A. der Gattenliebe, B. des Stolzes, C. des Begriffssinnes, D. der Anmuth, 1. der Geschlechtsliebe, 2. der Aelternliebe, 3. der Freundschaft, 4. der Heimatsliebe, 5. der Emsigkeit, 6. des Kampfsinnes, 7. des Zerstörungssinnes, 8. der Eßlust, 9. des Erwerbssinnes, 10. der Verschwiegenheit, 11. der Vorsicht, 12. des Ehrgeizes, 13. der Selbstachtung, 14. der Festigkeit, 15. der Gewissenhaftigkeit, 16. der Hoffnung, 17. der Gläubigkeit, 18. der Demuth, 19. der Gutmüthigkeit, 20. des Bausinnes, 21. des Idealitätssinnes, 22. des Nachahmungssinnes, 23. des Frohsinnes, 24. des Beobachtungssinnes, 25. des Formsinnes, 26. des Maßsinnes, 27. des Wägesinnes, 28. des Farbensinnes, 29. des Ordnungssinnes, 30. des Zahlensinnes, 31. des Ortssinnes, 32. des Erinnerungssinnes, 33. des Zeitsinnes, 34. des Tonsinnes, 35. des Sprachsinnes, 36. des Causalitätssinnes, 37. des Vergleichssinnes.

bernetischen abstrakten Netzwerktheorie als Gegenspieler zum Symbolismus, der das Sinnmoment bewahrt. Mit der kognitiven Wende und der Netzwerktheorie des Konnektionismus in den 60er Jahren entsteht eine modulare Theorie des Geistes (Eccles 1973; Fodor 1983). Experimentelle Hirnforschung und anatomische Analyse der Großhirnrinde begründen den Kortikozentrismus. Die Seele wandert in die Großhirnrinde: der Neokortex wird zum Sitz von Verstand und Bewußtsein (Sperry 1969).

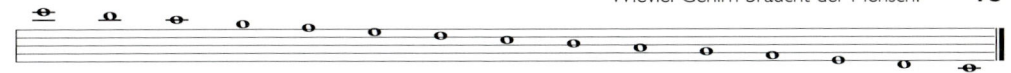

2.2.2 Methoden und Stand der Hirnforschung/Neurowissenschaft

Worauf beruhen die Erkenntnisse der modernen Hirnforschung?

Übersichtstabelle: Methoden und Verfahren der modernen Hirnforschung

---

♪ Behämmerungsexperimente bei Tieren (1850)

♪ Abtragungsversuche bei Hunden, Katzen, Affen und Primaten.
Durchschneidungsversuche bei Katzen (z. B. Sherrington 1906)

♪ Elektrische Reiz- und Stimulierungsexperimente bei Katzen und am menschlichen Kortex (Pennfeld und Jasper)

♪ Analyse der Hirnverletzten von zwei Weltkriegen (Popplreuther, Goldstein, Isserlin, v. Weizsäcker, Lurija)

♪ Elektrische und pharmakologische Dämpfungs- und Läsionsverfahren beim Menschen (Elektroschock, Narkose, neurotoptische Dämpfung)

♪ Hemisphärektomien

♪ Durchschneidungsversuche (Split-brain-Experimente; Sperry 1969) am Menschen

♪ Psychochirurgische und epilepsiechirurgische Verfahren

♪ Stereotaxie (Elektrokoagulation, Biopsie, Radiotherapie, Hirngewebsverpflanzung)

♪ Elektrische deep-brain-Stimulation bei Tier und Mensch

♪ Computergestütztes Neuroimaging (CT, NMR, PET, SPECT, MEG)

Alle Methoden und Verfahren der modernen Hirnforschung – mit Ausnahme der klinischen Beobachtung Hirnverletzter – beruhen ausnahmslos auf invasiven und destruktiven Verfahren. Rechtes und linkes Gehirn werden mittels split-brain-Untersuchungen unterschieden. Es wird von zwei Bewußtseinen gesprochen. Es folgen Reizexperimente, Elektroschocks und Psychochirurgie. Patienten werden mit Psychopharmaka und pharmakologischem Koma reihenweise ruhig gestellt. Die Hirnverletzten der beiden Weltkriege werden als Beobachtungsmaterial zu neurologischen Lehrbeispielen für das defektpathologische Modell in Medizin und Psychologie. Die Folgen sind: die Natur wird in Einzelfunktionen zerlegt. Das atomisierte Einzelwissen bleibt oft unverbunden. Menschen und Tiere werden zu Objekten. In der kognitiven Neurowissenschaft entsteht die Computermetapher: Gehirn = Computer. Das Maschinenbild wandelt sich zur Computermetapher. Subjekthaftigkeit, ein autonomes Ich und Sinnfragen werden zunehmend eliminiert. Demgegenüber haben ganzheitliche, integrative Ansätze wie z. B. die Gestalttheorie in der

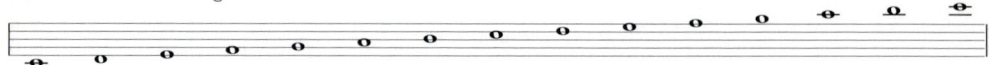

Neurologie Goldsteins, die Lehre vom Funktionskreis (v. Uexküll, v. Weiz-säcker), der kulturhistorische Ansatz mit der Lehre vom einheitlichen Gehirn in Aktion (Leont'ev 1973; Lurija 1992; Vygotskij 1985) und auch psychoso-matische und konstruktivistische Ansätze praktisch keine Chance.

Warum eigentlich wird synthetisches Denken und Handeln, das von Inte-gration, Kooperation und sinnvoller Ganzheit ausgeht, offenbar mehr ge-fürchtet als gefordert? Worin liegt die Attraktivität des defektphathologischen Modells? Neurowissenschaft ist eine sehr komplexe Disziplin geworden mit über 80 Einzeldisziplinen. Diese sind für einen einzelnen Menschen schon nicht mehr überschaubar. Hirnforschung ist das Wissenschaftsgebiet mit den höchsten Zuwachsraten. Sie mischt sich ein in alle Fragen unseres Mensch-seins. Die Bioethik findet Schützenhilfe durch eine Neuroethik. Beide bestim-men zunehmend unser Denken und Handeln, die Menschenbilder, das Ver-ständnis von Wissenschaft, unsere moralischen und ethischen Maßstäbe.

2.2.3 Hirntodkonzept

Ich möchte dies am Hirntodkonzept verdeutlichen (vgl. Tab. 2-1): Die Philo-sophie des Hirntodkonzepts liegt in der Gleichsetzung von Hirntod als dem Tod der Person. Seit 27 Jahren ist erstmals in der Geschichte der Menschheit nicht mehr das Herz, sondern das Gehirn die Mitte. Diese Definition ist höchst reduktionistisch, weil sie die Fülle psychosozialer Dimensionen menschlichen Seins auf Biologisches einengt. Sie ist auch deshalb so verhängnisvoll, weil sie das interessengeleitete Nützlichkeitsdenken in der Transplantationsmedi-zin wissenschaftlich legitimiert (Grewel 1994; Hoff u. in der Schmitten 1994).

Tab. 2-1
Geschichte des
Hirntodkonzepts

Person/Ort und Jahreszahl	Begriff
Buchat 1802	Mort de cerveau
Mollaret 1959	Einführung des Begriffs Coma depassé bzw. dissoziierter Hirntod
USA 1968	Einführung der Hirntoddefinition (Todeszeitbestimmung)
BRD 1982	Richtlinien der Bundesärztekammer zu Hirntod und Todeszeitbestimmung. Sichere Hirntodkriterien?
EU 1995	Bioethik-Konvention: Einführung des Teilhirntodkonzepts?

Die Kriterien des Hirntodes mögen noch so sicher sein. Die Zerreißung des Lebenskontinuums eines sterbenden Menschen läßt die Menschenwürde auf

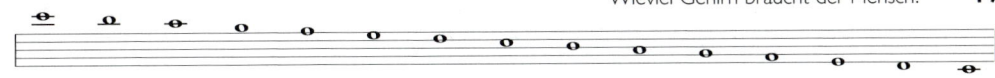

der Strecke bleiben! Selbst nach Auffassungen von Neurobiologen, wie dem Bremer Hirnforscher Gerhard Roth (1994), steht das defektmedizinische Hirntodkonzept im Widerspruch zu neuen Erkenntnissen der modernen Hirnforschung (vgl. Roth u. Dicke 1994).

2.3   Ist das menschliche Gehirn wirklich einzigartig?

Die These von der Einzigartigkeit des menschlichen Gehirns stützt sich im wesentlichen auf fünf Behauptungen, die (in Anlehnung an Roth 1994, S. 53 f.) hinterfragt werden sollen:

♪ Die erste Behauptung, der Mensch habe das größte Gehirn unter den Lebewesen und folglich die meiste Intelligenz, ist falsch, weil einige Säugetiere wie Wale, Delphine und Elefanten Gehirne haben, die erheblich größer und schwerer sind. Allerdings befindet sich der Mensch in der Spitzengruppe.

♪ Auch die zweite Behauptung, der Mensch habe von allen Tieren das größte Gehirn relativ zu seiner Körpergröße, ist nur bedingt richtig. Größere Wirbeltiere haben, gemessen an ihrem Körpervolumen bzw. -gewicht, kleinere Gehirne als kleine Wirbeltiere. Trägt man das Körpergewicht und das Gehirngewicht logarithmisch gegeneinander auf, so ergibt sich ein Verhältnis von 0,7:1. Der Mensch hat in der Tat ein großes Gehirn relativ zu seiner Körpergröße, er wird allerdings von manchen Kleinsäugern, wie den Spitzmäusen übertroffen.

♪ Die dritte Behauptung von der Besonderheit der menschlichen Großhirnrinde kann nicht aufrechterhalten werden. Der Kortex des Menschen ist keineswegs besonders groß und entspricht relativ zum restlichen Gehirn völlig den für Primaten typischen Verhältnissen. Er ist sogar weniger gefurcht. Der menschliche Kortex unterscheidet sich strukturell nicht von den meisten anderen Säugetieren.

♪ Auch die vierte Behauptung, wonach der Mensch den größten Assoziationskortex habe, ist zwar im Vergleich zu anderen Affen zutreffend, jedoch findet sich schon bei Affen ein gegenüber den anderen Säugetieren stark vergrößerter Assoziationskortex (Creutzfeldt 1983). Der Mensch scheint also wiederum nur einen für die Primaten typischen Trend fortzusetzen. Dies zeigt sich insbesondere auch am präfrontalen Kortex im Stirnbereich. Wale und Delphine haben einen sowohl relativ wie auch absolut größeren präfrontalen Kortex als Menschen. Der Prozeß der

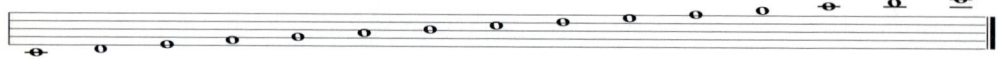

Menschwerdung stellte wahrscheinlich keine wirkliche qualitative Neuerung dar, sondern ist nur eine Umorganistation und Verknüpfung bestehender Fähigkeiten.

♪ Die fünfte Behauptung schließlich, wonach das Gehirn eine Sonderstellung innehabe, weil es die Körperorgane steuere, ist ebenfalls zu relativieren. Durch die Psychoneuroimmunologie ist aufgezeigt worden, daß das Gehirn ein Organ wie jedes andere im Netzwerk des Menschen ist. Ohne die anderen Körperorgane wie ernährende Eingeweide, Sinnesorgane, Bewegungsorgane, kann das Gehirn Funktionen gar nicht hervorbringen. Ein Mensch kann geistige Vorstellungen, Sprache und Denken nur dann hervorbringen, wenn Möglichkeiten zu sinnhaftem Lernen und Entwicklung bestehen.

Diese Fragen sind deshalb hochrelevant, weil bekanntlich Anfang und Ende des Lebens, also Individuation und Tod, mit dem Zerfall der Integrationsfähigkeit des Gehirns in Verbindung gebracht werden. Demgegenüber gibt es aber auch Auffassungen, wonach sich der Mensch vom Augenblick der Verschmelzung der beiden elterlichen Genome als Mensch entwickelt, und nicht vom Ei zum Menschen. Diese beiden Auffassungen trennen ganze Sinnes- und Bedeutungswelten. Das menschliche Ei enthält das entwicklungsgeschichtliche Vermächtnis der menschlichen Natur; dieses wird in der Interaktion mit der Umwelt und in der menschlichen Kultur durch Erziehung und Lernen entfaltet, ausdifferenziert und erweitert.

Das Ergebnis unserer kleinen kritischen Betrachtung kann in zwei Sätzen zusammengefaßt werden:

„Das Gehirn ist eine notwendige, aber bei weitem keine hinreichende Bedingung des Denkens".

„Das Bewußtsein ist kein allein aus der physiologischen Struktur des Gehirns heraus erklärbares Phänomen. Es verweist auf Sprache und Medien und damit auf die soziale Welt." (Weingarten 1994, S. 332–333)

2.4   Defektpathologisches Menschenbild und Folgen für die Kommunikation

Ich möchte jetzt am Beispiel von Geschichte und Wandel des Komabegriffs wesentliche Elemente und Folgen defektpathologischen Denkens in der Neurowissenschaft aufzeigen. Dabei wird deutlich werden, wie die Qualität des Seelischen und Subjekthaften langsam aus der Wissenschaft verschwindet.

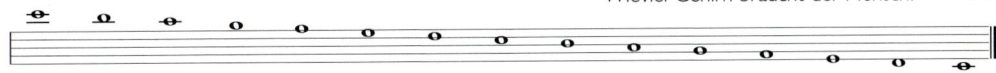

Koma tritt uns immer mehr als abstrakte Bezeichnung des Unverstandenen gegenüber. Zu dem, was wir nicht verstehen, können wir keine oder aber nur sehr schwer eine Beziehung aufbauen. Dadurch wird eine Kommunikation mit den betroffenen Menschen geradezu verhindert. Die Folge ist: Liegen-lassen, Ausgrenzen, Vergessen – und manchmal sogar angstvolles Bekämpfen.

Zeit	Komaform
Antike	Tiefer, schöner Schlaf.
Mittelalter	Begleitsymptom von verschiedenen Lebensumständen und Anlässen wie z. B. Fieber, Trunksucht.
Neuzeit	Pathologischer Schlaf.
um 1900	Wandel von „Schlafsucht" zu „pathologischer Bewußtseinstrübung" (Kraepelin 1896).
Moderne	Trennung des Bewußtseins in qualitative u. quantitative Bewußt-seinsstörungen. Koma als tiefstes Stadium einer quantitativen Bewußt-seinsstörung (Koma-Skalen).

Tab. 2-2
Geschichte und Wandel des Koma-begriffs (modifiziert nach Peters 1974; Ziegler 1981 und Zieger 1995)

Der Komabegriff hat sich über die Jahrhunderte hinweg von einem Verständnis im Altertum als tiefer Schlaf, im Mittelalter als Begleitsymptom von Lebensum-ständen und Anlässen wie Fieber und Trunksucht bis hinein ins 19. Jahrhundert als pathologische Schlafsucht erhalten (Coma carus) (Tab. 2-2). Koma wird stets als qualitative Dimension verstanden. Erst um die Jahrhundertwende kommt es unter dem Einfluß des naturwissenschaftlichen Denkens im Rahmen der Nosologie Kraepelins zu einem schwerwiegenden Wandel: aus der Schlafsucht wird der tiefste Grad einer quantitativen Bewußtseinsstörung bzw. Bewußt-seinstrübung. 1916 wird Koma dann von Bleuler auch noch vom Unbewußten unterschieden. Auf dieser Grundlage wird Koma dann zunehmend von quali-tativen Bewußtseinsstörungen abgespalten und in Form von Koma-Skalen immer mehr zu einem rein quantitativen Zustandsphänomen. Seelisches, Subjekthaftes, Unbewußtes wird eliminiert. Vegetatives wird als primitives Pflanzliches ab-getan. Diese „primitiven" Lebensäußerungen und kleinen Zeichen stellen aber gerade diejenigen basalen Kompetenzen dar, an die Therapie und Förderung ansetzen können (Zieger 1993; Hannich 1993; Mindell 1988). Wer Schwer-behinderte oder Menschen im Koma und apallischen Syndrom lediglich als Defizitfiguren ansieht, wird sie weder behandeln noch fördern können.

2.4.1 Was ist Koma, was ist Bewußtsein?

Bekanntlich ist Koma heute nach wie vor definiert als ein Zustand von Nicht-Ansprechbarkeit und völliger Reaktionslosigkeit. Menschen im apallischen

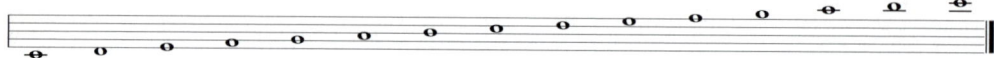

Syndrom, um Medizinerjargon als Apalliker tituliert, werden als hoch defektiv angesehen. Meist wird dies mit einer aussichtslosen Prognose verbunden. So steht es jedenfalls noch in den Lehrbüchern. Diese Auffassung ist aber nicht unwidersprochen geblieben: So sprach der Psychiater Conrad (1972) von Bewußtlosigkeit als „passives Erleben" und der Neuropsychologe v. Cramon (1979) als „elementares Bewußtsein". Folgen wir dem Medizinpsychologen Hannich (1987), so sind qualitative und quantitative Bewußtseinsstörungen gar nicht zu trennen. Menschen im apallischen Syndrom sind in meinen Augen in ihrer Entwicklung aus dem Koma steckengeblieben. Sie befinden sich in einem einzigartigen und befremdlichen Zwischenfeld, das auf die soziale Vernachlässigung, die diesen Menschen zuteil wurde, hinweist (Zieger 1992, 1993).

2.4.2   Ein Brief – Zeugnis von Vernachlässigung

Ich möchte Ihnen diese Zusammenhänge zum Abschluß des ersten Teils anhand eines Briefes zitieren, den ich vor kurzem erhalten habe:

„Seit einem halben Jahr liegt mein Schwager, für den ich kämpfe, im apallischen Syndrom. Infolge eines Betriebsunfalles rutschte die Leiter, auf der er gerade stand, weg, und er schlug auf die Stirn. Er kam in die Akutklinik, wurde sechs Wochen lang sediert, drei Aufwachversuche scheiterten. Danach wurde er regelrecht abgeschoben ins Städtische Krankenhaus, in dem man ihn schnellstens tracheotomierte. Nach vierzehn Tagen wurde er in eine andere Klinik verlegt. Da liegt er nun auf der neurologischen Abteilung. Seit dem passiert so gut wie nichts. Alles, was wir als Familie über diesen Zustand erfahren haben, suchten wir uns selbst aus Büchern und letztendlich aus dem Info-Material vom Selbsthilfeverband „Schädel-Hirnpatienten in Not". All Ihre Informationen und Verhaltenshinweise (gemeint ist meine Angehörigenbroschüre; vgl. Zieger 1994) beobachten wir nun schon längere Zeit, vieles haben wir instinktiv richtig gemacht. Unterstützung von Seiten des Arztes oder des Pflegepersonals erfahren wir nicht. Oft werden wir belächelt, unser Angebot zur Hilfe wird als Kontrolle empfunden. Und ich werde das Gefühl nicht los, daß man unseren Angehörigen längst aufgegeben hat. Ich weiß, daß er ohne unsere Hilfe keine Chance hat. Nach Aussage des Arztes sind Gehirnstöme meßbar, sie fließen verlangsamt, deutliche Reaktionen wie Handbewegung auf Aufforderung sind jedoch nicht vorhanden. So wurde er auch Anfang August nach anderthalb Wochen aus der Reha-Klinik wieder abgeschoben, da er keine deutlichen Reaktionen zeigte. Jetzt liegt er wieder auf der neurologischen Station im Westfälischen Krankenhaus und keiner bemüht sich um ihn. Seit dem Unfall am 21. Februar dieses Jah-

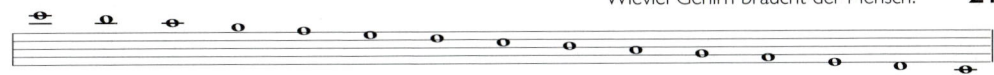

res besuche ich ihn täglich. Wir hatten immer ein sehr gutes Verhältnis zu-
einander. Es hilft mir jetzt, völlig auf ihn einzugehen. Auch wenn ich ihn
nicht sofort anspreche und er schläft, es dauert nur kurze Zeit und er schlägt
die Augen auf und blickt mich an. Er fixiert mich, verändert seine Mimik, er
lauscht nach alten, geliebten Schlagern. Auf beruhigende Ansprache, in den
Arm nehmen oder Streicheln reagiert er oft mit tiefem Durchatmen. Je mehr
ich mich fallen lasse, mich ganz auf ihn einstelle, seinen Atemrhythmus über-
nehme, desto deutlicher spüre ich seine Reaktionen. Doch diese sind für
ein EEG-Gerät nicht meßbar und somit für den behandelnden Arzt nicht da
... Was soll ich tun?"

Der Psychiater Klaus Dörner (1994) hat darauf aufmerksam gemacht, daß der
Begriff des Bewußtseins interessanterweise etwas mit einem gemeinsamen
Wissen zu tun hat. Bewußtsein ist ein Mitwissen für andere, unser Gewissen. Ich frage mich manchmal: Hat der moderne Mensch noch ein Bewußtsein für diejenigen Menschen, die er als bewußtlos bezeichnet? Wie müßten
wir mit Menschen umgehen, damit Menschen im Koma und apallischen Syndrom wieder an unserer Welt der bewußt Bewußten teilnehmen können? Und
wie gehen wir mit denjenigen um, die dies nicht tun und im Koma bleiben?

2.5 Dialogaufbau mit Menschen im Koma und apallischen Syndrom

2.5.1 Grundlagen und Voraussetzungen des Dialogaufbaus

Die Bedeutung von Kommunikation und sozialen Einflüssen in der Behandlung von Menschen im Koma und apallischen Syndrom wird meist vernachlässigt. Mit dem Dialogansatz möchte ich neue Erkenntnisse der Humanwissen-
schaften und Hirnforschung in die Frührehabilitation schwersthirnverletzter
Patienten integrieren. Das schließt Forschungstätigkeit mit ein. Das dialogische
Prinzip liefert meines Erachtens dazu eine gute, ganzheitliche und humane
Fundierung.

2.5.2 Dialogisches Prinzip

Das dialogische Prinzip wurde von Martin Buber (1984) begründet. Als jüdi-
scher Existentialist und Religionsphilosoph kannte er die östlichen Weisheiten

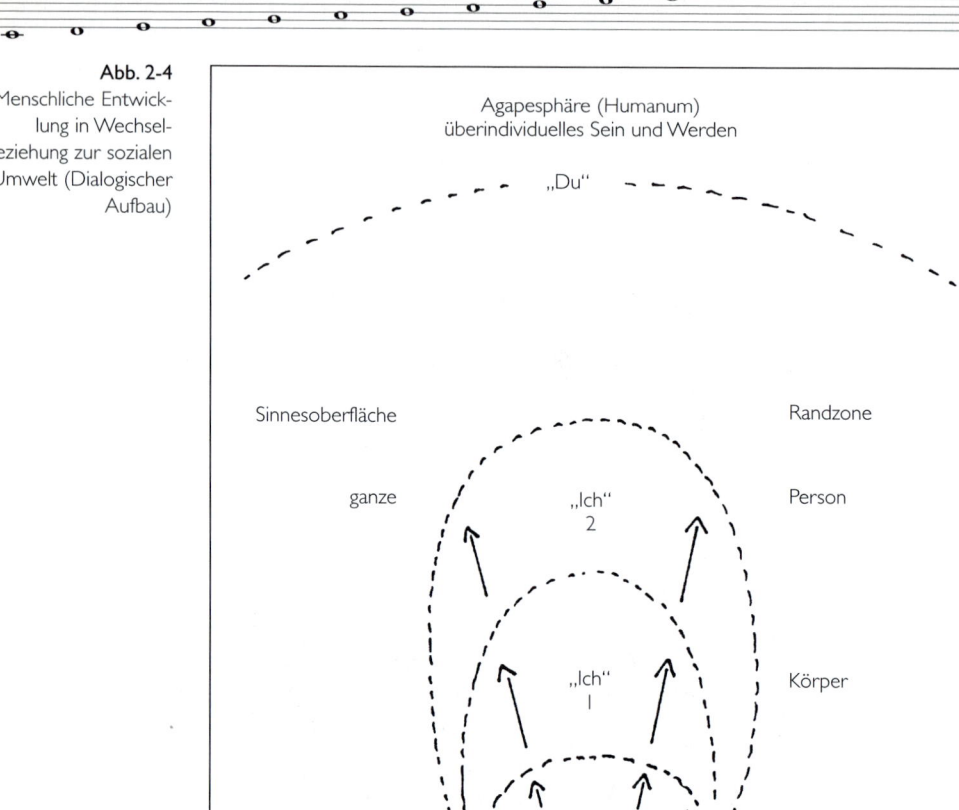

Abb. 2-4
Menschliche Entwick-
lung in Wechsel-
beziehung zur sozialen
Umwelt (Dialogischer
Aufbau)

Agapesphäre (Humanum)
überindividuelles Sein und Werden

„Du"

Sinnesoberfläche   Randzone

ganze   „Ich" 2   Person

„Ich" 1   Körper

Fremd   Selbst   Kernzone

Subjektentwicklung als sinnvolles Sein
und Werden (Möglichkeitsraum)

ebenso gut wie die Philosophie v. Weizsäckers und die Tiefenpsychologie von Jung. Im Zentrum der Philosophie von Buber steht die Aussage (1984, S.32): *„Der Mensch wird am Du zum Ich".* Für uns heißt demnach die Frage: Wie kann Ich dem Anderen ein wahrnehmbares, wirkungsvolles und gutes Du sein?

2.5.3   Welche Vorstellung von Entwicklung und welches Menschenbild liegt dem Dialogaufbau zugrunde?

Menschen entwickeln sich von Anfang an im dialogischen Austausch mit ihrer Umwelt (Feuser 1991, 1993; Milani Comparetti 1986; Zieger 1992) (Abb.

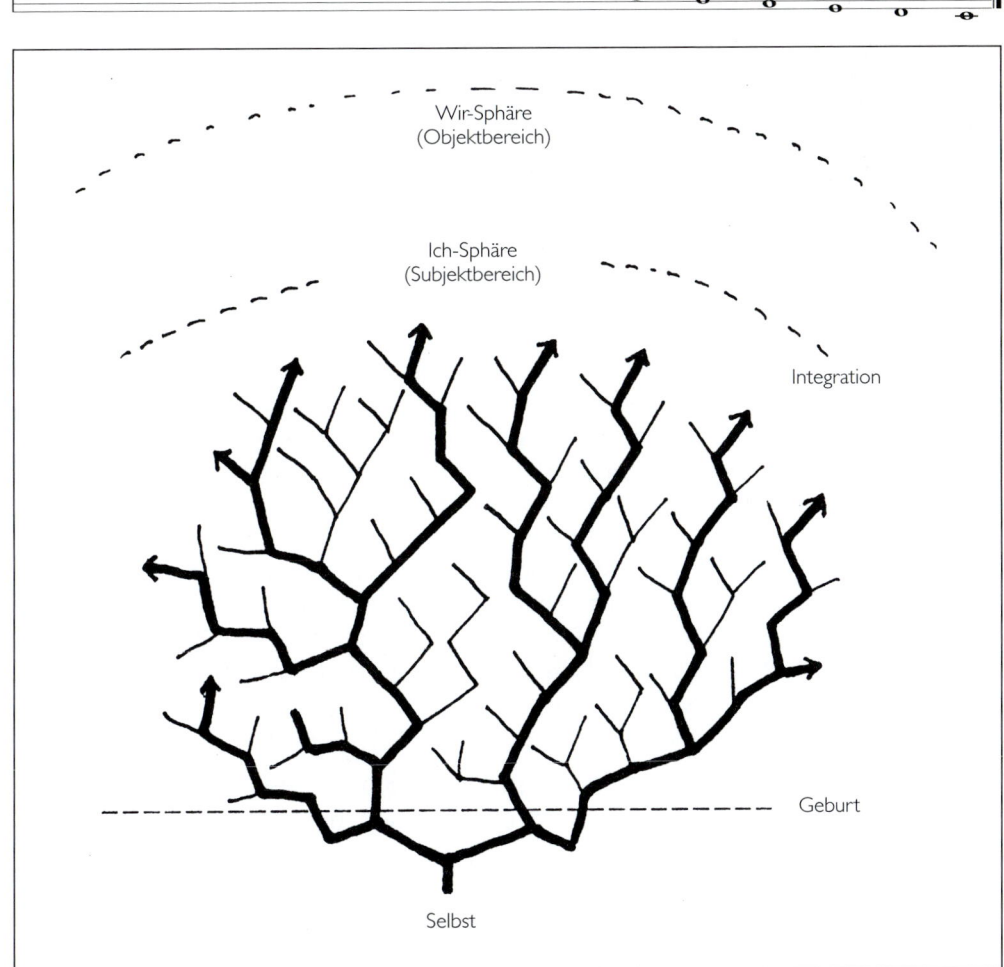

Abb. 2-5 Subjektentwicklung als Entfaltung und Differenzierung sinnbildender Strukturen

2-4). Vor der Geburt bildet sich ein autonomes empfindsames Körper-Selbst, dessen Wahrnehmung und Erleben coenästhetisch und propriozeptiv ist. Eigen wird von Fremd unterschieden (Stern 1985). Das Kern-Selbst differenziert sich dann nach der Geburt im dialogischen Austausch und wandelt sich über das subjektive Selbst bis zum Selbstkonzept der menschlichen Persönlichkeit.

Aus dem Blickwinkel einer dialogischen Philosophie ist die Entwicklung eines Menschen als Koevolution sinnbildender Strukturen zu verstehen (Fenser 1993; Jantzen 1990, 1994) (Abb. 2-5). Selbstwahrnehmung und Körpereigenerleben sind stets unvollständig. Sie bedürfen zu ihrer Entwicklung der

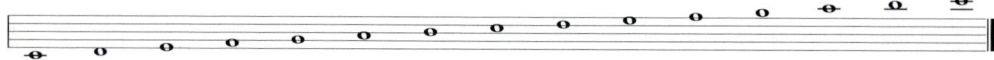

Ergänzung durch das Spüren der Wirkungen des Selbst am Anderen durch zwischenmenschliche Begegnung und vertrauensvolle Beziehungen (Emondts 1993). Der einzelne Mensch ist stets auf das Ganze, das allgemein Menschliche, seine Gattung bezogen (Feuser 1991; Jantzen 1987, 1990).

Bereits vorgeburtlich kommt es zwischen Mutter und Kind zur Synchronisation der Träume (vgl. Gruen, 1993). Träume und Kommunikation fördern die Gehirnentwicklung. Diese engen zwischenmenschlichen Verbindungen bleiben lebenslang bestehen. So wurde bekannt, daß Feten von hirntoten Müttern nicht nur Körperwärme, sondern auch fehlende Hormone für den mütterlichen Haushalt produzieren können. Jeder Mensch erwirbt im Laufe seiner Entwicklung einen verläßlichen intrapsychischen Vertrauensbereich, der die Grundlage von Erwartung, Hoffnung und Sinn ist. Damit Menschen sich entwickeln können, brauchen sie Kommunikation, Bindungen an andere Menschen, soziale Lebensbedingungen, Hoffnung und sinnvolle Lebensperspektiven (Bischof-Köhler 1989; Brothers 1990; Trevarthen 1991). Menschen sind umweltoffen, informationshungrig und kontaktfreudig. Wird ihnen Kommunikation und Anerkennung verwehrt, stellt sich „emotionales Verhungern" ein. Es kommt zu Hospitalismus, zu sensorischer Deprivation, Streß, körperlichem und psychischem Verfall, zu erlernter Hilflosigkeit und Sinnverlust, zu Krankheit und Tod.

2.5.4   Zur Entstehung von Koma oder: Wann wird ein Mensch bewußtlos?

Unfälle und andere traumatische, schmerzerfüllte Ereignisse stellen Extremsituationen dar. Sie sind angstbesetzt und verletzen die persönliche Integrität. Sie rufen akute Schutzbedürfnissse hervor. Erlebt werden in derartigen Situationen Einengungen der Wahrnehmung, Gefühle der Zeitbeschleunigung und Zeitraffung, filmartiges Abspulen von Lebensereignissen, Gefühle panikartiger Erregung und Gefühle tiefster Gelassenheit. Daneben treten lähmendes Entsetzen, Hilflosigkeitsund Ohnmachtsgefühle auf. Ein schwerer Unfall kann nur durch die schnelle Hilfe und das beherzte Eingreifen anderer Menschen überlebt werden. Die Betroffenen verhalten sich am Unfallort oft kopflos. Bewußtlose sind akut gefährdet. Zwischen Leben und Tod liegen nur wenige Atemstöße. Der Abbruch der Kommunikation in der Außen- und Innenwelt stellt eine schwere isolative Bedingung dar. Vertraute Orientierungen und Bezüge gehen verloren, das Körperselbstbild löst sich auf. Es kommt zum Zusammenbruch der personalen Identität und Integrität, zu einer mosaikartigen Auflösung der sinnbildenden Ganzheit (Zieger 1991, 1993). Das Resultat dieser tiefgreifenden Erschütterungen und Wandlungen ist eine aktive Zurücknahme

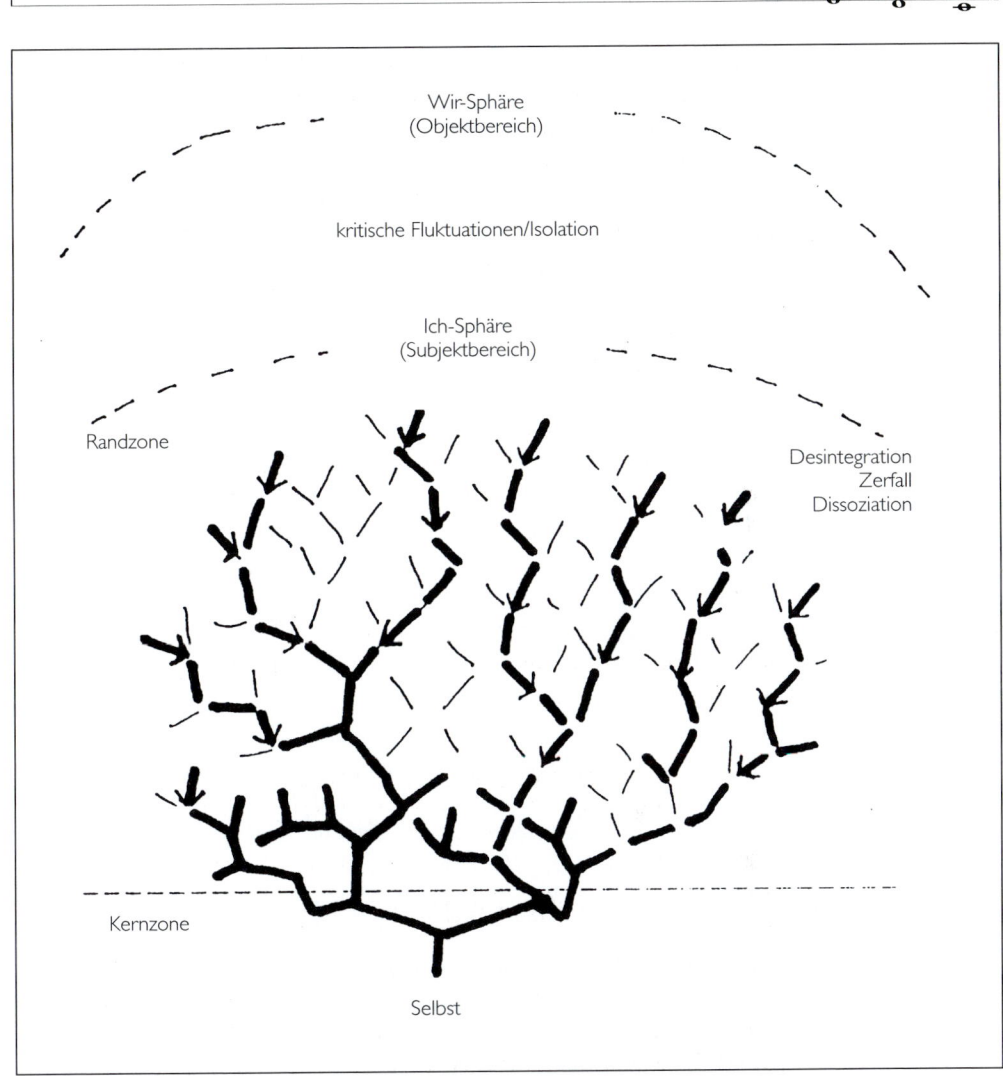

Abb. 2-6 Zurücknahme der Lebenstätigkeit auf Kernzonen des autonomen Selbst im Koma

auf stabile Niveaustufen und vertraute Kernzonen des autonomen Selbst (Abb. 2-6).

Der amerikanische Schlafforscher Hobson hat ein integratives Gehirn-Geist-Modell entworfen. Jeder Punkt in diesem dynamischen Zustandsraum ist definiert durch die drei Dimensionen: Grad der Aktivierung (A), Modus der Informationsverarbeitung (M) (aminerge oder cholinerge Neurotransmitter)

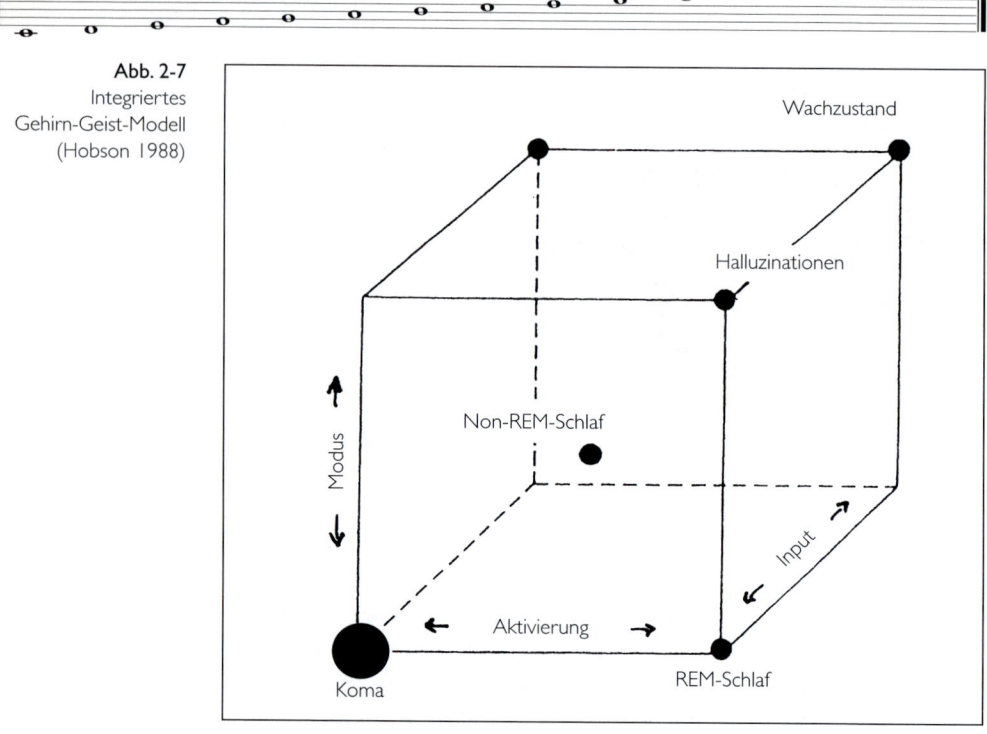

Abb. 2-7
Integriertes
Gehirn-Geist-Modell
(Hobson 1988)

sowie Herkunft des Informationszustroms (I) (mehr endogen oder exogen).
Koma ist demnach ein möglicher, bewußtseinsferner Zustand, der dem Wach-
bewußtsein als Pol gegenüberliegt. Der Tiefschlaf liegt in der Mitte (Abb. 2-7).

2.5.5 Zur Lebenssituation von Menschen im Koma

Koma ist eine mögliche Lebensform am Rande zum Tode, ein bewußtseinsferner Kompetenzbereich eines Menschen. Es hat den Sinn von Schutz, Ab-
schirmung und Erholung sowie darüber hinaus quantitative und qualitative
Dimensionen von Wahrnehmen, Erleben, Lernen und Selbstaktualisierung.
Koma kann zum Ausgangspunkt eines neuen Lebens werden. Durch einen
Unfall werden Menschen plötzlich aus ihren gesamten persönlichen und sozialen Bezügen gerissen. Auf der Intensivstation liegen sie isoliert in einer für
sie völlig fremden und oft auch als bedrohlich empfundenen Welt da. Sie hän-
gen buchstäblich an den Nabelschnüren der Intensivmedizin. Zu den äußeren Trennungen kommen innere Verletzungen, Quetschungen, Zerreißungen
und Blutungen an Körper- und Hirngewebe. Es gibt nur wenige Selbsterfahrungsberichte und Beobachtungen darüber, was Menschen im Koma wahrnehmen und erleben (Schnaper 1975; Tosch 1988). Hannich (1993) berich-

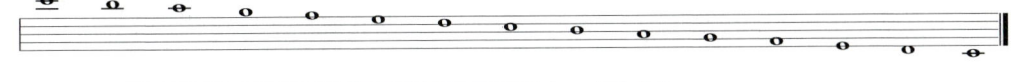

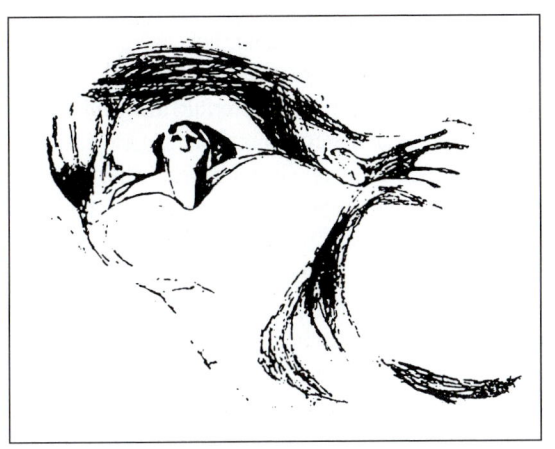

Abb. 2-8
Bizarres Körper-
selbstbilderleben
beim Coma-Imagery

tete von einem 60jährigen Patienten, der sich an eine mittelalterliche
Schlachtfeldszene erinnerte. Alle Handlungen des Pflegepersonals fühlte er als
bedrohlich und gegen sich gerichtet, weshalb er sich auf sein Innerstes zu-
rückzog und regungslos erstarrte. Erst als eine wunderschöne weiße Frau mit
einer schönen Stimme ihn erreichte (die Musiktherapeutin), gelang es ihm,
sich aus seiner Abgeschiedenheit zu lösen. Kommt Ihnen hier nicht Dornröschen in den Sinn? Die amerikanische Psychotherapeutin Virginia Johnson
(1990), die mit Unfallpatienten mit psychischen Folgeproblemen arbeitet, hat
festgestellt, daß in Hypnose die Komasituation wieder vorstellbar wurde, ein
sog. Coma-Imagery. Manche Patienten hatten mit der Rückerinnerung an das
Traumereignis bizarre Vorstellungen vom Körperselbstbild (Abb.2-8). Andere
nahmen bestimmte Körperhaltungen ein, die Rückschlüsse auf die Art der
Gewalteinwirkung zuließen. Die posttraumatische Amnesie ist wohl nur relativ; es bleibt offenbar doch eine Erinnerungsspur an das traumatische Ereignis im Körperselbstbild erhalten.

2.5.6   Eigene Ängste vor dem Unbekannten, Fremden und Leblosen

Menschen, die im Koma verharren, nicht wie gewohnt reagieren und regungslos daliegen, die verletzt sind und entstellt aussehen, lösen bei vielen Menschen
nicht nur tiefe Betroffenheit und tiefes Mitgefühl aus, sondern auch Ängste.
Betroffenheit und Mitleid sind uns als zwischenmenschliche Qualitäten gut
bekannt. Doch woher kommen die Ängste? Von Rene Spitz (1956), einem
Kinderpsychotherapeuten, stammt die Beobachtung, daß Kinder im Alter von
etwa 8 Monaten lernen, zwischen lebendigen Wesen und leblosen Dingen

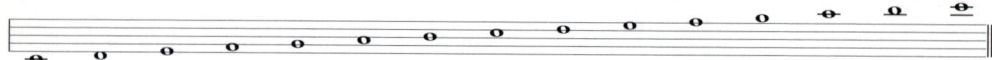

zu unterscheiden. Das Leblose macht sich daran erkenntlich, daß es nicht zum Dialog, d. h. zum wechselseitigen Austausch kleiner lebendiger Affekte und Zeichen kommt. Die Kinder können befremdlich, angsterfüllt und panisch reagieren, wenn sie diese Entdeckung zum erstenmal machen. Auch jeder von uns hat diese Erfahrung gemacht. Ein wichtiger Grund, warum eine Kommunikation mit Komapatienten und eine engagierte Förderung nicht zustande kommt, liegt zuallererst begründet in eigenen Ängsten vor dem Unbekannten, fremden Anderen, vor dem Unverständnis, vor Schmerzen, Verletzungen und Ekelgefühlen und vor dem Leblosen. Letztlich lassen sich alle diese Ängste auf tiefgründige Todesängste zurückführen. Bevor wir mit Komapatienten kommunizieren oder in der Rehabilitation therapeutisch handeln können, ist es wichtig, sich dieser Ängste bewußt zu werden. Es ist wichtig, die Abwehrmechanismen und Aktivitäten zu kennen, die zur Bewältigung dieser Ängste hervorgebracht werden können: wilder Aktionismus und Omnipotenzgefühle, Verleugnung in Gestalt der Bekämpfung des Bösen, Abspaltung und Ausgrenzung des Anderen. Ist hierin auch der Grund dafür zu sehen, wenn – wie in der Medical Tribune vom 31. Mai 1994 berichtet wurde – viele Ärzte im Falle eines Komas für sich selber keine Intensivmedizin mehr wünschen? Hat das Grauen vor dem Koma bei sich selbst zur Abspaltung und Verneinung von Behandlungsweisen geführt, die jedem anderen selbstverständlich zugemutet werden, jetzt aber zynisch eingestellt werden? Möglichkeiten zur bewußten Verarbeitung und Integration sind: Annahme der Realität, Trauerarbeit und achtsames, gelassenes Handeln mit dem Leiden anderer wie mit sich selbst, statt das Leiden ausmerzen zu wollen. Eine einfühlsame und würdevolle Kommunikation ist unerläßlich für eine wirklich humane Medizin.

2.5.7   Was heißt Dialogaufbau?

Dialog heißt soviel wie Wechselrede oder Gespräch unter zwei Menschen, von Ich und Du. Ich und Du gestalten ein gemeinsames Zwischenfeld, das Dialogfeld. In diesem Zwischenfeld entsteht das gemeinsame Dritte, die Menschlichkeit. Das Dialogfeld ist ein Ort zwischenmenschlicher körpernaher Begegnung. Im Dialogfeld sind beide Teilnehmer gleichwertig und gleichberechtigt.

Entscheidend ist, daß sich Menschen finden, die sich auf der Intensivstation Menschen im Koma zuwenden und sie ansprechen. Soziale Stimulationen, Hautberührung und Kommunikation fördern die Hirnentwicklung. Die Mutter-Kind-Begegnung ist eine typische basale dialogische Situation, die jeder von uns in frühester Kindheit erlebt hat, wenn er als Säugling das vertraute Gesicht der Mutter erblickt und gelächelt hat. Mit dem Wiedererkennen des mütterlichen

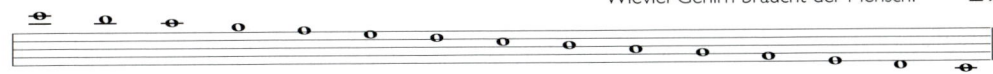

Gesichts tritt im EEG eine Orientierungsreaktion in Form eines Thetra-rhythmus auf. Solche Orientierungs- und Aufmerksamkeitsleistungen werden vom Neuropsychologen Pribram als „Schlüssel zum Bewußtsein" bewertet.

2.5.8   ## Klinische Beispiele

Ich zeige Ihnen drei Beispiele, wie Menschen im Koma Kontakt aufnehmen und sich selbst aktualisieren:

1. Ein 21jähriger Mann erlitt bei einem Verkehrsunfall ein schweres ge-decktes Schädelhirntrauma. Das Computertomogramm zeigte trauma-tische Blutansammlungen in den Hirnstammzisternen. Joachim hatte schon im tiefen Koma reproduzierbare Herzfrequenzanstiege immer dann, wenn seine Freundin das Krankenzimmer betrat, ohne ihn berührt oder angesprochen zu haben. Später ließ er sich von ihr zuerst füttern. Sie sagte mir später einmal hinter vorgehaltener Hand, daß sie ihn damals schon geküßt habe, als er noch an der Beatmung lag. Erin-nert diese Begebenheit nicht geradezu an Dornröschen?

    Eine frühe und häufige Anwesenheit von Vertrauenspersonen, wie hier seine Mutter, ermöglicht von Anfang an intensive kommunikative Be-ziehungen und Begegnungen. Dabei sind Überforderungen und Reiz-überflutungen zu vermeiden. Angehörige müssen angeleitet und beglei-tet werden. Auch sie benötigen Rückhalt.

2. Eine 40jährige Frau war nach Operation eines akuten subduralen Häma-toms bewußtlos, konnte aber bereits spontan atmen. Als der Narkosearzt und ich an ihr Bett traten und uns unterhielten, veränderte sich plötzlich ihr Zustand: nach kurzem Innehalten der Atmung kam es zu einer Zu-nahme der Herz-und Atemfrequenz sowie der Pupillenweite. Danach setzten Augenpendelbewegungen, Kau- und Schmatzbewegungen sowie schließlich auch Beuge-Streck-Synergismen ein. Nach etwa 30 Sekun-den erschöpfte sich die Aktivität und ging auf das Ausgangsniveu zu-rück. Derartige Aktivitäten können als Exzitation oder „Belebungskom-plex" auch beim traumatischen Mittelhirnsyndrom sowie ganz flüchtig auch beim Aufwachen aus Narkose beobachtet werden. Die einzelnen Funktionskomponenten verstehe ich als Fragmente eines ehemals ein-heitlichen Verhaltensmusters, die sich unter dem Einfluß von attraktiven Randbedingungen zu neuen Formen der Selbstaktualisierung koppeln können. Im dialogischen Kontext sind diese Tätigkeiten als Versuche zur Kontaktaufnahme und als Kommunikationsangebote zu verstehen.

3. Ein 17jähriger erlitt im Sommer letzten Jahres ein schweres gedecktes Schädel-Hirntrauma. Der junge Mann lag im tiefen Koma. Im Zusam-

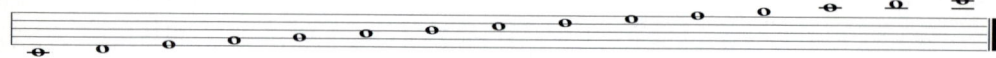

menhang mit einem Forschungsprojekt der Psychologischen Fakultät der Universität Oldenburg (Helmut Hildebrandt, Renate Thiesen, Onno Möhlmann und Jasmin Wilms möchte ich an dieser Stelle namentlich erwähnen) haben wir bei diesem jungen Mann die psychophysiologischen Reaktionen in zeitlicher Korrelation zu äußeren pflegerischen, sensorischen und dialogischen Ereignissen wie Angehörigenbesuch usw. aufgezeichnet, wobei sich dieses Bild ergab (Abb. 2-9):

Abb. 2-9
Ereigniskorrelierte
Synchronisation
autonomer Tätigkeiten
im Koma

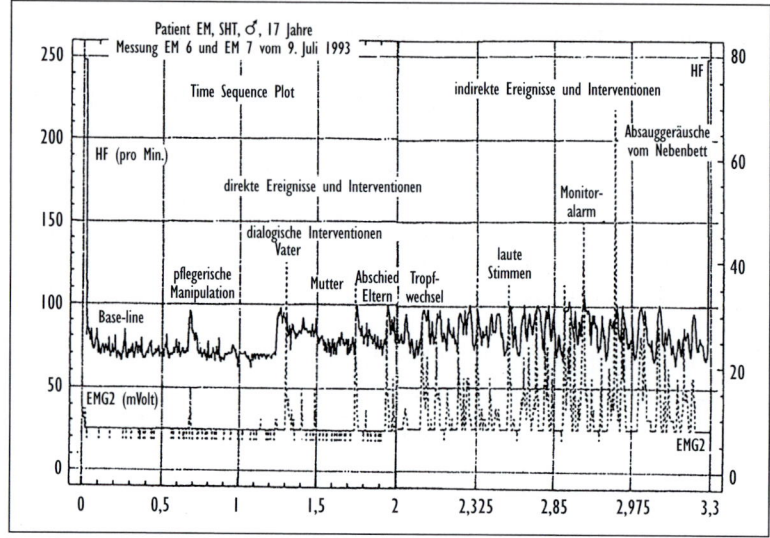

Der Time Sequence Plot zeigt zunächst streng gleichsinnig korrelierte Veränderungen von Herzfrequenz und EMG auf unspezifische sensorische und danach dialogische Reizangebote, wobei die EMG-Reaktion auf den Vater intensiver ausfällt als auf die Mutter. Der Vater war in der Tat sehr empathisch. Mit Weggang der Eltern ist eine anhaltende Anhebung des Aktivitätsniveaus auf beiden Kanälen zu beobachten. Es kommt jetzt (rechts im Bild) in Verbindung mit verschiedenen Umgebungsereignissen wiederholt zu peakartigen EMG-Veränderungen, insbesondere kurz vor Ende der Untersuchung, als am Nachbarbett ein anderer Patient abgesaugt wird, was bekanntlich sehr schmerzhaft ist. Dieses Signal eines schmerzverursachenden Geräuschs (Absaugen) am Nachbarbett, obwohl der Patient selbst nicht abgesaugt wird, er hat aber inzwischen diese Erfahrung gemacht, wird mit stressigen Körpersignalen beantwortet. Dieser Befund ist von großer Bedeutung, weil er möglicherweise auf elementares Lernen im Koma hinweist.

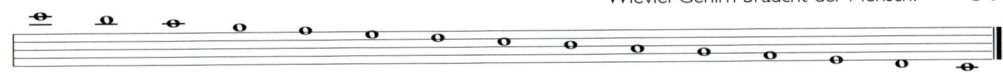

2.5.9 Wie äußern sich Menschen im Koma und welche Dialogangebote machen sie?

Im Verlaufe der Selbstaktualisierung im Koma tritt mit abnehmender Koma-tiefe eine individuelle Entwicklungslogik zutage. Im tiefen Koma ist die Atmung künstlich ersetzt oder unterstützt. Es besteht kein Schlaf-Wach-Rhythmus. Die Schmerzreize sind weitgehend erloschen. Es treten nur vegetative Reaktionen und tonische Anspannungen auf. Im tiefen Koma überwiegen die tiefen autonomen Rhythmen und periodischen Zeitgeber. Dies macht die Tonuslage des autonomen Selbst aus. Es treten winzige vegetative Zeichen oder angedeutete Bewegungen auf (Tab. 2-3).

In der Übergangs- und Aufwachphase entfaltet sich die Eigentätigkeit schritt-weise. Es treten komplexe Rhythmen, Zeitgeber und Tätigkeitsformen hinzu. Es können erste mimische Reaktion und kleine Gesten wie Handzeichen hin-zukommen. Die Atmung ist meist nur noch unterstützt. Das Verhalten wird gerichteter und ist ausdrucksmäßig besser nachzuvollziehen. Schließlich treten beim Aufwachen erstmals Zeichen der Ansprechbarkeit und Kontaktaufnahme auf. Viele Symptome und Tätigkeiten, wie sie im Komaverlauf auftreten, kön-

Tab. 2-3 Entwicklungslogik der Selbstaktualisierungen und Dialogangebote im Koma

Komastadien	Verhalten	Reaktionen
1. Tiefes Koma (GCS 3-5)	„autonomes Verhalten"	♪ Atmung künstlich unterstützt ♪ Kein Schlaf-Wach-Rhythmus ♪ Keine oder nur geringe Reaktion auf Schmerz-reiz ♪ Eigentätigkeit erscheint erloschen bis auf vegetative Lebensäußerungen und ange-deutete tonische (Massen)Bewegungen: kleine Zeichen und primitive Regungen
2. Übergangsphase (GCS 5-7)	„affektives Verhalten"	♪ Atmung assistiert ♪ Schlaf-Wach-Rhythmus instabil oder paradox ♪ Abwehr auf Schmerzreize, Reaktion auf Ansprache ♪ Affektive Äußerungen und Bewegungs-muster: Handzeichen, Gesten, Mimik
3. Aufwachphase (GCS > 8)	„sinnvolles Verhalten"	♪ Atmung spontan ♪ Schlaf-Wach-Rhythmus weitgehend stabil ♪ Gerichtete Schmerzabwehr ♪ Befolgen von Aufforderungen ♪ Differenzierte Verhaltensantworten ♪ Wiederholte Eigentätigkeiten ♪ Sprachliche Äußerungen und situations-adäquates Verhalten (vgl. Zieger 1991)

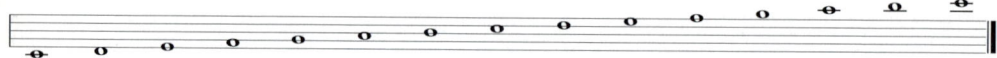

nen auch unter normalen Bedingungen während der frühen kindlichen Entwicklung oder beim Erwachen aus einer tiefen Narkose beobachtet werden. Menschen im Koma zeigen die gleichen Körpersignale, wenn auch oft nur angedeutet, in verzerrter zeitlich gedehnter Form und Dynamik. Die Entwicklungslogik verweist auf das Wirksamwerden basaler körpersprachlicher Aspekte und impliziter Kompetenzen. Es gibt eigentlich keine Pathologie außerhalb physiologischer Muster.

2.5.10   Biosemantik und Sinn von Pathologie im Koma

Die geschilderten Zusammenhänge können als „Biosemantik" und „Sinn von Pathologie" im Koma zusammengefaßt werden. Der Sinn von Koma ist Stabilisierung und Selbstbewahrung durch aktive Zurücknahme auf vertraute Kernzonen des autonomen Selbst. Solange ein Mensch lebt, ist er mit Wahrnehmungen und Bewegungen mit seiner Umwelt verbunden. Leblos und im engeren Sinn dann auch bewußtlos ist ein Mensch erst, wenn er gestorben ist. Im Koma bleiben basale Kompetenzen mit der Möglichkeit zur Selbstaktualisierung bestehen. Die Selbstaktualisierung dürfte durch bedeutsame attraktive Dialogangebote geweckt und gefördert werden: das Spüren der Wirkung meines Selbst durch die Antworten des anderen in körpernaher Interaktion und Zusammenarbeit. Ich verstehe unter Pathologie des Komas nicht eine Abweichung von der Norm oder einen bloßen Ausfall des Bewußtseins, sondern vor allem einen Einblick in die Tiefenstruktur von Lebenstätigkeit und Dynamik menschlichen Seins. Komatiefe und Erleben im Koma korrelieren mit dem Grad der Verletztheit.

In der pathologischen Symptomatologie des Komas offenbaren sich Möglichkeiten zur sinnvollen Selbstbewahrung, Selbstachtung und Selbstaktualisierung. Koma ist sinnvolle, wenn auch extreme Lebensform am Rande zum Tode. Koma ist Schutzraum wie zugleich Kompetenz und Ausgangspunkt für neue Entwicklung und Aufbau einer neuen Identität. Um in diesem Grenzbereich handlungsfähig zu werden, geht es um die Wahrnehmung der kleinen vegetativen Zeichen und angedeuteten Bewegungen. Diese sind keine krankhaften Erscheinungen, sondern sinnvolle und kommunizierbare Lebensäußerungen: Signale zum Dialog. Ich habe oft die Erfahrung gemacht, daß es die Angehörigen sind, die diesen Signalen intuitiv folgen.

2.5.11   Welche Struktur hat der Dialogaufbau?

Eine dialogische Begegnung ist ein von zwei Teilnehmern gestalteter dynamische Prozeß mit einer bestimmten Struktur, ein rückgekoppelter spiralför-

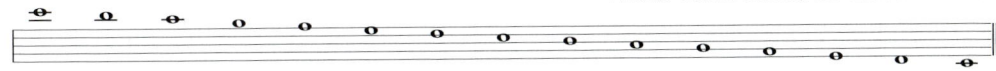

miger Prozeß. Die einzelnen Schritte sind: 1. Hinwendung, 2. Begrüßung, Annäherung und Eintreten in den Distanzraum, 3. gemeinsamer Dialog einschließlich Wiederholung und Modulation sowie 4. Abschiednehmen und Auseinandergehen.

Der 1. Schritt ist die Hinwendung zum Patienten (Abb. 2-10). Die Hinwendung zum anderen Menschen ist die dialogische Grundbewegung. Diese Hinwendung verändert unsere Haltung grundsätzlich: wir erblicken zunächst die ganze Situation und fokussieren dann unseren Blick auf unser Gegenüber.

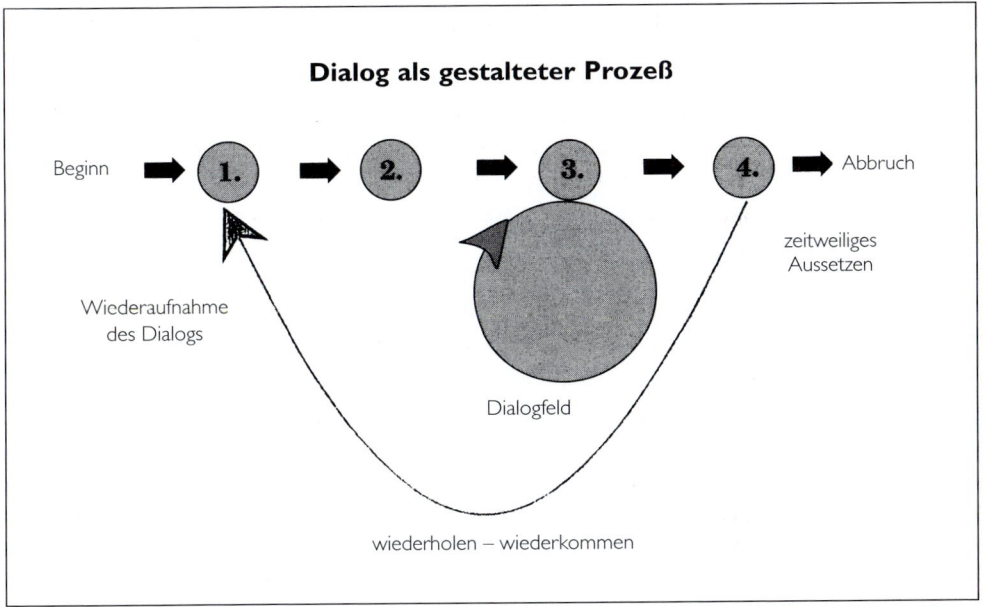

Abb. 2-10 Gestaltung des gemeinsamen Dialogfeldes als Prozeß

Der 2. Schritt umfaßt die Begrüßung und Annäherung, eine körperliche Bewegung. Bevor wir den Patienten dann ansprechen, sollten wie ihn genau ansehen und ihm zuhören. Das gibt uns wichtige Orientierungen. Außerdem sollten wir uns Zeit zum Einfühlen lassen. Eine Begrüßung kann warm, offen und herzlich, aber auch kühl und distanziert sein. Anreden und Ansprechen erfolgen mit normaler Stimme, mit dem richtigen Namen. Der Begrüßung folgt die eigentliche Annäherung, eine Bewegung in den Distanzraum des anderen.

Der 3. Schritt ist die gemeinsame Gestaltung des Dialogfeldes. Das ist der zentrale Bereich des Geschehens. Die Begegnung wird körpernah und konkret. Auch wir selbst werden dabei berührt. Die zentrale Frage ist, wie ich dem

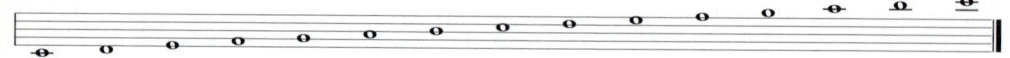

anderen ein möglichst gutes Du sein kann. Es geht darum, dem anderen das Spüren der Wirkungen seiner selbst durch Anrede und Antwort zu ermöglichen. Ich werde das gleich vertiefen. Zunächst möchte ich die Dialogstruktur vollständig vorstellen:

Der 4. Schritt ist Abschiednehmen. Abschiednehmen und Auseinandergehen beenden den Dialog. Wir treten aus dem persönlichen Distanzraum zurück. Wir können das Dialogangebot aufrechterhalten, indem wir versprechen, wiederzukommen. Der Dialog wird dann nur zeitweilig ausgesetzt. Dieses Versprechen ist unbedingt einzuhalten, weil sonst das Vertrauen zerbricht.

Der Dialogaufbau folgt einer nach oben offenen Entwicklungsspirale (Abb. 2-11). Richtung, Aufstieg und Verlauf der Spirale ist (nach Milani Comparetti) ein Resultat des Zusammenwirkens von Vorschlag und Gegenvorschlag, Angebot und Antwort. Jeder Dialogpartner bestimmt selbst, inwieweit er sich einbringt. Manipulation und Fremdbestimmung sind antidialogisch. Ein Dialog kann nicht angeordnet werden. Es besteht die Gefahr von Pseudodialogen und Entwicklung eines „falschen Selbst". Ein Dialog entsteht im Augenblick und

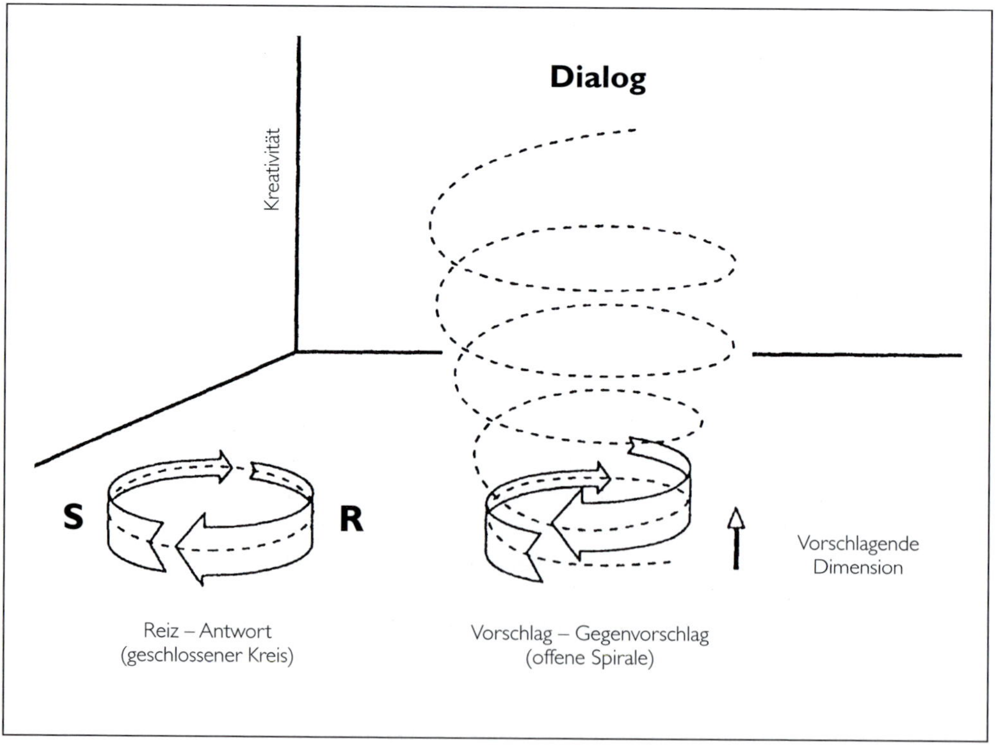

Dialog

Kreativität

S   R

Vorschlagende Dimension

Reiz – Antwort (geschlossener Kreis)

Vorschlag – Gegenvorschlag (offene Spirale)

Abb. 2-11 Dialogspirale (Milani Comparetti 1986)

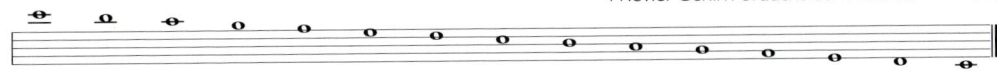

bedarf viel Phantasie und Kreativität, Wissen und Können, Gefühl und Bewußtheit, Sinn und Verstand.

2.5.12 Wie gestalten wir das Dialogfeld?

Anknüpfen an frühes Wahrnehmen und frühes Erleben

Es bestehen evidente Hinweise dafür, daß die aus der Säuglings- und Kleinkindforschung bekannten frühen Wahrnehmungsformen denen im Koma weitgehend analog sind. Frühe Wahrnehmungen orientieren sich an episodischen Ganzheiten mit globalen, synästhetischen Erfahrungsqualitäten wie Form, Intensität, Zeitmuster. Ferner sind Wahrnehmen und Erleben stimmungsvoll – affektiv und emotional-prosodisch, also nonverbal orientiert (Tab. 2-4). Es überwiegen coenästhetische, protopathische und propriozeptive Formen des Selbstbezugs und Körperkontakts zu anderen Menschen. Die Zeitmuster und Bewegungsabläufe sind tonisch-periodisch, langsam und intensiv. Es überwiegen sinnlich-vitale Bedürfnisse. Frühe Wahrnehmungsformen und frühes Erleben:

- ♪ ganzheitlich episodisch, global, synästhetisch
- ♪ sinnlich-vital
- ♪ stimmungsvoll affektiv
- ♪ emotional-prosodisch, nonverbal
- ♪ coenästhetisch, propriozeptiv, protopathisch
- ♪ rhythmisch-periodisch, langsam subjektives Zeiterleben

Körperwahrnehmung und -eigenerleben werden durch gemeinsames Atmen, durch Umarmungen, Liebkosungen, Streicheln und Betasten des Körpers oder des Gesichts gefördert. Mit dem Gesang erreichen wir den Anderen über vertraute Melodien, die Art der Tongebung oder Stimmung, den Rhythmus, den Klang, wobei auch andere Formen des frühen Selbstausdrucks wie Summen und Brummen einbezogen werden können. Stimme und Prosodie wirken beim Erzählen, Vorlesen und poetischen Sprechen. Manchmal kann es nur ein Flüstern sein. Hinzu kommen vielfältige Möglichkeiten des gemeinsamen Spürens und Bewegens: handgestütztes gemeinsames Atmen, Ganzkörperwäsche und Einreiben, Schaukeln und Wiegen, Aufrichten und Herumfahren (Tab. 2-4). Das alles geht hochsensibel zu. Überforderungen müssen vermieden werden.

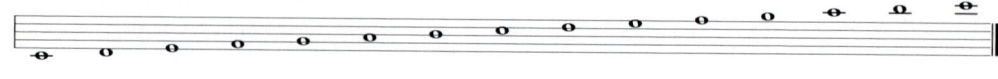

Tab. 2-4
Dialogangebote zu
„frühe Wahrnehmung"

Wahrnehmungsformen	Wahrnehmungsarten
Körperwahrnehmung und Eigenerleben	Umarmen, Liebkosen, Streicheln, Betasten, Spürenlassen der Wirkung seiner Selbst (z. B. Atmung, Körper)
Stimme	Erzählen, Vorlesen, Poesie
Gesang	Melodie, Tongebung, Rhythmus, laut und leise, Klänge, Summen
Bewegen	Schaukeln, Wiegen, Aufsetzen, Hinstellen, Fahren, Umarmen
Struktur	Einzelne Angebote, klare Intentionen, keine Überforderung
Zeiterleben	Viel Zeit geben, abwarten, wiederholen

Anknüpfen an modalitätsspezifische Sinnesfelder

Es gibt eine Fülle sinnlicher Anregungsmöglichkeiten (Tab. 2-5). Wichtig ist, zu beachten, daß keine „nackten" Reize gesetzt werden, sondern sinnvolle, d. h. individuell bedeutsame Dialogangebote. Dialogangebote, Stimuli wirken um so besser, je vertrauter sie sind, je höher der persönliche Sinn ist und je größer ihre emotionale Besetzung ist. Dazu müssen wir viel aus der Lebensvorgeschichte wissen, uns also mit den Angehörigen konkret zusammensetzen.

Tab. 2-5
Kommunizierbare
Sinnesbereiche

Sinne	Sinnesbereiche
Elementarsinne	♪ Körpergefühl, Propriozeption ♪ Gleichgewicht und Lagesinn ♪ Bewegungssinn (Kinästhetik)
Nahsinne	Geruch, Geschmack, Berührung
Fernsinne	Gehör, Gesicht

An die basalen, autonomen Sinnesfelder können wir zuerst anknüpfen, wie z. B. an die Atmung im tiefen Koma. Die Atemtätigkeit ist ein periodischer Vorgang, der als kinästhetische und propriozeptive Gestalt im basalen Körperselbstbild eingetragen ist. Durch Aufnehmen des Atemrhythmus und handgestütztes Atmen läßt sich ein gemeinsamer Kontakt von Anfang an herstellen. Vestibuläre Anregungen durch frühes Aufrichten im Rahmen der Mobilisation sind sehr wirksam. Geruchs- und Duftstoffe sind starke Attraktoren. Sie regulieren die zwischenmenschliche Distanz. Zu verwenden sind vertraute Gerüche wie z. B. ein persönliches Rasierwasser oder Parfüm. Lieblingsspeisen können Wunder wirken (Tab. 2-6).

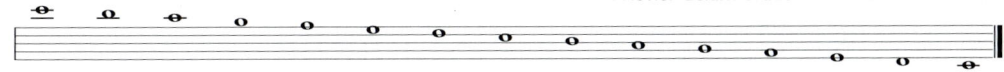

Sinne	Stimulationsarten
Elementarsinne	Gemeinsames Atmen, Schaukeln, Aufrichten, Mobilisieren, Hinstellen, Herumfahren
Geruchssinn	Vertraute Duftstoffe, Rasierwasser, Parfüm
Geschmackssinn	Lieblingsspeisen, Getränke
Berührungen	Streicheln und Liebkosen, Küssen, Gemeinsames Betasten und Bestreichen von Körper und Gesicht
Gehör	Zärtliches Ansprechen, Namen rufen, Lieblingslieder und Musik
Gesicht	Vertraute Gesichter, Objekte, Stofftiere, Bilder, Uhrblatt zeigen, Gesten und Gebärden, Betrachten des eigenen Gesichts im Spiegel

Tab. 2-6
Dialogangebote
bei sensorischer
Stimulation

Keine Schmerzen und herabsetzende Äußerungen!

Die Haut ist eine große Sinnesoberfläche, die zwischen Körpergrenze und Umwelt vermittelt. Das gemeinsame Betasten von Gesicht, Wangen, Stirn, Arm und Händen weckt das Körperselbstbild und Selbsterleben. Besonders wirkungsvoll sind eine kräftige Umarmung oder das Bestreichen des Bauches, aber auch nur kleine Bewegungsimpulse. Herabsetzende oder pessimistische Äußerungen am Bett eines Patienten, aber auch Schmerzen, sollten unbedingt vermieden werden. Kränkungen können später lange unbewußt verhaltenswirksam bleiben. Das Gehör ist für den Menschen der am frühesten entwickelte und wohl auch entscheidende Fernsinn. Das Gehör ist entwicklungsgeschichtlich aus dem Vibrationssinn und Körpergefühl hervorgegangen. Es ist Basis des Zeiterlebens. Das Ohr erwacht zuerst aus der Narkose. Das Ohr hebt aktiv lauschend die persönlich relevanten Ereignisse aus der Umgebung hervor. Vertraute Stimmen und Musik wirken als psychosoziale Attraktoren. Jede Verrichtung am Patienten sollte sprachlich angekündigt und begleitet werden. Das Auge erwacht zuletzt. Der Blick in die Augen berührt unser innerstes, emotionales Selbst. Vertraute Gesichter fördern die emotionale Beziehung. Das Betrachten des eigenen Gesichts im Spiegel kann zum Wecken des Selbsterkennens und Selbstbewußtseins beitragen.

2.5.13   Ein Beispiel zur geschmacklichen Anregung

Diese Patientin wurde bewußtlos eingeliefert und wurde an einer Angiomblutung links zentral notfallmäßig operiert. Danach bestand ein tiefes Koma und eine Hemiplegie rechts. Schon als die Patientin noch somnolent war und

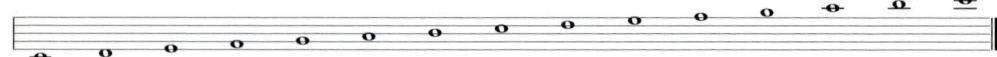

die Magensonde noch lag, wurde mit geschmacklichen Anregungen begonnen. Zur Nahrungsaufnahme wurden reale Eßwerkzeuge verwendet. Der Mund, der Oralsinn, ist nicht nur zur geschmacklichen Anregung und Nahrungsaufnahme wichtig, sondern er hat eine wichtige Funktion für Kontaktaufnahme und zwischenmenschliche Bindungen, z. B. beim Küssen und Liebkosen. Außerdem wurde die gelähmte Seite in die Tätigkeit mit einbezogen, wodurch die Patientin ihre Körperteile über verschiedene Sinneskanäle und Wahrnehmungsformen: propriozeptiv, taktil-kinästhetisch, epikritisch und individuell spüren konnte. Eine kleine Episode zum Körperselbstbildaufbau.

2.5.14 Ästhetische Haltung

Dieser Mann zeigte beim Aufwachen aus dem Koma nach gedecktem Schädel-Hirntrauma einen häßlichen Gesichtsausdruck, eine Art Furchtgrinsen, wodurch sich einige abgestoßen fühlten. In einem Gespräch kamen wir zu der Ansicht, daß sich hinter diesem Grinsen vielleicht das individuelle Vermögen verberge, zu lächeln. Durch diese Umdeutung entspannte sich die Situation. Immer wenn der Patient sein befremdliches Gesicht machte, bekam er vermehrt Zuwendungen. Nicht lange danach wandelte sich das Grinsen in ein sonniges Lächeln, die Mimik entkrampfte sich, und bald darauf begann er zu sprechen. Wir benötigen eine ästhetische Haltung, die zwischen empathischer Nähe und kritisch reflektierender Analyse und Distanz spannungsvoll oszilliert.

2.5.15 Zusammenfassung der Merkmale des Dialogaufbaus

Grundlage ist ein ganzheitliches Menschenbild. Es ermöglicht die Achtung der Autonomie und Würde des kranken Mitmenschen wie unsere eigene Selbstachtung. Wichtig ist eine ästhetische Haltung.

Die konkrete Zusammenarbeit ist körpernah und orientiert sich an frühen Formen von Wahrnehmung und Erleben. Sie ist körpersprachlich, entwicklungs- und subjektlogisch ausgerichtet. Es können alle Sinnesfelder in den Dialogaufbau mit einbezogen werden. Körperberührungen mit den Händen sind wirksam und heilsam. Keine „nackten" Reize setzen, sondern sinnvolle Angebote machen. Wesentlich ist die Wahrnehmung kleiner Zeichen und angedeuteter Bewegungen. Der Dialog sollte in kleinen Schritten und sehr individuell aufgebaut werden. In der Frührehabilitation geht das nur interdisziplinär und im Team, d. h. die einzelnen Tätigkeiten sind nicht berufsspezifisch, sondern aufgabenspezifisch orientiert und überlappen sich. Es gilt, möglichst tagesnormale Aktivitäten mit dem Kranken aufzubauen, unter Einbezug von

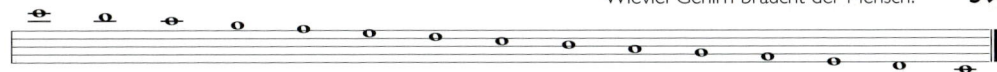

Angehörigen. Dann kann sich die vom Trauma und Koma gezeichnete Lebenslinie entwickeln und zu neuen Selbstbewegungen (Abb.2-12) führen.

Eines Tages werde ich von einem unfallchirurgischen Oberarztkollegen beim Umkleiden im OP hinter vorgehaltener Hand angesprochen: *„Herr Zieger, was Sie da machen mit Ihren Patienten auf der Intensivstation. Da sind ja unzweifelhafte Erfolge – aber ist das nicht unwissenschaftlich?"*

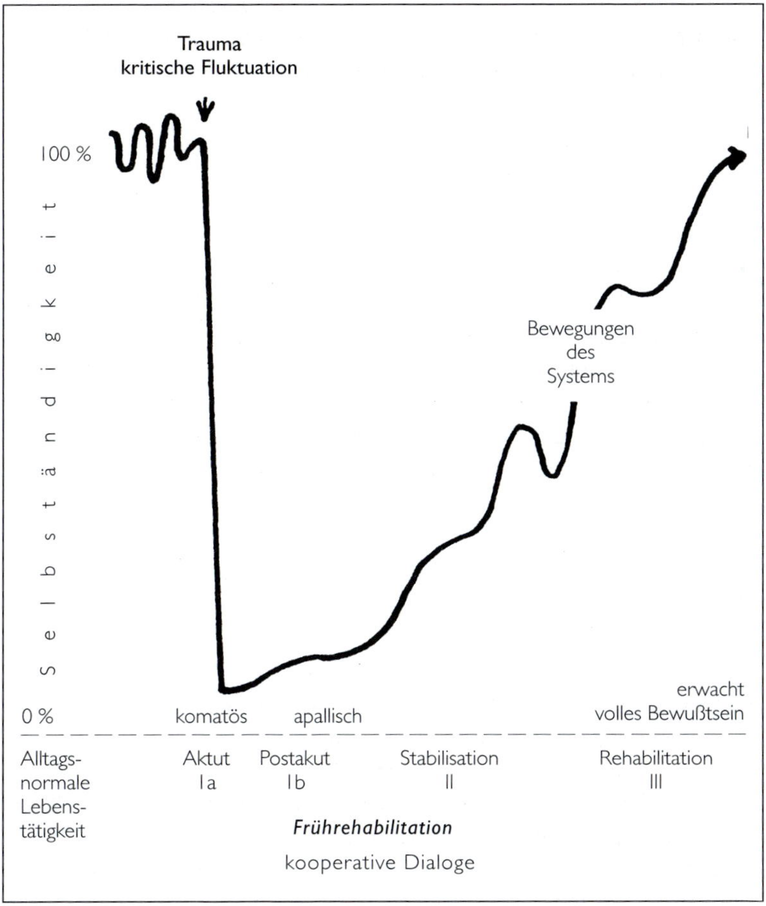

Abb. 2-12
Selbstbewegungen
der vom Trauma
gezeichneten Lebens-
linie eines Menschen

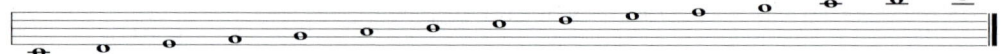

Literaturverzeichnis

Bischof-Köhler, D.: Spiegelbild und Empathie. Die Anfänge der sozialen Kognition. Bern, Göttingen: Huber 1989

Brothers, L.: The social brain: a project for integrating Primate behavior and neurophysiology in a new domain. Concepts in Neuroscience 1 (1990) 27–51

Buber, M.: Das dialogische Prinzip. 5. Auflage Heidelberg: Lambert-Schneider 1984

Cramon v., D.Y.: Die klinische Neuropsychologie aus der Sicht des Neurologen. In: Elger, C.E.; Dengler, R. (Hrsg.): Jahrbuch der Neurologie 1989/90. Zülpich: Biermann 1990, 13–38

Crick, F.: zit. in: Spektrum der Wissenschaft. 11:1979, 150

Dörner, K.: Leben mit Be-wußt-sein. In: Diestein, Christel; Fröhlich, A. (Hrsg.): Bewußtlos. Eine Herausforderung für Angehörige, Pflegende und Ärzte. Düsseldorf: Verlag selbstbestimmtes Leben, 1994, 10-15

Eccles, J.: Das Gehirn des Menschen. München: Piper 1973

Emondts, S.: Menschwerden in Beziehung. Eine religionsphilosophische Untersuchung der medizinischen Anthropologie Viktor von Weizsäckers. Stuttgart-Bad Cannstatt: Frommann-Holzhoog 1993

Feuser, G.: Entwicklungspsychologische Grundlagen und Abweichungen der Entwicklung. Zeitschrift für Heilpädagogik 42 (1991) 425–441

Feuser, G.: Grundlagen und Praxis einer „Substituierend Dialogisch-Kommunikativen Handlungs-Therapie (SDKHT)". Solms-Oberbiel: Jarick 1993 (Publ. in Vorb.)

Florey, E.; Breidbach, O.: Das Gehirn – Organ der Seele? Zur Ideengeschichte der Neurobiologie. Berlin: Akademie-Verlag 1993

Fodor, J.: The Modualtity of Mind. Cambridge (Mass.) 1983

Grewel, H.: Medizin und Menschenbild oder das tödliche Dilemma der Transplantationsmedizin. Medizin & Globales Überleben 1 (2) (1994) 43–50

Gruen, A.: Der frühe Abschied. Eine Deutung des plötzlichen Kindstodes. München: dtv 1993

Hannich, H.-H.: Bewußtlosigkeit und Körpersprache. Prax. Psychother. Psychosom. 38 (1993) 219–226

Hannich, H.-H.: Medizinische Psychologie der Intensivmedizin. Psychologische Untersuchungen. Berlin, Heidelberg, New York: Springer 1987

Hoff, J.; in der Schmitten, J. (Hrsg.): Kritik der „Hirntod"-Konzeption. Plädoyer für ein menschenwürdiges Ibdeskriterium. In: dies. (Hrsg.): Wann ist der Mensch tot? Organverpflanzung und Hirntodkriterium. Reinbek: Rowohlt 1994, 153–254

Jantzen, W.: Allgemeine Behindertenpädagogik. Bd. 1 Sozialwissenschaftliche und psychologische Grundlagen. Weinheim: Beltz 1987

Jantzen, W.: Allgemeine Behindertenpädagogik Bd. 2 Neurowissenschaftliche Grundlagen. Diagnostik, Therapie, Pädagogik. Weinheim: Beltz 1990

Jantzen, W.: Am Anfang war der Sinn. Zur Naturgeschichte, Psychologie und Philosophie von Tätigkeit, Sinn und Dialog. Marburg: BdWi-Verlag 1994

Johnson, Virginia: Experimental Recall of Coma Imagery. In: Shorr, J.E.; Sobel, G.E.; Robin, P.; Conella, J.A.: Imagery. Its Many Dimensions and Applicatons. New York, London: Plenum Press, 1980, pp. 357-374

Jüttemann, G.; Sonntag, M.; Wulf, Ch. (Hrsg.): Die Seele. Ihre Geschichte im Abendland. Weinheim: Psychologie Verlags Union 1991

Kandel, E.R.; Schwarz, J.H. (Ed.): Principles of Neuroscience. 2nd Ed. New York, Amsterdam, Oxford: Elsevier 1986

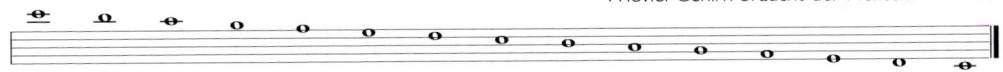

Leont'ev, A.N.: Probleme der Entwicklung des Psychischen. Berlin/DDR: VEB Volk und Wissen 1973

Lorber, J.: Is Your Brain Really Necessary? In: Voth, D. (Hrsg.): Hydrocephalus im frühen Kindesalter. Stuttgart: Enke 1983, 2–14

Lurija, A.R.: Das Gehirn in Aktion. Einführung in die Neuropsychologie. Reinbek: Rowohlt 1992

Meschig, R.: Zur Geschichte der Trepanation unter besonderer Berücksichtigung der Schädeloperationen bei den Kisii im Hochland Westkenias. Düsseldorf: Triltsch Verlag 1983

Milani Comparetti, A.: Von der „Medizin der Krankheit" zu einer „Medizin der Gesundheit". In: Von der Behandlung der Krankheit zur Sorge um die Gesundheit. Konzept einer am Kind orientierten Gesundheitshorderung von Prof. Adriano Milani-Comparetti. Dokumentation einer Fachtagung des Paritätischen Bildungswerks Bundesverband e.V. Frankfurt am Main 1986, 9–18

Mindell, A.: Schlüssel zum Erwachen. Sterbeerlebnisse und Beistand im Koma. Freiburg, Olten: Walter 1989

Peters, U.H.: Historische Entwicklung des Komabegriffes. In: Peters, U.H. (Hrsg.): Münchner Konferenz über neurologisch-psychiatrische Aspekte des Komas. Düsseldorf, Janssen 1974, 1–13

Roth, G.: Das Gehirn und seine Wirklichkeit. Frankfurt am Main: Suhrkamp 1994

Roth, G.; Dicke, Ursula: Das Hirntodproblem aus Sicht der Hirnforschung. In: Hoff, J., in der Schmitten, J. (Hrsg.): Wann ist der Mensch tot? Organverpflanzung und Hirntodkriterium. Reinbek: Rowohlt 1994, 51–67

Scheerer, E.: Die (fünf) Sinne: Eine Begriffsgeschichte. Berichte aus dem Institut für Kognitionstorschung No. 15. Universität Oldenburg 1994

Schnaper, N.: The psychological implications of severe trauma: emotional sequelae to unconsciousness. J. Trauma 15 (2) (1975) 94–98

Sperry, R.W.; Gazzaniga, M.-S.; Bogen, J.E.: Interhemispheric relationships: The neocortical commissures: Syndromes of hemisphere disconnection. In: Vinken, P.J.; Bruyn, G.W. (Eds.): Handbook of Clinical Neurology, Vol. 4 Amsterdam: Elsevier 1969

Stern, D.: Die Lebenserfahrung des Säuglings. Stuttgart: Klett-Cotta 1992

Tosch, P.: Patient's recollections of their posttraumatic coma. J. Neurosc. Nurs. 20 (4) (1988) 223–228

Trovarthen, C.: Tluman Brain Growth and the Role of Communication. Proceedings of the Course of Developmental Neurobiology Vol. 1 Fida Research Foundation. Stuttgart, New York: Thieme 1991, pp. 182–187

Vygotskij, L.S. (Wygotsky): Ausgewählte Schriften Bd. 1 und 2. Köln: PahlRugenstein Verlag 1985

Weingarten, R.: Die Metapher des Gehirns – zur Mythopoetik der Information. In: Fedrowitz, J.; Matejovski, D.; Kaiser, G. (Hrsg.): Neuroworlds. Gehirn – Geist – Kultur. Frankfurt am Main: Campus 1994, 326–334

Weizsäcker v., V.: Pathosophie (1956). Gesammelte Schriften Bd. 10 Frankfurt am Main: Suhrkamp 1986

Zieger, A.: Neuropädagogik – Perspektiven neurowissenschaftlichen Denkens und Handelns in Behindertenpädagogik und Rehabilitation. Oldenburger Vordrucke Heft 122/1991. Oldenburg: Zentrum für pädagogische Berufspraxis (ZpB) der Universität Oldenburg 1991

Zieger, A.: Selbstorganisation und Subjektentwicklung. Onkologische und ethische Aspekte neuropädagogischer Förderung schwerbehinderter Menschen. Behindertenpädagogik 31 (2) (1992), 118–137

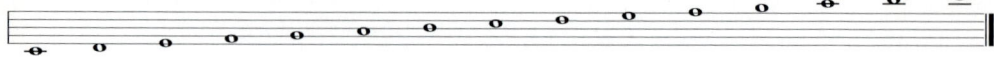

Zieger, A.: Dialogaufbau in der Frührehabilitation mit Komapatienten auf der Intensivstation. In: Neander/Meyer/Friesacher (Hrsg.): Handbuch der Intensivpflege. ecomed-Verlag, Landsberg 1993, Kap. IV-2.4, 1–24

Zieger, A.; Hildebrandt, H.; Möhlmann, O.; Wilms, J.; Fritz, K.-W.: Neuropsychophysiologische Verhaltensindikatoren bei Schädel-Hirnverletzten im Koma. II.: Phasische Koppelungen autonomer Reaktionen. Poster zur Tagung der Gesellschaft für Neuropsychologie (GNP) am 28.9.–1.10.1994 im Kreischa/ Dresden; Poster zur 6. Jahrestagung der Deutschen Gesellschaft für Neurologische Rehabilitation und der Schweizerischen Gesellschaft für Rehabilitation in Bern/Schweiz vom 20.–22.10.1994

Zieger, A.: Koma und Spanisches Syndrom – sinnvolles Leben an der Grenze zum Tod. Vortragsmanuskript zum Bremer Kongreß „Euthanasie" – Krieg – Gemeinsinn. Universität Bremen, November 1993 (Publ. in Vorb. 1995)

Ziegler, R.: „Koma" und verwandte Begriffe in der Medizin des 17. und 18. Jahrhunderts, dargestellt auf dem Hintergrund des Wortgebrauchs bei Hippokrates und Galen. Med. Diss. Universität Mainz 1981

(Dieser Beitrag wurde mit freundlicher Genehmigung des Autors und der borgmann publishing GmbH, Dortmund, dem Werk „Sinn und Sinne im Dialog", Bestellnummer B 8116, entnommen.)

3 Warum Mozart?

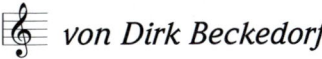 *von Dirk Beckedorf*

3.1 Hören und Horchen

Warum Mozart? – Diese Frage beantworte ich Ihnen erst ganz zum Schluß. Sie sehen auf Abb. 3-1 eine Auswahl von Ausdrucksmöglichkeiten in der Kommunikation ohne Anspruch auf Vollständigkeit.

Das Ohr ist ein Spiegel von all dem. Jeder von uns hat eine individuelle Hörkurve mit einem charakteristischen Muster. Diese ist ein Abbild unserer psychischen und physischen Merkmale. Über eine Veränderung der Hörgewohnheiten werden auch die genannten Ausdrucksformen beeinflußt.

Alfred Tomatis, französischer Hals-Nasen-Ohrenarzt, begann seine Studien und Experimente mit dem menschlichen Gehör Ende der 40er Jahre. Sein

---

Ausdrucksmöglichkeiten in der Kommunikation

♪ Stimme
♪ Sprache
♪ Körperhaltung
♪ Gestik
♪ Motorik
♪ Gesang
♪ Schrift

➔ Tomatis
♪ Gehör: Die gesamte Kommunikation drückt
    sich in der Hörfähigkeit aus

Abb. 3-1
Hören und Horchen:
Grundgedanken
und -erfahrung

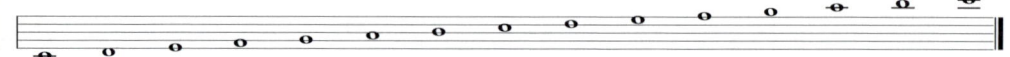

Vater war ein damals bekannter Opernsänger und über ihn kamen Opernsänger mit Stimmproblemen zu ihm. Tomatis führte Frequenzanalysen der Stimmen und des Gehörs durch und fand eine überraschende Übereinstimmung: Schlecht gehörte Frequenzen waren auch in der Stimme vermindert enthalten. In einem 2. Schritt ließ Tomatis seine Patienten in ein Mikrofon singen, verstärkte über Frequenzwandler die schlecht gehörten Frequenzen und ließ die Sänger ihre so korrigierte Stimme hören. Sofort glich sich der Frequenzverlust in der Stimme aus. Es hatte sich also gar nicht um eigentliche Stimmprobleme, sondern um Hörprobleme gehandelt. Nach Durchführung zahlreicher Versuche formulierte Tomatis diese Ergebnisse in einem 1. und 2. Gesetz:

1. Die Stimme enthält als Obertöne nur die Frequenzen, die das Ohr hört.
2. Gibt man dem Ohr die Möglichkeit, nicht mehr oder nicht gut wahrgenommene Frequenzen wieder korrekt zu hören, so treten diese augenblicklich und unbewußt wieder in der Stimme in Erscheinung.

Sobald die Sänger ohne Kopfhörer und Korrektur sangen, traten die stimmlichen Schwierigkeiten allerdings wieder auf. Dies veranlaßte Tomatis, tiefer in die Materie einzudringen. Er suchte nach Kriterien für ein „ideales Gehör". Musiker und insbesondere Sänger sind für ihn der Prototyp eines Menschen, dessen Lebenssinn sich in Kommunikation erfüllt. Deren Hörsinn müßte also demnach in hervorragender Weise arbeiten. Nach zahlreichen Versuchen konnte Tomatis definieren, worin sich die Hörkurve eines Sängers und Musikers von der eines Nichtmusikers oder Menschen mit Stimmproblemen unterscheidet.

Abb. 3-2
Hören und Horchen:
ideale Hörkurve

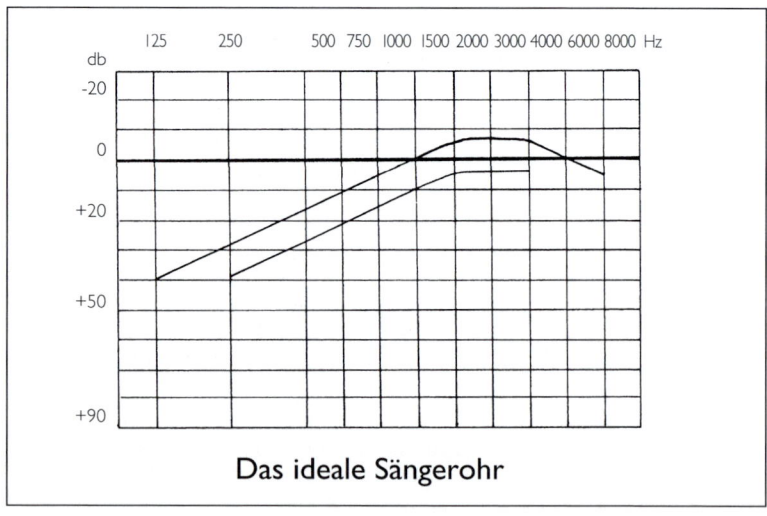

Das ideale Sängerohr

Hohe Frequenzen werden besser gehört als tiefe. Die Hörkurve zeigt einen kontinuierlich ansteigenden Verlauf von 125 bis 2000–4000 Hz, bildet dort ein Plateau, um dann leicht abzufallen. Ein weiteres wichtiges Kriterium ist, daß das Hören über die Luftleitung (weitergeleitete Vibrationen des Trommelfells, durchgezeichnete Kurve) gleich oder besser als das Hören über die Knochenleitung (gestrichelte Kurve) ist. Der Unterschied zwischen dem Gehör eines Basses und dem eines Tenors liegt lediglich in der Steilheit des Kurvenanstiegs. Die Kurve eines Bassisten ist viel flacher als die eines Tenors. Der Grundklang unserer Stimme wird durch die Wahrnehmung der tiefen Frequenzen von 125–750 Hz bestimmt. Ein Baß hört diese viel besser als ein Tenor. Genauso verhält es sich mit dem Gehör eines Kontrabassisten (flacher Kurvenanstieg) oder dem eines Violinisten oder Flötisten (steiler Kurvenanstieg). Nachdem Tomatis nun wußte, wie das Gehör eines Sängers optimalerweise auszusehen hat, konstruierte er einen Apparat zur Konditionierung des Ohres, einen Prototyp des jetzt in den Hörtherapien verwandten „elektronischen Ohres".

Die Stimme trifft über einen Mikrotoneingang auf eine Kippschaltung. Bei niedriger Stimmenlautstärke wird diese über Kanal A geleitet und über Filter verändert. Ab einem Schwellenwert gehobener Lautstärke erfolgt die Leitung

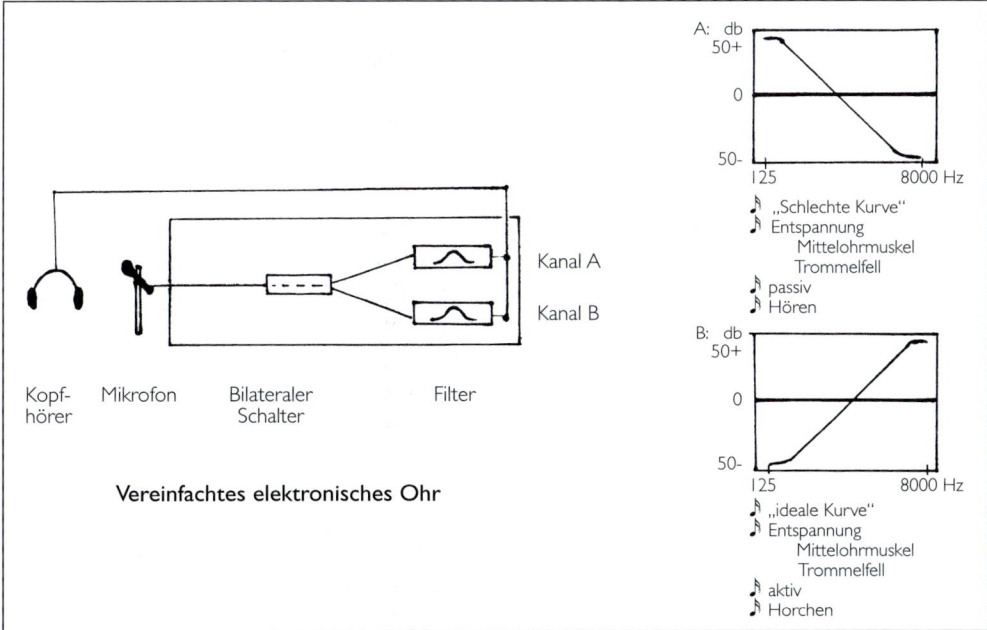

Abb. 3-3 Hören und Horchen: Elektronisches Ohr

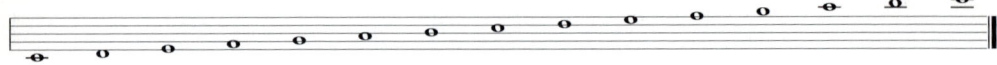

über Kanal B, wo wieder ein Filter sitzt. Im Kanal A wird über den Filter eine Verstärkung der tiefen Frequenzen und Abschwächung der hohen bewirkt, also eine dem „idealen" Gehör genau entgegengesetzte Hörkurve. Dies erfolgt wie gesagt bei leiser Stimme und entspricht einem passiven Entspannungszustand. Er kann auch als Hören bezeichnet werden.

Im Kanal B wird nun im Prinzip die entgegengesetzte „ideale Hörkurve" eingestellt. So hört man sich, wenn man mit der Stimme lauter wird also kommunizieren will. Diesen aktiven Anspannungszustand bezeichnet Tomatis als Horchen. Während der Sing- und Sprechübungen findet ein dauernder Wechsel dieser polaren Hörweisen statt, je nach Dynamik des Vortragenden manchmal mehrmals pro Sekunde. Dieser Wechsel bringt die entscheidende Veränderung: Es wird dadurch das alte, festgefügte Muster aufgehoben als Voraussetzung, daß ein neues entstehen kann. Es kommt durch diese Behandlung zu einer anhaltenden Veränderung des Gehörs. Tomatis formulierte dies in einem dritten Gesetz:

3. Die über einen bestimmten Zeitraum wiederholte akustische Stimulation führt zur endgültigen Veränderung des Gehörs und folglich der Phonation.

3.2   Pränatales Hören und psychische Entwicklung

Tomatis war im Verlauf seiner Studien bald darauf gestoßen, daß eine enge Beziehung zwischen der psychischen Verfassung seiner Klienten und der Hörkurve besteht. Er stellte die Hypothese auf, daß Grundzüge der individuell unterschiedlichen Hörkurven in den Anfängen des Hörens in pränataler Zeit gelegt werden. Drei wesentliche Fragen stellen sich:

♪ Ab wann kann man pränatal hören?
♪ Was und wie hört der Embryo/Fetus?
♪ Was passiert, wenn Kinder und Erwachsene wieder pränatale Töne hören?

3.2.1   Die Entstehung des Gehörs

Nach dem Eisprung wird die Eizelle vom Eileiter aufgefangen. Während ihrer Wanderung durch den Eileiter erfolgt normalerweise die Befruchtung, was wir als den 1. Tag im menschlichen Leben bezeichnen. Während der weiteren Wanderung durch den Eileiter ereignen sich die ersten Zellteilungen und der

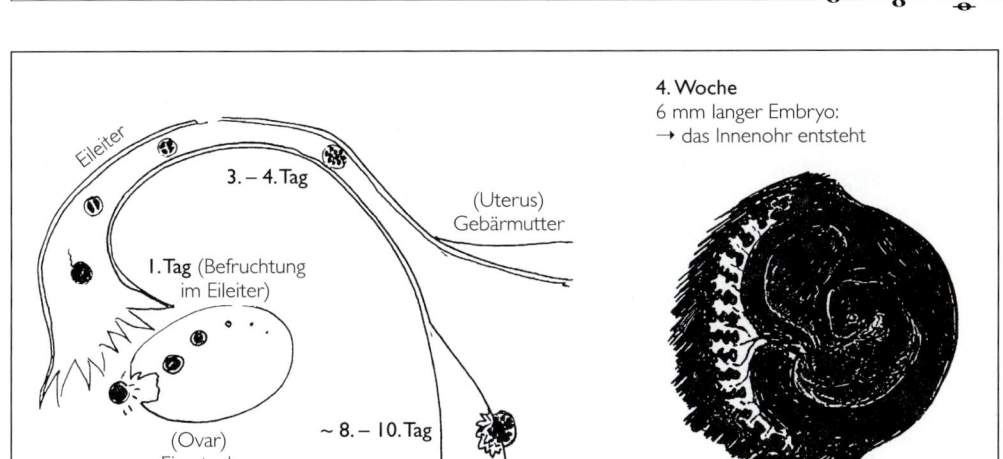

4. Woche
6 mm langer Embryo:
→ das Innenohr entsteht

Eileiter

3. – 4. Tag

(Uterus)
Gebärmutter

1. Tag (Befruchtung
im Eileiter)

(Ovar)
Eierstock

~ 8. – 10. Tag

➡ Im 5. Monat Myelinisierung des Hörnervs,
Gehör als erster Sinn voll funktionsfähig

Abb. 3-4 Pränatales Hören ... : Die Entstehung des Gehörs

noch undifferenzierte Zellhaufen nistet sich am 8.–10. Tag in der Gebärmutterschleimhaut ein. Am 21. Tag differenzieren sich die ersten Nervenzellen und in der Gegend des späteren Ohres wird eine Einstülpung sichtbar, die Ohrplakode.

Es findet eine rasende Zellteilung und Differenzierung statt. In der 4. Woche ist der Embryo 6 mm lang und das Innenohr wird angelegt, zunächst sein vestibulärer Teil. In der 7.–8. Woche ist die Differenzierung der Hauptteile des Innenohres abgeschlossen. (Der Embryo ist wenige Zentimeter groß)

Mit 4 ½ Monaten wird der Hörnerv als erster von allen Nerven mit einer Myelinscheide versehen und ist damit elektrisch leitfähig. Gleichzeitig wird die Hörrinde des Gehirns myelinisiert. Das Gehirn ist damit als erstes Sinnessystem voll funktionsfähig. Das Innenohr hat jetzt seine endgültige Größe wie bei uns Erwachsenen erreicht!

Ab 4 ½ Monaten kann man also hören, dieses entspricht der allgemein anerkannten wissenschaftlichen Auffassung. Tomatis hingegen ist aufgrund seiner Versuche der Überzeugung, daß auditive Signale bereits im ersten Monat in Form eines „zellulären Gedächtnisses" wahrgenommen und gespeichert werden. Zum weiteren Verständnis sind einige Grundkenntnisse über Anatomie und Physiologie des Gehörs wichtig, die anschließend folgen.

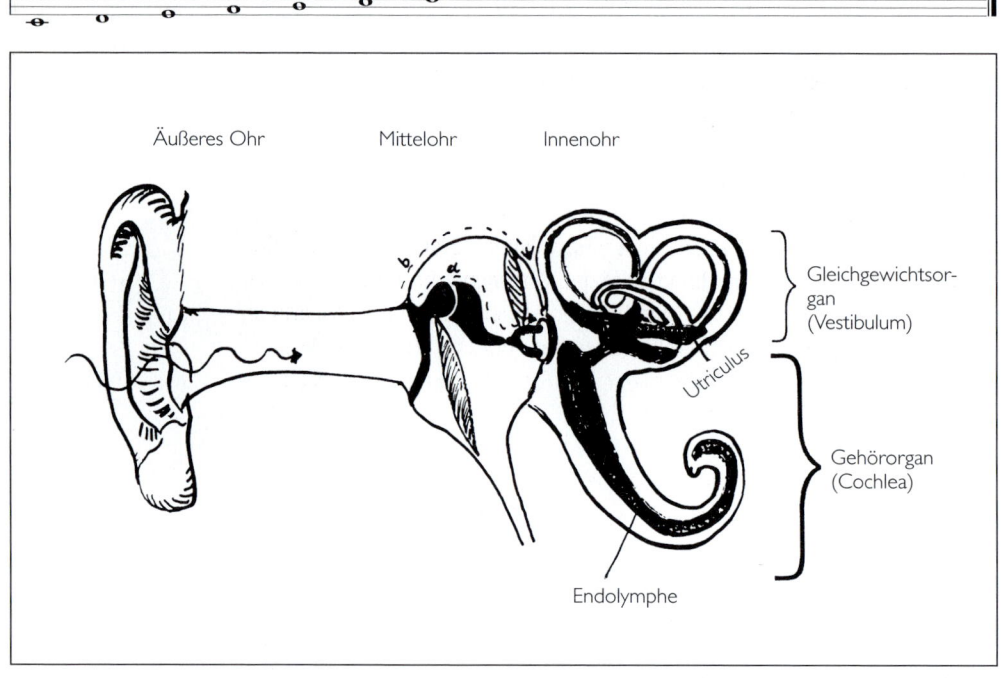

Abb. 3-5　Pränatales Hören … : Die Anatomie des Hörens

a) Sie sehen hier eine schematische Darstellung des Ohres mit seinen drei
Hauptteilen – äußeres Ohr, Mittelohr, Innenohr. Den Übergang zwischen
äußerem Ohr und Mittelohr bildet eine Membran, das Trommelfell. Mit dem
Trommelfell verbunden ist ein Knochen, der Hammer, dem Amboß und Steigbügel folgen. Der Steigbügel drückt an eine zweite Membran, das ovale Fenster,
mit dem das Innenohr beginnt. Äußeres Ohr und Mittelohr sind luftgefüllt,
während sich im Innenohr eine Flüssigkeit, Lymphe, befindet. Am Hammer-
und Steigbügelknochen sitzt jeweils ein kleiner Muskel, der durch seinen Tonus
die Spannung von Trommelfell und Innenohrmembran reguliert. Über eine
Verbindung zum Nasen-Rachenraum, der Eustach'schen Röhre, ist ein Druck-
ausgleich im Mittelohr möglich. Durch die Wechselschaltung Kanal A/B im
Elektronischen Ohr wird eine „Mikromassage" auf beide Muskeln ausgeübt.
Das Innenohr besteht aus 2 Hauptteilen, dem Gleichgewichtsorgan (Vestibulum) und der Hörschnecke (Cochlea). Das Vestibulum hat die Form dreier
senkrecht aufeinander stehender Bogengänge. Es bildet die Grundlage und
Entsprechung unserer dreidimensionalen Raumwahrnehmung. In Erweite-
rungen der Bogengänge, den Ampullen, und dem gemeinsamen Vorhof, dem
Utrikulus, sitzen eingebettet in eine gallertartige Masse die Sinneszellen, die
Haarzellen. In der Cochlea sitzt auf der Basilarmembran eine Vielzahl weite-

rer Haarzellen. Vestibulum und Cochlea werden von der gleichen Flüssigkeit, der Endo- und Perilymphe, erfüllt.

b) Die Schalleitung

Der Ton ist eine Schwingung der Luft, dringt durch den äußeren Gehörgang und versetzt das Trommelfell in Schwingung. Diese Vibrationen werden über die Gehörknöchelchen und direkt über den Knochen zum Innenohr weitergeleitet und versetzen über die Membran am ovalen Fenster die Basilarmembran in Schwingung. Je nach Wellenlänge des Tones erreicht diese Wanderwelle an einer bestimmten Stelle in der Cochlea ihr Maximum und an dieser Stelle werden die Haarzellen erregt.

c) Schallwahrnehmung und energetische Stimulation des Gehirns

Wichtig ist, daß die tiefen Frequenzen von 125–1000 Hz überwiegend im Vestibulum wahrgenommen werden. Mit dem Vestibulum sind alle (quergestreiften) Muskeln im Körper verbunden. Dies ist erforderlich, um auch bei einfachen Bewegungen das Gleichgewicht halten zu können. Die Haarzellen im Vestibulum werden nun nicht nur durch Körperbewegungen sondern auch durch die rhythmische Einwirkung tiefer Frequenzen erregt. Alle tiefen Töne wecken also die Erinnerung an Bewegungen. V. a. über tiefe Frequenzen ist daher eine Stimulation des motorischen Systems durch das Gehör gegeben.

In Abb.3-6 ist eine Haarzelle dargestellt. Am oberen Pol befinden sich die Zilien oder auch Haare, die der Zelle ihren Namen gaben. Wie oben erläutert,

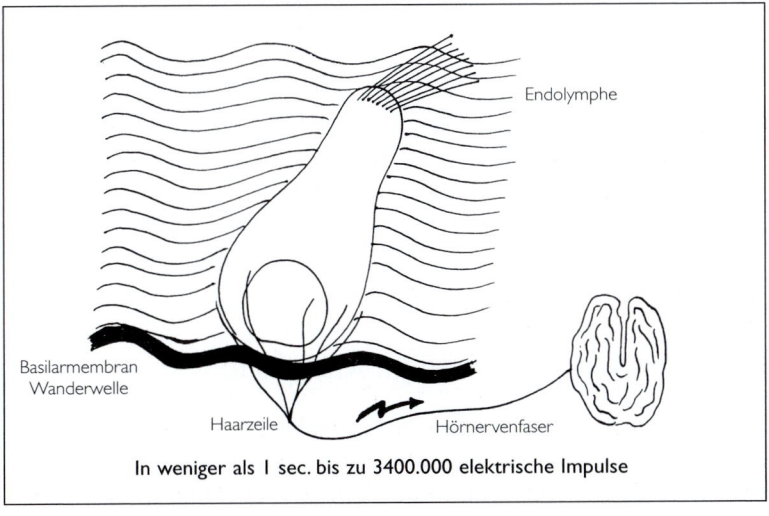

Abb. 3-6
Haarzelle

Endolymphe

Basilarmembran
Wanderwelle

Haarzeile

Hörnervenfaser

In weniger als 1 sec. bis zu 3400.000 elektrische Impulse

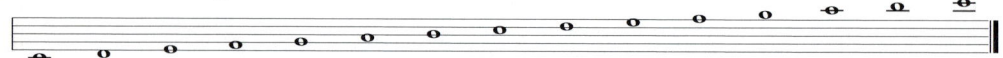

versetzen die Töne die Basilarmembran in Schwingung. An der Stelle der maximalen Auslenkung werden die Zilien abgeknickt und dies verursacht einen elektrischen Impuls, der zum Gehirn weitergeleitet wird. Dies geschieht in einer rasenden Geschwindigkeit. 30000 Haarzellen geben in weniger als 1 sec bis zu 340000 elektrische Impulse zum Gehirn. Damit ist das Gehirn an der Reizaufladung, der energetischen Stimulation des Gehirns in zentraler Weise beteiligt.

Sie sehen eine Darstellung der Verteilung der Haarzellen auf der Cochlea (Abb. 3-7). Dabei sitzen für die tiefen Frequenzen bis 1000 Hz nur ca. 200 Zellen in der Spitze der Cochlea, die übrigen für diese Frequenzen zuständigen Zellen im Vestibulum. Je hoher die Töne, desto dichter und zahlreicher werden die Haarzellen. Dies bedeutet, daß durch hohe Töne viel mehr Zellen erregt werden und eine wesentlich stärkere Stimulation des Gehirns stattfindet. Dies korreliert mit experimentellen Befunden von Tomatis, in denen er fand, daß hohe Töne eine energetisierende Wirkung auf Menschen ausüben.

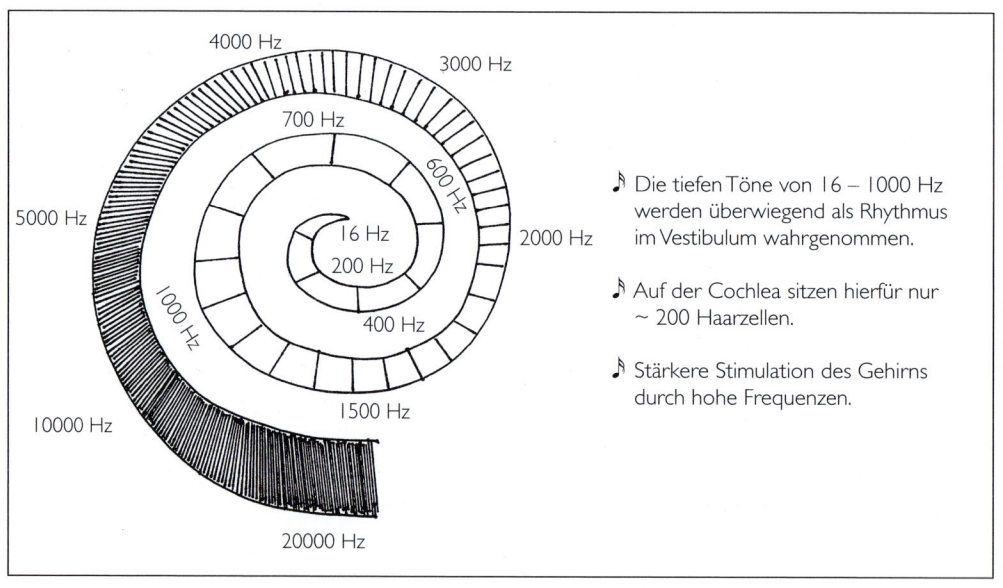

Abb. 3-7 Verteilung der Haarzellen auf der Cochlea

3.2.2 Was hört ein Kind im Mutterleib?

Tomatis hat sich diese Frage gestellt. In einer experimentellen Anordnung simulierte er das pränatale, aquarine Milieu in einem Behälter, installierte Sender und Empfänger und zeichnete die Ergebnisse auf. Er fand, daß das aqua-

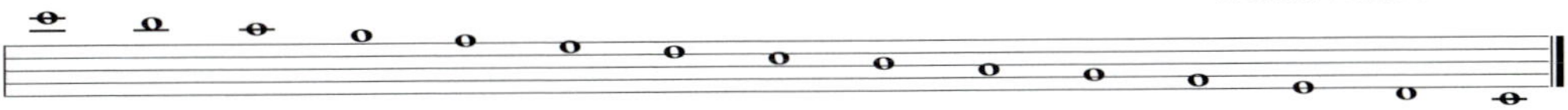

Abb. 3-8
Pränatales Hören ... :
Gefilterte Töne

Auswirkungen gefilterter Töne:

♪   16–100 Hz   ➡ einschläfernd auf Psyche, stimulierend auf Motorik

♪   1000–3000 Hz   ➡ stimulierend auf die Sprache

♪   3000–8000 Hz   ➡ belebend, vitalisierend

♪   oberhalb von 8000 Hz: Einnehmen von Embryonalstellungen,
                     regressive Tendenzen, Anhänglichkeit,
                     Träume, Bilder mit uterinen Symbolen,
                     starke psychische Auswirkungen

rine Milieu wie ein Hochpaßfilter wirkt. Davon ausgehend, unternahm Tomatis in den folgenden 15 Jahren zahllose Versuche mit der Wirkung gefilterter Musik und gefilterter menschlicher Stimme auf Menschen. Die prinzipiellen Ergebnisse sind in Abb. 3-8 aufgeführt.

Besonders aufregende Auswirkungen zeigten sich bei Filtrierung über 8000 Hz: Es kommt in der Zeit des Hörens zu regressiven Tendenzen. Erwachsene nehmen mitunter Embryonalstellung ein. Kinder werden anhänglich, besonders an die Mutter, benutzen Spielzeug aus früheren Jahren, wollen sich wieder füttern lassen etc. Viele Kinder und auch Erwachsene, die vorher nie oder nur selten gemalt haben, fangen während des Hörens an zu malen. In den Bildern zeigen sich vermehrt uterine Symbole. Häufig werden wäßrige Farben verwandt, es tauchen Unterwassermotive auf, Höhlen etc. Eine vergleichbare Reaktion findet sich in den Träumen. Es kommt zu starken psychischen Veränderungen und Fortschritten in der Sprachentwicklung. Bei der Therapie von Adoptivkindern tauchten Sprachbrocken auf, die sie nur in der vorgeburtlichen Zeit wahrgenommen haben konnten. Eine spanisch sprechende Venezuelanerin kam mit einem 12jährigen Adoptivsohn zu Tomatis. Der Junge sprach kaum. Unter den gefilterten Tönen fing er an zu plappern, äußerte aber portugiesische Sprachbrocken, mit denen er bisher nie in Berührung gekommen war. Tomatis hatte nur eine Erklärung: Die unbekannte leibliche Mutter mußte Brasilianerin sein (dort wird portugiesisch gesprochen).

3.2.3   Was hört der Fötus?

Während der Embryonalentwicklung entstehen zuerst im 2. Monat die Haarzellen, die die höchsten Frequenzen aufnehmen und später am dichtesten sitzen. Tomatis stellt die Hypothese auf, daß diese ersten Haarzellen die Schwingungen der sie umgebenden Flüssigkeit (Brownsche Molekularbewegung) wahrnehmen und sie in einem „zellulären Gedächtnis" speichern. Diese individuelle Schwingung als eine der ersten Wahrnehmungen überhaupt

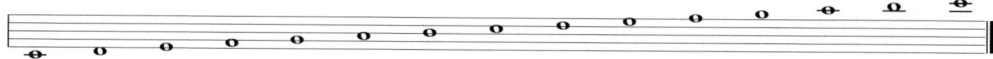

nennt Tomatis den „Klang des Lebens". Alle späteren Klänge und Geräusche sind Modulationen dieses Klanges. In diesem Zusammenhang ist interessant, daß inzwischen nachgewiesen wurde, daß das Innenohr selbst Töne produziert.

Welche Klangwelt besteht nun, nachdem Mittelohr und äußeres Ohr fertiggestellt sind und die Myelinisierung von Hörnerv und Hörrinde abgeschlossen ist? Die Bauchdecke ist ein starker Schalldämpfer: Erst Geräusche von mehr als 100 dB (lautes Geschrei) werden direkt übertragen. Es ist also anders, als man als werdender Vater denkt, wenn man, das Ohr auf der Bauchdecke, mit dem Kind spricht. Dessen Stimme erreicht das Kind nicht direkt durch die Bauchdecke. Äußeres Ohr und Mittelohr sind voller Fruchtwasser. Dadurch werden die Trommelfellschwingungen erheblich vermindert und der Fetus hört die Geräusche vor allem über die Knochenleitung, die Skelettvibrationen.

Die Resonanzeigenschaften des Skelettsystems wirken aber wie ein Frequenzmodulator. Tiefe Frequenzen v.a. unterhalb von 1500 Hz werden kaum weitergeleitet und hohe Frequenzen verstärkt. Die Körpergeräusche wie Herzschlag, Darmbewegungen (Blähungen), Blutstrom in der Aorta und den kleineren Gefäßen, Atemfluß, Gallenblasenkontraktionen, die mit einem „Grundrauschen" von ca. 60 dB eigentlich sehr laut sind und einen eher maschinenähnlichen Charakter haben, sind überwiegend tieffrequent. Durch die Filterwirkung des Knochens werden sie zu einem großen Teil ausgeblendet.

Übrig bleibt die Stimme der Mutter, die über die Wirbelsäule in den Bauchraum und das Becken weitergeleitet wird und durch die halbkugelige Form des weiblichen Beckens in den hohen Frequenzen noch 2,5-fach verstärkt wird. Tomatis hat hierzu bemerkt: „Das Becken einer Frau funktioniert wir ein Kontrabaß". Hinzu kommen die Außengeräusche (andere Stimmen, der Vater, Musik etc.), die jedoch den Weg über das Trommelfell der Mutter und ihre Knochenvibrationen nehmen müssen. Insgesamt hat die mütterliche Stimme also eine herausragende Stellung in der vorgeburtlichen Klangwelt.

3.2.4   Die Bedeutung der Mutterstimme

Der in dem Klang und Rhythmus der Mutterstimme vermittelte emotionale Gehalt teilt sich dem Kind mit. Das Kind reagiert und ein erstes Kommunikations- und Verhaltensmuster entsteht, auf dem alle späteren aufbauen. Der Fetus merkt, daß er nicht allein ist und der Wunsch, mit anderen und sich selbst in Kommunikation zu treten, kann entstehen. Die Stimulation durch die Mutterstimme stellt zudem einen Reiz zur Differenzierung und Myelinisierung des ZNS dar. Sie fördert die Entwicklung der Körpermotorik und Lautbildung. Bei Frauen, deren soziales Umfeld ihnen nicht ermöglicht, zu entspannen, bei denen eine depressive Stimmungslage vorherrscht, wiederholte Abtreibungsgedanken auftauchen und diskutiert werden, starke partnerschaftliche Spannungen bestehen: Das Kind kann reagieren mit einem unbewußten nicht hören wollen, nicht kommunizieren wollen, sich verschließen.

Wie kann ich mich auditiv verschließen? In der späteren, postnatalen Zeit unter anderem durch den Tonus der beiden Mittelohrmuskeln. Durch ihn wird bestimmt, in welchem Verhältnis ich hohe, mittlere und tiefe Frequenzen höre und wie das Verhältnis von Luft- und Knochenleitung zueinander ist. Je geringer ich beide Muskeln anspanne, desto schlechter höre ich über die Luftleitung und desto mehr verschließe ich mich gegen die Außenwelt. Der Spannungszustand der beiden Muskeln folgt unserem unbewußten Kommunikationsmuster, das seine Wurzeln in der pränatalen Zeit hat.

Bereits im Mutterleib kann der Fetus sich verschließen, indem er den Kontakt zum Knochen der Mutter vermeidet. In den letzten Monaten der Schwangerschaft ist die Kommunikation zwischen Mutter und Kind durch die Verankerung des kindlichen Schädels im Becken besonders intensiv möglich. Bei z. B. einer Steißlage fehlt dieser Kontakt. Die Resonanz- und Leitungseigenschaften des Skelettsystems sind je besser, je aufrechter die Körperhaltung ist und je stärker Gelenke und Bänder tonisiert sind. Zum Beispiel bei bettlägerigen Frauen (vorzeitige Wehentätigkeit etc.) oder depressiver Körperhaltung kann auch eine zu geringe Stimulation des ZNS resultieren. Hier kann eine wesentliche Mitursache liegen für allgemeine, sprachliche und motorische Retardierungen, Verhaltensstörungen und Wahrnehmungsstörungen.

3.3 Gehör und Lateralität

Auf Abb. 3-9 sehen Sie den Verlauf der Hörbahn vom linken Ohr bis zur Hörrinde.

Es wird deutlich, daß es sowohl gleichseitige wie auf die Gegenseite kreuzende Verläufe der Nervenbahnen gibt. Von 5 Nervenfasern aus dem Innenohr bleiben 2 auf der gleichen und kreuzen 3 auf die andere Seite. Die Zuordnung von Tönen verschiedener Frequenzen auf rechte und linke Seite muß erlernt werden. In einigen Hörtests findet man v.a. bei der Knochenleitung eine fehlerhafte räumliche Zuordnung. Z. B. wird bei einem auf den linken Mastoidknochen gespielten Ton dieser rechts oder in der Mitte gehört oder es ist gar keine Lokalisation möglich. Nach Tomatis ist dies auch eine Form von auditiver Wahrnehmungsstörung. Insbesondere Verwechslungen in den tiefen Frequenzen gehen einher mit Verunsicherungen in dem Erfassen von Raum-Zeitstrukturen. Eine Beeinträchtigung der Körpermotorik oder des Kör-

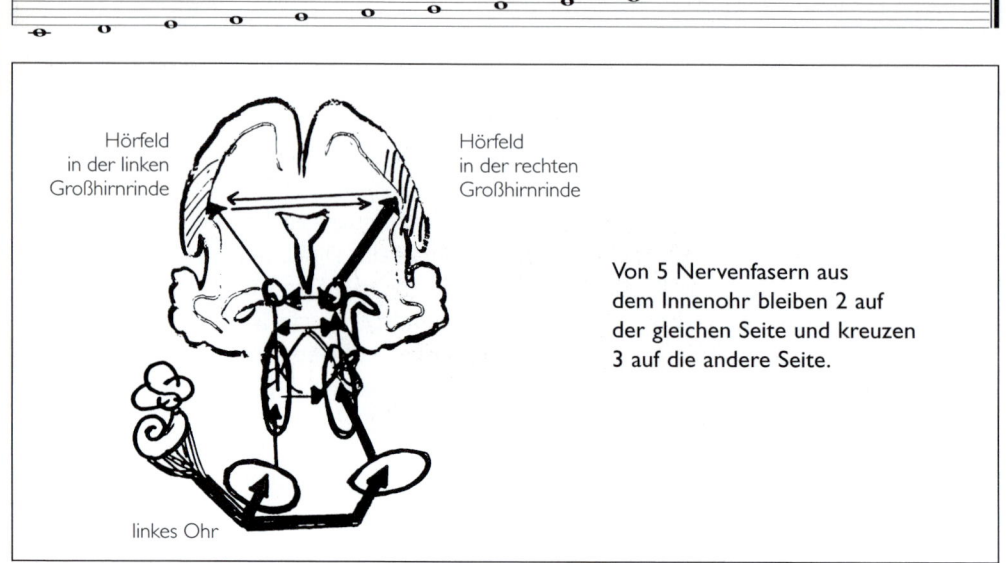

Abb. 3-9 Gehör und Lateralität ... : Verlauf der Hörbahn

perschemas oder der Erfassung mathematischer Zusammenhänge kann die Folge sein.

Ab dem 3.–5. Lebensjahr entwickelt sich eine auditive Lateralität, vergleichbar den Augen, bei denen eines führend wird, ein Auge zum „Zielauge" wird und den Extremitäten, wo auch eine Hand oder ein Fuß mehr oder weniger konstant in den verschiedenen Anforderungen dominant benutzt wird. Fast alle von Tomatis untersuchten professionellen Sänger und die Mehrzahl der Musiker sind auditiv rechtsdominant. Für sprachliche Prozesse ist die führende Funktion des rechten Ohres in jedem Fall eine Erleichterung.

Da das Sprachzentrum europäischer Menschen bei Rechtshändern immer und bei Linkshändern überwiegend in der linken Gehirnhälfte lokalisiert wird, erreichen Informationen des rechten Ohres über die kreuzende Hörbahn direkt und viel schneller das Sprachzentrum als über das linke Ohr. Der Weg über linkes Ohr, rechte Hörrinde und Balken verzögert die bewußte Wahrnehmung des Tons so lange, als wäre man von der Schallquelle bis zu 120 m weiter entfernt. Dies äußert sich bei „Linksohrigen" häufig in einem langsameren und stockenderen Sprachfluß und einer Schwierigkeit, den Gefühlen einen sprachlichen Ausdruck verleihen zu können. Für verschiedene Funktionen, z. B. Lesen, ist die Koordination von Auge und Ohr erforderlich. Zum Beispiel bei auditiver Links-Dominanz und visueller Rechts-Dominanz kann der resultierende zeitliche Unterschied in der Wahrnehmung zu Problemen führen. Bei der Tomatis-Therapie führen wir in den meisten Fällen eine stärkere Beschallung des rechten Ohres durch. Neben dem Erlernen einer führen-

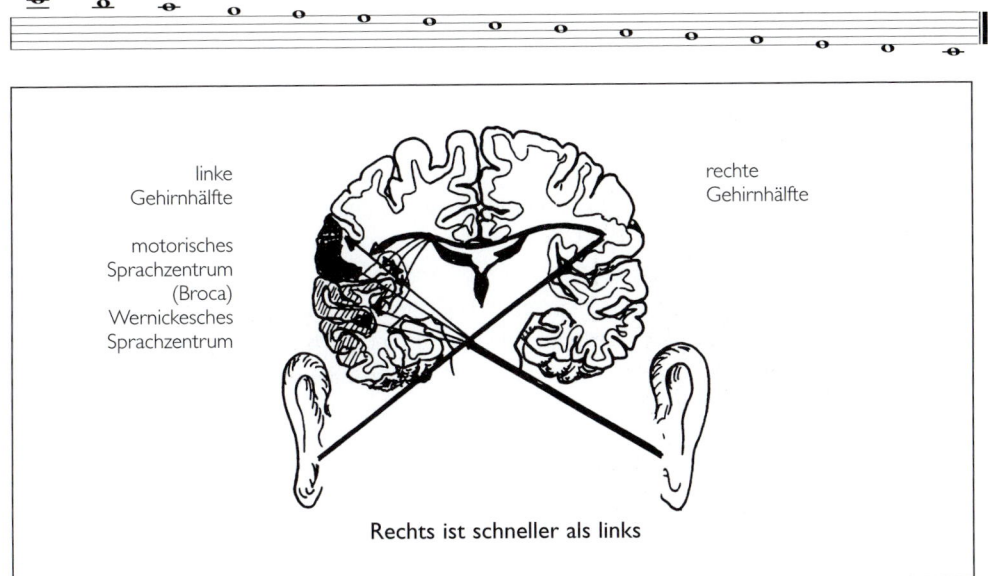

Abb. 3-10 Gehör und Laterität: Auditive Dominanz

den Funktion des rechten Ohres können einige nachfolgend auch eine visuelle und körperliche Rechts-Dominanz entwickeln.

3.4   Die Tomatis-Therapie oder: Warum Mozart?

Zu Beginn jeder Therapie wird mittels Anamnese und Hörtest eine Diagnose gestellt. Die Kinder und Erwachsenen hören dann in einer Grunddynamisierung 2 ½ Wochen täglich 2 Stunden Musik. Es wird ausschließlich Musik von W. A. Mozart und Gregorianischer Gesang verwandt. Die Musik wird über Kopfhörer mit einem zusätzlichen Vibrator für die Knochenleitung gehört. Je nach Problem und Hörkurve ist zu Beginn manchmal erst ein Ausgleich des Vegetativums und eine Harmonisierung erforderlich. Dies wird durch das Spielen von nichtgefiltertem Mozart und Gregorianik immer über die Kippschaltung des Elektronischen Ohres erreicht. Wir führen eine „Mikromassage" der Mittelohrmuskeln durch, um deren festgefügtes, unbewußtes Anspannungsmuster zu lösen. Dann erfolgt die Rückführung in das vorgeburtliche Klangmilieu. Die Musik von Mozart wird Stufe für Stufe gefiltert, bis nur noch die Frequenzen oberhalb von 8000 Hz enthalten sind. Wenn die leibliche Mutter noch lebt, wird meistens auch eine Tonbandaufnahme der Mutterstimme eingesetzt. Sie liest dazu 30 Minuten aus dem „Kleinen Prinzen" von St. Exu-

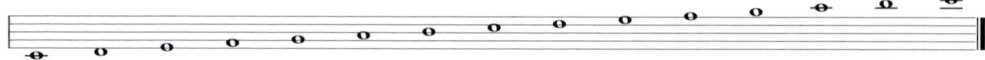

pery. Man hört die Stimme durch die Filtrierung so, wie man sie im Mutterleib gehört hat. Sie ist inhaltlich nicht zu verstehen und doch unverwechselbar wie ein Fingerabdruck. Es kommt zum Wiedererleben verdrängter Emotionen aus vorgeburtlicher und frühkindlicher Zeit.

Viele malen und über die Bilder bekommen wir einen tiefen Einblick in die ablaufenden seelischen Prozesse. Andere finden z. B. Ausdrucksformen wie das Schreiben von Gedichten. In begleitenden Gesprächen, die den Charakter eines Rahmens haben, in dem die Hörtherapie wirken kann, werden die Bilder gemeinsam betrachtet und manchmal auch besprochen. Ihre Wirkung haben sie schon dadurch, daß Verdrängtem eine Gestalt verliehen werden konnte.

Häufig werden starke Spannungen im Erleben und in den Bildern deutlich. Es handelt sich dabei dann aber in aller Regel um ein Durchgangsstadium. Die Bedeutung der Mutterstimme und gefilterten Musik kann aber auch in einem psychischen Nachreifen, einem „Nachbrüten" bestehen. Manche machen gerade entgegengesetzt ihren Erwartungen positive Erfahrungen bis hin zu Glückszuständen. Bei Kindern mit hirnorganischen Schädigungen beobachtete Tomatis auch einen stimulierenden Effekt auf die Myelinisierung des ZNS, also ein physisches „Nachreifen".

Immer wird ein Hörtag abgeschlossen durch ein Band nichtgefilterter Musik oder Gregorianik. Diese bilden ein Gegengewicht zu den in einigen Fällen zunächst aufwühlenden gefilterten Tönen. Die seelischen Veränderungen und Prozesse zeigen sich durch Veränderungen in den immer wieder durchgeführten Hörtestkontrollen und diese sind ein weiteres wichtiges Mittel, die ablaufenden Prozesse zu verstehen und mit den Hörenden zu besprechen.

Wenn sich im Verhalten der Kinder und Erwachsenen eine anhaltende Öffnung zeigt, ein Wille, zu kommunizieren sichtbar wird und sich positive Veränderungen in den Hörtests stabilisieren, kann eine „akustische Geburt" durchgeführt werden. Stunden bis Tage nach der physiologischen Geburt verbleibt zunächst noch Fruchtwasser im Mittelohr und damit ein Rest des uterinen Klangmilieus. Wenn sich das Fruchtwasser über die Eustach'sche Röhre entleert, kommt es zu einem plötzlichen „akustischen Loch". Der Säugling nimmt vorübergehend kaum akustische Reize wahr, verbunden mit einem Abfall des Körpertonus. Er muß lernen, seine Mittelohrmuskeln und das Trommelfell anzuspannen und sich allmählich eine neue akustische Welt zu erschließen. Die akustische Geburt kann Gefühle der perinatalen Zeit evozieren.

Einen weiteren wichtigen Therapiebestandteil bilden die aktiven Übungen, die je nach Indikation zu unterschiedlichen Zeiten in die Therapie eingebaut werden. Man liest, singt oder spricht in ein Mikrofon und hört sich wieder im Wechsel zwischen einer schlechten Hörweise und einem idealen Horchen. Es geht dabei um die verbesserte Wahrnehmung der eigenen Stimme. Die hohen Frequenzanteile unserer Stimme verteilen sich aufgrund physikalischer Eigenschaften nicht so diffus im Raum wie die mittleren und tiefen und erreichen unser Ohr daher relativ vermindert. Wir hören uns selbst dann tiefer, als wir eigentlich sprechen, was wiederum unseren Stimmklang beeinflußt. Man verbessert die Wahrnehmung der eigenen Stimme und damit die Selbstwahrnehmung durch die Horchhaltung.

Durch eine aufrechte Halswirbelsäule bekommt der Kehlkopf Kontakt zum Knochen. Seine Vibrationen übertragen sich Über die Knochenleitung direkt zum Innenohr. Über die Knochenleitung höre ich dann die hohen Frequenzen in meiner Stimme wieder verstärkt. Durch eine vertikale Haltung der Lendenwirbelsäule wird die Beweglichkeit des Zwerchfells erhöht. Dies ist eine Voraussetzung, daß beim Singen der Ton nicht gepreßt wird sondern frei fließen kann. Die vertikale Haltung ermöglicht einen strafferen Tonus der Wirbelsäulenbänder, wodurch die Resonanzeigenschaften unseres Skelettsystems erhöht werden.

Beim Sprechen versetzen wir nicht nur unseren eigenen Körper, sondern auch den unseres Gegenübers in Schwingung und werden durch die Horchhaltung gleichzeitig für seine Vibrationen empfänglicher. Bei einem leicht geneigten Kopf kommt der horizontale Bogengang des Vestibulums in eine waagerechte Position. Er ist dadurch weniger leicht erregbar und dies vermittelt den körperlichen Eindruck von Ruhe, Stille als Voraussetzung, zu horchen. Die Lotusstellung von Buddha ist ein Beispiel einer idealen Horchhaltung. Es bleibt noch eine Frage: Warum Mozart?

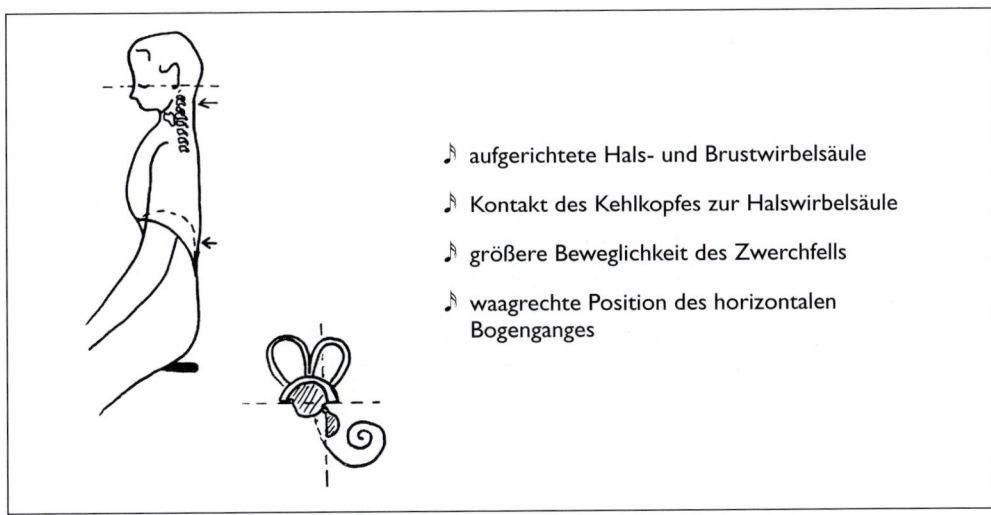

♪ aufgerichtete Hals- und Brustwirbelsäule

♪ Kontakt des Kehlkopfes zur Halswirbelsäule

♪ größere Beweglichkeit des Zwerchfells

♪ waagrechte Position des horizontalen Bogenganges

Abb. 3-11 Die Tomatis-Therapie: Die Horchhaltung

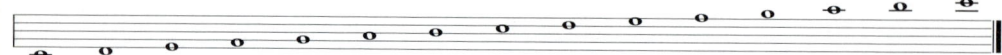

Jede Musik hat einen inneren Rhythmus, der sich unterscheidet von dem Takt. Gemeint ist die Betonung, die Intensität, die durch das periodische An- und Abschwellen der Musik und die Verdichtung der Frequenzen entsteht. Bei vielen Komponisten gibt es einen jeweils typischen inneren Rhythmus. Bei Mozart beträgt dieser innere Rhythmus 0,5 sec. Dies entspricht einem Herzschlag von 120 pro Minute und ähnelt dem eines Säuglings. Er kommt dem Herzschlag des Fetus vor der Geburt nahe. Dieser innere Rhythmus von Mozart erinnert uns an diese frühe Zeit und eignet sich daher besonders gut zum Hervorrufen pränataler und frühkindlicher Erinnerungen (Abb. 3-12).

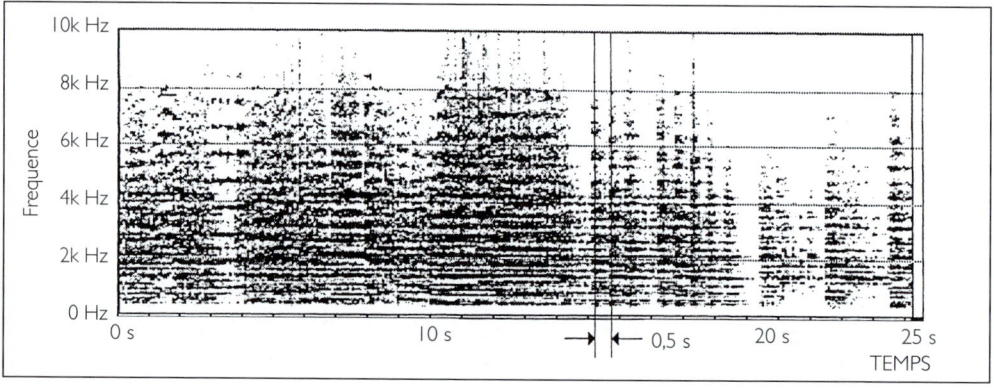

Abb. 3-12 W. A. Mozart: „Exsultate, jubilate" KV 165

Bei Wagner sehen wir viele Töne („viel Lärm") und wenig stabilen inneren Rhythmus (Abb. 3-13). Beethoven ist langsamer, 0,8 sec und die Musik ist viel gewaltiger (Abb. 3-14).

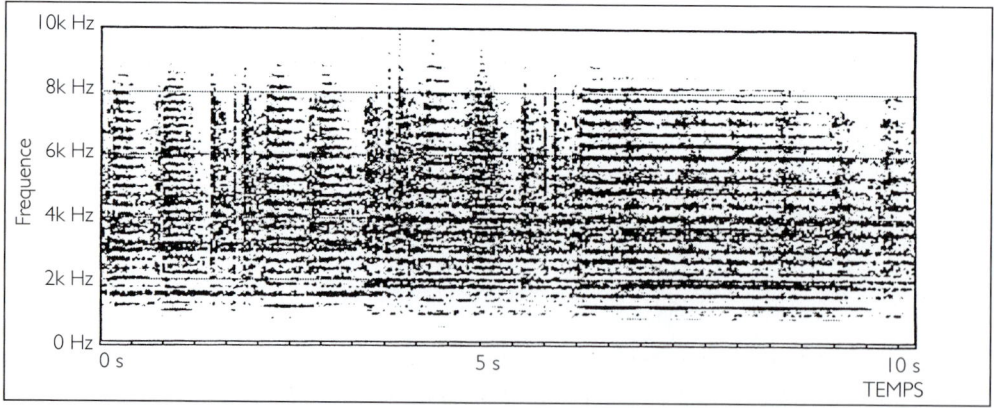

Abb. 3-13 Wagner: „La chevauchée des walkyries"

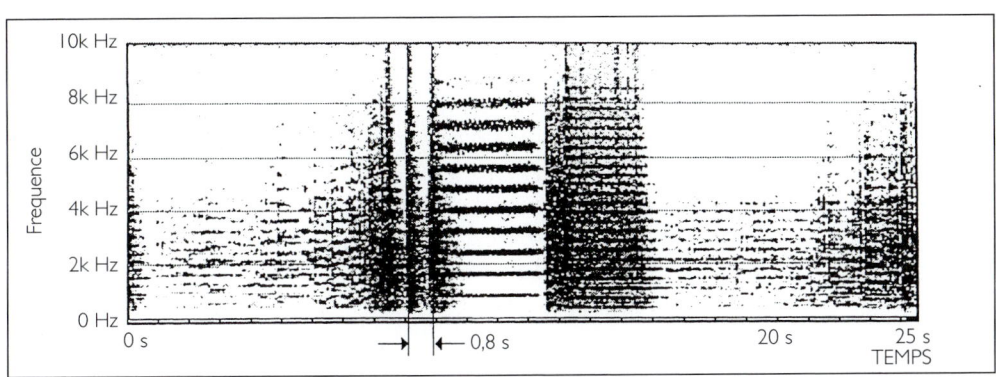

Abb. 3-14 L.v. Beethoven: Début „Symphonie No. 5"

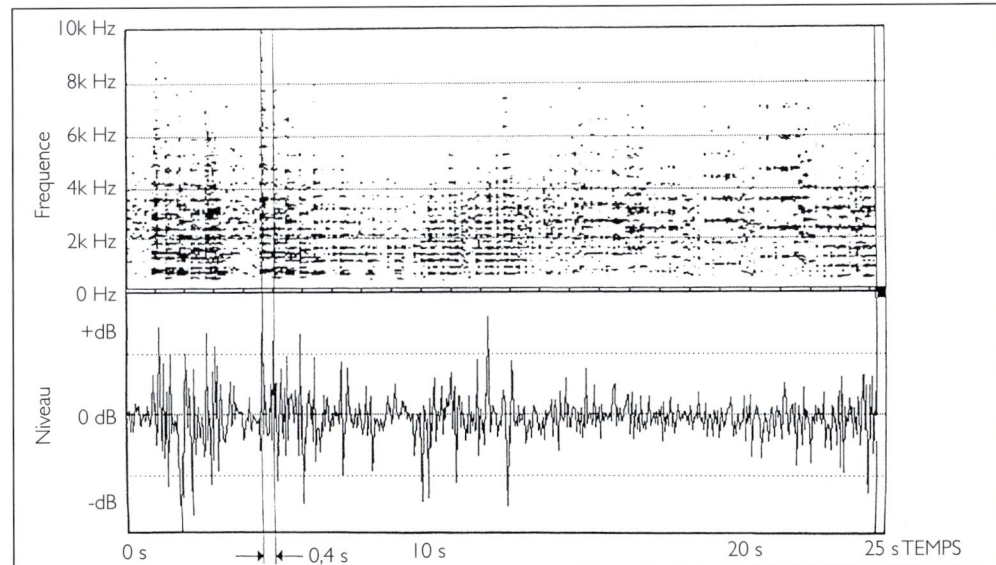

Abb. 3-15 J. Haydn: „Symphonie No. 30 en UT Majeur „Alleluia – allegro"

Haydn kommt Mozart an nächsten (Abb. 3-15).

Haydn sagte, er sei immer auf der Suche nach seiner inneren Melodie gewesen. Als er im Alter den jungen Mozart hörte, sagte er: „Jetzt habe ich sie gefunden."

(Dieser Beitrag wurde mit freundlicher Genehmigung des Autors und der borgmann publishing GmbH, Dortmund, dem Werk „Sinn und Sinne im Dialog", Bestellnummer B 8116, entnommen.)

4 Musiktherapie mit Kindern

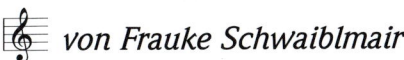 *von Frauke Schwaiblmair[1]*

4.1 Einführung in die Musiktherapie

Den zahlreichen beschriebenen musiktherapeutischen Methoden mit Kindern ist gemeinsam, daß ausgehend von einer umfassenden Diagnostik musikalische Elemente mit spezifischer therapeutischer Absicht auf der Grundlage beschriebener musiktherapeutischer Methoden kontrolliert eingesetzt werden. Die Kindermusiktherapie (vgl. Brückner et al.1982; Wiedemann 1988, 1989) wurde geprägt von Persönlichkeiten, deren Arbeitsschwerpunkte eher im heil- und sonderpädagogischen Bereich oder im klinischen Bereich lagen. Aus diesem Grund wird innerhalb der musiktherapeutischen Methoden (u. a. Anthroposophische Musiktherapie, Orff-Musiktherapie, Nordoff-Robbins-Musiktherapie, tiefenpsychologische Musiktherapie, Klinische/Integrative Musiktherapie, analytische Musiktherapie) häufig immer noch zwischen einer heilpädagogisch bzw. entwicklungsorientierten (vgl. Goll 1993) und einer tiefenpsychologischen Musiktherapie (Musikpsychotherapie) unterschieden.

Musiktherapiemethoden, die sich aus der (Heil-)Pädagogik entwickelt haben, nutzen musikalische Mittel, um umschriebene Defizite zu behandeln. Obwohl die bekannten Musiktherapieschulen wie Orff- (Orff 1985), Nordoff-Robbins-Musiktherapie (Nordoff/Robbins 1986; Aldrige et al. 1994) oder anthroposophische Musiktherapie (Beilharz 1989; Knierim 1988) in heilpädagogischen Bereichen, d. h. in der Arbeit mit Kindern mit und ohne geistige

---

1 Meinem Lehrer Prof. Alfred Schmölz in Gedenken gewidmet.

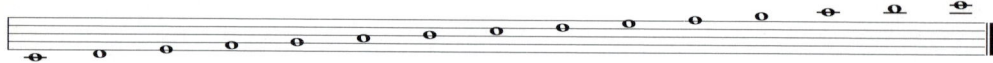

Behinderung ihren Anfang nahmen, ist festzustellen, daß sich ihre Aufgaben und Indikationsbereiche erweitert haben.

Die tiefenpsychologisch orientierte Musiktherapie bedient sich des künstlerischen-kreativen Mediums der Musik oder des Klangs, um psychopathologische Störungen von Kindern in der therapeutischen Beziehung unter Berücksichtigung des sogenannten Unbewußten vorwiegend nonverbal zu behandeln. Die Vertreter tiefenpsychologischer Musiktherapie beziehen sich auf ein (z. B. Niedecken 1989) oder mehrere psychotherapeutische Konzepte (vgl. Frohne-Hagemann 1990), die z.T. entsprechend den Anforderungen, die der Patient mit seiner spezifischen Problematik stellt, kombiniert werden.

Musiktherapeuten in den neuen Bundesländern haben schon vor einigen Jahren den Entwurf zu einer umfassenden Methodologie der Musiktherapie, die schulenübergreifend formuliert ist, vorgelegt. Sie gehen von einem Psychotherapiebegriff aus, der alle Therapiemethoden erfaßt, die über die Psyche ausgehend von einer Diagnose auf der Grundlage einer beschriebenen Methodik den Patienten gezielt behandeln (vgl. Röhrborn 1992). Wenn man davon ausgeht, daß alle Therapie über die Psyche Psychotherapie ist, dann ist in letzter Konsequenz auch die hier noch getroffene Unterscheidung heilpädagogisch orientierte vs. tiefenpsychologische Musiktherapie hinfällig. Vielmehr müßte man dann lerntheoretische, heilpädagogische, analytische, gestalttherapeutische und andere musiktherapeutische Methoden in der Arbeit mit Kindern unterscheiden.

4.2 Musiktherapeutische Tätigkeitsfelder in der Arbeit mit Kindern

Die Einsatzbereiche von Musiktherapeuten, die mit Kindern arbeiten, umfassen klinische, pädagogische und sozialpädagogische Institutionen. Zu den klinischen Einrichtungen gehören Akutkliniken (z. B. Früh- und Neugeborenen-Station, Onkologie), sozialpädiatrische Zentren (Entwicklungsrehabilitation) und Kinder- und Jugendpsychiatrien. Pädagogische und sonderpädagogische Tätigkeitsfelder bieten Musikschulen und integrative oder „normale" Regelschulen, sowie heil- und sonderpädagogische Einrichtungen (Kindergärten und Schulen). Unter sozialpädagogischen Tätigkeitsfeldern können u. a. Freizeitstätten, Asylunterkünfte, Heime oder Resozialisierungsmaßnahmen für Jugendliche verstanden werden.

4.2.1 Institutionelle und ambulante Rahmenbedingungen

Ob und in welcher Form Musiktherapie ausgeübt wird, wird nicht nur bestimmt von der Ausbildung des jeweiligen Therapeuten und dem Stellenplan, sondern auch von anderen Parametern:

♪ Von den Erwartungen und dem Wissen der zuweisenden Kollegen über Musiktherapie hängt ab, ob alle Patienten mit einer Indikation zur Musiktherapie dieser auch zugeführt werden.

♪ Die konzeptionelle Ausrichtung einer Institution kann die Anwendung indizierter Musiktherapieverfahren verhindern. So ist in einer verhaltenstherapeutisch ausgerichteten Einrichtung eine tiefenpsychologische Musiktherapie häufig unerwünscht.

♪ Die Aufenthaltsdauer der Patienten bestimmt mögliche musiktherapeutische Methoden. Für eine tiefenpsycholgische Musiktherapie mit z. B. geistig behinderten Kindern reichen wenige Wochen keinesfalls aus. Es wäre unverantwortlich, eine entsprechende therapeutische Beziehung bei zu kurzer Behandlungsdauer aufzubauen, die Gefahr, den Patienten „fallenzulassen" und alte Beziehungsstrukturen in der Musiktherapie zu wiederholen ist zu groß.

♪ Ein Therapiedruck, d. h. ein hoher „Patientendurchlauf", kann z. B. Psychotherapie unmöglich machen oder verlangt Gruppenarbeit, wo eigentlich eine Einzeltherapie indiziert wäre. Es erfordert vom Musiktherapeuten viel Kraft sich gegen solche institutionellen Erwartungen im Sinne der kleinen Patienten durchzusetzen.

♪ Die Güte der Teamarbeit bestimmt auch die Güte der (musik-)therapeutischen Arbeit.

Zunehmend mehr Musiktherapeuten entschließen sich zu einer ambulanten Tätigkeit in freier Praxis. Hier können ganz andere Faktoren das musiktherapeutische Setting beeinflussen. Die Klärung der Kostenübernahme kann die Therapiedauer bestimmen, die Größe des Therapieraumes die Gruppengröße, und die Zusammenarbeit mit zuweisenden Ärzten und Psychologen das zu behandelnde Klientel.

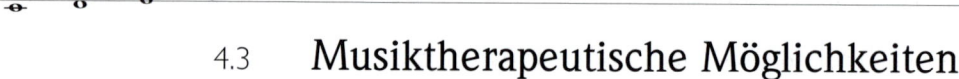

4.3 Musiktherapeutische Möglichkeiten in der Arbeit mit Kindern

Die musiktherapeutische Behandlung kann als Einzel-, Gruppen- oder Familientherapie durchgeführt werden. Eine Einzeltherapie ist in jedem Fall bei fehlender Gruppenfähigkeit indiziert. Auch das Ausmaß der Störung oder der spezifischen psychischen Belastung kann eine Einzeltherapie erforderlich machen. Gruppenmusiktherapie mit Kindern ist insbesondere bei Verhaltensauffälligkeiten im Sozialbereich angezeigt. Sie ist häufig stärker strukturiert als die Einzeltherapie und kann durch diese Struktur dem Einzelnen in der Gruppe einen Halt bieten. Eine Familienmusiktherapie ist geeignet, die familiäre Problematik zu thematisieren, wie z. B. das Kind als Symptomträger, die Schuldgefühle der Familienmitglieder aufgrund der Erkrankung oder Behinderung des Kindes oder das Annehmen dieser Situation durch alle Beteiligten. Familiensitzungen können auch dazu genützt werden, um spielerische Anregungen zu geben für den Umgang miteinander. Für viele Eltern ist es seit langem wieder eine Möglichkeit ein lustvolles Spielen mit ihrem „schwierigen" Kind bzw. als ganze Familie zu erleben. Daneben kann die Bewältigung konflikthafter Situationen spielerisch erlebt werden, wobei das Therapeuten-Verhalten als Modell für die Eltern dienen kann. Im folgenden werden durch kurze praktische Beispiele musiktherapeutische Vorgehensweisen bei unterschiedlichen Krankheits- und Störungsbildern verdeutlicht. Es werden nur Beispiele aus Einzelmusiktherapiesitzungen beschrieben, da das gruppentherapeutische Geschehen zu komplex für eine kurze verständliche Darstellung ist.

4.3.1 Verhaltensauffälligkeiten

Verhaltensauffälligkeiten können im Zusammenhang unterschiedlichster Lebensbedingungen (u. a. Zustand nach sexuellem Mißbrauch, sozialer Deprivation) auftreten, entsprechend unterschiedlich kann und muß die therapeutische Arbeit sein. Als Beispiel soll hier eine musiktherapeutische Krisenintervention dargestellt werden (vgl. Schwaiblmair 1991).

Peter (11 Jahre, lernbehindert) besucht die Montessorischule im Kinderzentrum München und ist seit einigen Wochen wegen massiver Verhaltensauffälligkeiten (zurückzuführen auf seine Lernbehinderung bzw. auf das daraus resultierende geringe Selbstwertgefühl) in der Musiktherapie. Auf Drängen der Lehrerin kommt er einmal außer der Reihe in die Musiktherapie, da er in einem Zustand höchster Erregung und Wut (er hatte eine Fahrradprüfung „nur bestanden" – ohne die erwartete Auszeichnung) für die Klasse nicht tragbar war. Den Vorschlag, den bisherigen Vormittag einschließlich Fahrradprüfung auf Instrumenten darzustellen, nimmt er an. Er beginnt gemeinsam mit der Therapeutin am Klavier, wo für die Zeit vor der Prüfung eine „Musik", ein Klang entsteht, der an Fröhlichkeit und Leichtigkeit erinnert. Als die Prüfung dargestellt wird, wird der Klang von Peter ausgehend spannungsreicher und lauter, was von der Therapeutin unterstützt wird. Peter scheint jetzt die Therapeutin kaum noch wahrzunehmen, die Wut ist anscheinend nicht auf andere Personen gerichtet. Nun wechselt Peter an die große Trommel, wo er mit extrem kraftvollen, lauten Schlägen spielt. In dieser Phase bringt die Therapeutin über ihr Spiel am Klavier eine andere Emotionalität ein, indem sie getragene, ruhige harmonische Klänge spielt. Damit soll für Peter erlebbar werden, daß nach der Prüfung, neben der Wut (auf andere Kinder, aber auch auf sich) auch Enttäuschung und Traurigkeit vorhanden sind. Peter wird in seinem Spiel etwas ruhiger und nimmt das Spiel der Therapeutin wieder wahr. Es entsteht ein gemeinsames getragenes und tragendes Klangspiel. Nachdem die Improvisation kurz darauf ein Ende fand, will Peter die Kassettenaufnahme anhören. Er scheint beim Hören alle mit der Fahrradprüfung verbundenen Emotionen noch mal nachzuvollziehen und die Traurigkeit jetzt zu spüren (er sitzt zusammengefallen da und hat einen traurigen Gesichtsausdruck). Den Halt, den er am Ende der Improvisation klanglich bekommen hat, kann er in dieser Situation nun auch körperlich annehmen – er wird von der Therapeutin in den Arm genommen. An diesem Beispiel wird auch seine Gesamtproblematik deutlich, die in der Musiktherapie noch lange Thema sein wird: der Umgang mit den hohen Erwartungen (sowohl von ihm selbst ausgehend, als auch von seiner Umwelt), die er nicht erfüllen kann, und sein damit verbundenes geringes Selbstwertgefühl.

4.3.2 Geistige Behinderung

Umschriebene Defizite bei geistig behinderten Kindern werden über Fördermaßnahmen auf der Grundlage z. B. lernpsychologischer Erkenntnisse behandelt (heilpädagogisch orientierte Musiktherapie). Gesunde Anteile im Kind werden gestärkt sowie die behinderungsbedingten Defizite, soweit möglich, verringert, wie z. B. bei Konzentrationsschwierigkeiten aufgrund einer Teilleistungsstörung. Für diesen Fall kann beispielsweise über Liedvariationen, die die momentane Spielsituation berücksichtigen (Erwähnung des Namens des Patienten, Beschreibung der momentanen Tätigkeit, etc.), die Spielphase und somit die Aufmerksamkeit eines Menschen wesentlich verlängert werden.

Häufige Diagnosen von geistig behinderten Kindern, bei denen eine musiktherapeutische Behandlung angezeigt ist, sind schwere Verhaltensauffällig-

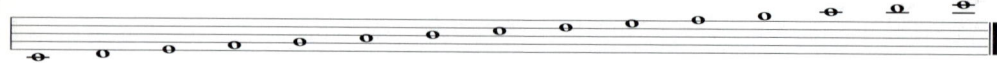

keiten bzw. psychische Erkrankungen (z. B. Schuhmacher 1994). Im Behindertenbereich stellt sich meist die Frage, warum der Mensch mit dem spezifischen Defizit zusätzliche Schwierigkeiten hat. Handelt es sich um eine primär psychische Problematik (z. B. Konzentrationsschwierigkeiten im Zusammenhang mit dem Verlust einer Bezugsperson), so ist eine Bearbeitung dieser Thematik angezeigt. Ein häufiges Thema im Rahmen einer tiefenpsychologischen Musiktherapie – auch für geistig behinderte Menschen – ist die Akzeptanz der Behinderung.

Ebenso ist die Behandlung von Ängsten dieses Klientels häufig notwendig, wie im folgenden Fallbeispiel. Sabine ist eine 5jähriges Mädchen mit Down-Syndrom, das aufgrund extremer Unruhe und Stimmungsschwankungen in die Musiktherapie überwiesen wird. Die Mutter erzählt, daß sich diese Symptomatik nach der letzten großen Herzoperation im Alter von 3 Jahren entwickelt hat. Die Therapeutin erlebt das Kind seinen eigenen Gefühlsschwankungen ausgeliefert. Ausgehend von der Annahme, daß sich das Kind mit den Ängsten und der Trennungssituation rund um die große Operation allein gelassen fühlte und damit überfordert war, wird versucht über einfache Liedimprovisationen, die jeweils für die Therapeutin spürbare Gefühlsqualität hörbar zu machen. Durch den auf die Situation abgestimmten Text kann der jeweiligen Emotion von Sabine auch Sinn gegeben werden, z. B. „Sabine ist manchmal so traurig, die Kugeln machen nicht das was sie will" als kleine wiederholbare Moll-Melodie, oder eine fröhliche Melodie mit dem Text „Sabine ist manchmal so glücklich, wir spielen zusammen so schön". Die Mutter erzählte schon nach wenigen Therapiesitzungen, daß Sabine direkt nach der Therapie für einige Stunden zufriedener, ruhiger und ausgeglichener wirke (vgl. Musiktherapeutische Umschau, 3/1994).

4.3.3   Neurosen/Psychosen

Veröffentlichungen zur musiktherapeutischen Arbeit mit Kindern im Rahmen psychiatrischer Behandlung finden sich noch selten. Dies mag zum Teil damit zusammenhängen, daß insbesondere das kindliche Klientel, trotz ähnlicher Diagnosen in unterschiedlichsten Institutionen musiktherapeutisch behandelt wird. Vieles, was bisher beschrieben wurde, gilt auch für dieses Klientel.

Es soll hier auf ein anschauliches Beispiel für eine musiktherapeutische Behandlung eines kataton-schizophrenen Mädchens verwiesen werden, das von von Moreau (1990) veröffentlicht wurde.

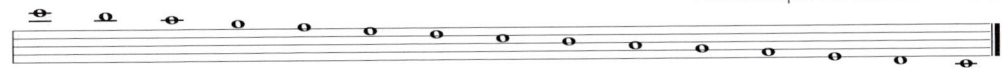

4.3.4 Körperbehinderung

Die musiktherapeutische Behandlung körperbehinderter Kinder kann sich zum einen auf die Förderung von Bewegungslust oder die Erweiterung von Spiel- und Handlungsmgölichkeiten beziehen.

Die 2jährige Alexandra hat eine Tetraparese und zeigt weniger motorischen Antrieb, als trotz ihrer Behinderung und der krankengymnastischen Behandlung zu vermuten wäre. Die Musiktherapeutin bietet ihr leicht spielbare Instrumente, die schon bei leichter Berührung klingen (z. B. Becken, Kinderleier). Die mehr oder weniger zufällig entstehenden Klänge werden durch ein einfaches Lied „Alexandra macht heute alleine Musik" in eine Spielform gebracht, die auch das Mitspielen von Mutter und Bruder zuläßt. Das Kind erlebt einen Erfolg ihrer motorischen Anstrengungen, das Selbstwertgefühl kann gesteigert werden und den Familienmitgliedern können Anregungen zum gemeinsamen lustvollen Spiel vermittelt werden. Verhaltensauffälligkeiten (z. B. Aggressivität, Lethargie), die im Zusammenhang mit dem Verlust körperlicher Fähigkeiten auftreten, werden sich auch im musiktherapeutischen Setting äußern. Der tiefenpsychologisch arbeitende Musiktherapeut wird die mit Verlusten verbundenen Gefühle von Trauer und Wut über sein eigenes Spielen an Instrumenten ausdrücken bzw. thematisieren und dem körperbehinderten Kind auf diesem Weg eine Auseinandersetzung mit diesen Empfindungen und eine Bearbeitung der Situation ermöglichen.

4.3.5 Sinnesstörungen

Ein Schwerpunkt musiktherapeutischer Tätigkeit bildet die Behandlung von schwerhörigen oder tauben Kindern. Musiktherapie kann hier eine Hilfestellung bei der Hörgerätegewöhnung, der Höranbahnung sowie der Förderung der Sprechlust darstellen. Das umfangreiche Instrumentarium bietet eine Fülle von Klangerfahrungen, deren multisensorische Eigenschaften bei diesem Klientel gezielt verstärkt werden. So können Bälle, die auf einer großen Trommel liegen (durch das Trommelfell auch ein spürbarer Klang), durch ihr Aufspringen beim Spielen der Trommel, den Klang auch sehbar machen. Auch die Klangintensität wird auf mehreren Dimensionen erlebbar: bei einem leisen Klang springen die Bälle nur wenig, bei einem sehr lauten entsprechend höher. Für taube oder taub-blinde Kinder wurde ein sogenannter Schwingboden entwickelt, der es ermöglicht jeden Klang, auch die menschliche Stimme, nach elektronischer Verstärkung am ganzen Körper durch Vibrationen spürbar zu machen.

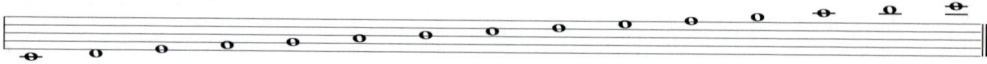

Auch in der Arbeit mit blinden und/oder schwerhörigen Kindern kann die Bearbeitung ihrer psychischen Befindlichkeit im Vordergrund stehen. Auch wenn die Auswahl der Instrumente spezifischer sein kann, so ist doch das methodische Vorgehen vergleichbar mit Verhaltensauffälligkeiten auf der Grundlage anderer Diagnosen.

4.3.6   Frühgeborene

Nöcker-Ribaupierre (1995) beschreibt die akustische Stimulation nach Frühgeburt. Der wesentliche Unterschied zu älteren Studien zu dieser Thematik besteht darin, daß den Eltern die Möglichkeit gegeben wird, ein Tonband für ihr Kind zu besprechen oder zu besingen. Dieses kann dem Kind durch eine entsprechende Technik (Endloskassette, Zeitschaltuhr, kleiner Lautsprecher im Inkubator) in Zeiten der Abwesenheit der Mutter vorgespielt werden. Kurzfristig konnte z. B. eine erhöhte Sauerstoffsättigung bei den Kindern beobachtet werden, längerfristig war bei „beschallten" Kindern ein besseres Stillverhalten festzustellen. Eine Nachuntersuchung frühgeborener Kinder zeigte, daß Kinder, die diese Form der auditiven Stimulation erfuhren, durchschnittlich bessere Entwicklungschancen hatten. Doch nicht nur für die Kinder ist dies eine wichtige Maßnahme. Auch die Mutter wurde zu früh von ihrem Kind ent-bunden und hat mit Schuldgefühlen zu kämpfen, nicht ausreichend für ihr Kind dagewesen zu sein. Durch die Aufnahme kann sie und auch der Vater trotz intensivmedizinischer Betreuung etwas für ihr Kind tun und ständig „anwesend" sein. Ihr wird dadurch sowie durch die therapeutische Begleitung eine Möglichkeit gegeben, wieder eine Ver-Bindung mit ihrem Kind herzustellen.

4.3.7   Unheilbar Kranke/Onkologie

Die musiktherapeutische Begleitung schwerkranker oder unheilbar kranker Kinder soll die Möglichkeit geben, sich mit Ängsten, Wut, Resignation und anderen Emotionen auseinanderzusetzen, Hilfestellung zur Bewältigung der Behandlungssituation geben und soziale Kontakte erhalten oder aufbauen. Griessmeier und Bossinger (1994) beschreiben eindrücklich die musiktherapeutische Arbeit auf einer onkologischen Kinderstation.

Sebastian (14 Jahre) leidet an einer fortschreitenden Muskeldystrophie. Mit 6 Jahren konnte er noch laufen, in der Zwischenzeit sitzt er im Rollstuhl und kann nur noch eine Hand halbwegs gezielt bewegen. Bislang ist er noch nicht über den tödlichen Ausgang seiner Krankheit informiert worden, da die Eltern es ihm nicht zumuten wollen. Die musiktherapeutische Behandlung ist als

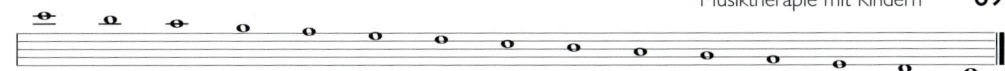

Begleitung gedacht. Während Sebastian anfangs nur Instrumente auszupro-
bieren scheint, fängt er im Laufe der Zeit an, immer wieder das gleiche Sze-
nario aufzubauen: verschiedenfarbige Tücher markieren unterschiedliche
Länder (Wasser = blau, Wüste = gelb, Wald = grün) und ein unbenanntes
„gefährliches" Land in roter Farbe. Jedem Land wird ein Instrument zugeteilt
und je nachdem auf welches Land er eine Handpuppe wirft, wird eine entsprechende „Musik" gespielt. Auf diesem Wege schafft er sich spielerisch die
Möglichkeit sich mit einer nicht in Worte zu fassenden Gefahr und den Ängsten damit immer wieder auseinanderzusetzen.

4.4 Zusammenfassung

In der Mehrzahl der beschriebenen Fallbeispiele kommen Verfahren der aktiven Musiktherapie zur Anwendung. Die aktive Musiktherapie mit Kindern
(vgl. Decker-Voigt et al. 1993) nützt neben der Stimme als Instrument ein
umfangreiches Instrumentarium, das nicht nur aus den bekannten Orff-In-
strumenten besteht, sondern auch aus diversen leicht spielbaren europäischen
und außereuropäischen Klang- und Geräuscherzeugern. Auch selbstgebaute
Instrumente sind für den musiktherapeutischen Einsatz geeignet. Insbesondere in der Arbeit mit Kindern und geistig behinderten Menschen sind neben
Instrumenten auch andere Materialien wichtig, wie Handpuppen, Buntstifte,
Tücher, Kastanien, Murmeln, Tafel und Kreide, Bälle und anderes. Diese werden alleine oder in der Kombination mit Instrumenten im therapeutischen Prozeß eingesetzt.

Zu den Formen der rezeptiven Musiktherapie mit Kindern gehört neben
der beschriebenen akustischen Stimulation Frühgeborener (Nöcker-Ribaupierre 1995) z. T. die musiktherapeutische Behandlung im Pränatalraum (Vogel 1991) und das Singen/Spielen für anscheinend völlig passive Patienten
(z. B. bei appallischem Syndrom; Gadomski/Jochims 1986). Inwieweit für
den Patienten musiziert wird oder auf die Wiedergabe von Aufnahmen
zurückgegriffen wird, hängt von der therapeutischen Situation und den Möglichkeiten des Musiktherapeuten ab.

Die Entscheidung für oder gegen eine Therapie muß immer auf der Grundlage einer umfassenden Diagnostik geschehen, die die bio-psycho-soziale Verursachung des Krankheitsgeschehens berücksichtigt. Auch sollten entsprechende Entscheidungen immer in Rücksprache mit den betreffenden Therapeuten getroffen werden im Rahmen der Teamarbeit.

Die Entscheidung für einen heilpädagogisch orientierten Musiktherapie-
ansatz sollte getroffen werden, wenn die vorliegende Problematik des Kindes

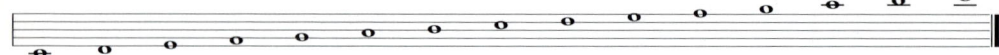

nicht primär psychisch bedingt ist und/oder die institutionellen oder sozialen Rahmenbedingungen eine (meist länger dauernde) tiefenpsychologische Musiktherapie nicht zulassen. Die Förderung umschriebener Defizite bei psychischer Stabilität kann sich u. a. auf folgende Bereiche beziehen: Aufmerksamkeitsförderung, Sprachanbahnung, Sprechlust, Höranbahnung (Hörgerätegewöhnung) und Förderung der akustischen Aufmerksamkeit und Differenzierung bei Hörbehinderten. Für die Behandlung der Verhaltensauffälligkeiten von Hörbehinderten ist eher eine tiefenpsychologische Musiktherapie indiziert, die die psychische Befindlichkeit thematisiert und bearbeitet.

Eine tiefenpsychologisch orientierte Musiktherapie ist indiziert bei einer primär psychischen Verursachung des Krankheitsgeschehens. Insbesondere für geistig Behinderte, im Sprachgebrauch eingeschränkte Menschen, eignet sich die Musiktherapie als Behandlungsform, da sie die nonverbale Bearbeitung und Aufarbeitung psychischer Probleme und Traumata ermöglicht.

Literaturverzeichnis

Aldrige, D., Gustorff, D., Neugebauer, L.: Musiktherapie mit entwicklungsverzögerten Kindern. In: Musiktherapeutische Umschau, 15:(4), 1994
Beilharz, G. (Hrsg.): Erziehen und Heilen mit Musik. 1989
Brückner, J.; Mederacke, I. & Ulbrich, C.: Musiktherapie für Kinder. 1982
Decker-Voigt, Eschen, Mahns: Kindermusiktherapie. 1993
Gadomski, M. & Jochims, S.: Musiktherapie bei schweren Schädel-Hirn-Traumen. In: Musiktherapeutische Umschau, 7:(2) 1986
Goll, H.: Heilpädagogische Musiktherapie. 1993
Griessmeier, B. & Bossinger, W: Musiktherapie mit krebskranken Kindern. 1994
Frohne-Hagemann, I. (Hrsg.): Musik und Gestalt. Klinische Musiktherapie als integrative Psychotherapie. 1990
Knierim, J.: Zwischen Hören und Bewegen. Von den Heilkräften der Musik. 1988
Musiktherapeutische Umschau: Themenheft „Musiktherapie und geistige Behinderung". 15 (3) 1994
Niedecken, D.: Namenlos. Geistig Behinderte verstehen. 1989
Nöcker-Ribaupierre, M.: Akustische Stimulation nach Frühgeburt. 1995
Nordoff, P.P. und Robbins, C.: Schöpferische Musiktherapie. Individuelle Behandlung für das behinderte Kind. 1986
Orff, G.: Die Orff-Musiktherapie. 1985
Röhrborn, H.: Zur Rolle der Musiktherapie in der Medizin. In: Musiktherapeutische Umschau, 13 (3) 1992
Schuhmacher, K.: Musiktherapie mit autistischen Kindern. 1994
Schwaiblmair, F.: Musiktherapie. in: Kess R., Mit den Sternen zur richtigen Therapie. 1991
Vogel, B.: Lebensraum: Musik. Therapeutische Arbeit mit schwerstbehinderten Kindern und Jugendlichen im Pränatalraum. 1991

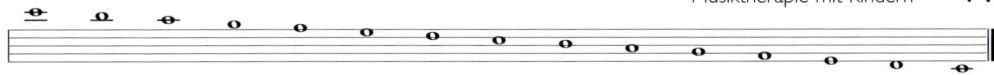

Von Moreau, D.: Brückenschlag zwischen innen und außen. Bedeutung der Stimme in der Therapie mit einem kataton-schizophrenen Mädchen. In: Musiktherapeutische Umschau, 11:1990

Wiedemann, F.: Musiktherapeutische Ansätze in der Arbeit mit Kindern. In: Blätter zur Musiktherapie. (Hrsg.: Deutsche Gesellschaft für Musiktherapie), 1988

Wiedemann, F.: Musiktherapie mit Kindern. In: Der Kinderarzt, 20:1989

Einzelausgaben oder Abonnements der Musiktherapeutischen Umschau sind über die Deutsche Gesellschaft für Musiktherapie e.V. (DGMT) zu beziehen. Mitglieder der DGMT erhalten die Musiktherapeutische Umschau im Rahmen ihres Mitgliedsbeitrages.

Deutsche Gesellschaft für Musiktherapie e. V.
Postfach 440550
12005 Berlin
Tel.: 030/6247364
Fax: 030/6247489

5 Der musiktherapeutische Dialog als Zugang zum bewußtseinsveränderten Patienten auf der Intensivstation

 von Hans-Jürgen Hannich

Die Problematik von Patienten mit Bewußtseinsstörungen ist im klinischen Alltag auf der Intensivstation weit verbreitet. Anhand eigener Längsschnittuntersuchungen bei allgemeinchirurgischen Intensivpatienten konnte nachgewiesen werden, daß – zumindest passager – 65 % von ihnen unter Eintrübungen bis hin zum Koma, 92 % unter präpsychotischen und psychotischen Episoden litten (Hannich 1987). Andere Autoren gehen hinsichtlich des Auftretens von Bewußtseinsstörungen von einer Inzidenzrate von bis zu 70 % aus.

Nach klassischer psychiatrischer Diagnostik sind die psychopathologischen Veränderungen unter Intensivtherapie dem akuten exogenen Reaktionstypus im Sinne Bonhoeffers zuzuordnen. Das bedeutet, daß eine Vielzahl von Noxen für das Entstehen dieser Psychosyndrome verantwortlich ist. Dazu zählen dispositionelle Faktoren (z. B. höheres Lebensalter, vorausgehende chronisch konsumierende Erkrankungen), weiterhin morbogene (z. B. Störungen der Blutzusammensetzung, des Hirnstoffwechsels) und situationsbezogene Noxen (z. B. pathogen wirksame Einflüsse des Intensivbehandlungsmilieus wie Überbelastung durch Licht und Lärm etc.).

Aus medizin-psychologischer Sicht erfordert der verwirrte und eingetrübte Intensivpatient einen besonderen kommunikativen Zugang. Dieser muß seinem psychopathologischen Zustand, der durch primär prozeßhafte, assoziativtraumartige Zustände geprägt ist, Rechnung tragen. Grundlegende Formen zwischenmenschlicher Kommunikation bekommen hier einen besonderen

Stellenwert. Sie sind – wie Fröhlich (1994) postuliert – um so notwendiger, je elementarer der Zustand des Patienten ist. Solche Kommunikationsansätze werden im folgenden dargestellt. Dabei wird von der auf der Intensivstation herrschenden Behandlungsbeziehung zwischen Patient und Therapeut in ihren Auswirkungen auf den Schwerkranken ausgegangen. Es werden im Anschluß daran die theoretischen Hintergrunde sowie die praktischen Möglichkeiten diskutiert, vor allem über das Medium der Musik Verbindung zum Bewußtseinsveränderten herzustellen.

5.1 Die „klassische" Behandlungsbeziehung zwischen Patient und Therapeut auf der Intensivstation

Die Behandlungsbeziehung zwischen Intensivpatient und Therapeuten wird durch die vitale Gefährdung des Schwerkranken geprägt. Aufgrund seines lebensbedrohlichen Zustandes ist der Patient vollkommen vom unbedingt verläßlichen Einsatz von Personal und Apparatur abhängig. Daraus folgt eine asymmetrische Beziehungsstruktur: der Therapeut ist aktiv-handelndes Subjekt, der Patient ist Objekt der Behandlung, für deren Erfolg das Intensivteam verantwortlich ist. Die bedrohte Lebenswirklichkeit des Schwerkranken macht eine Vielzahl von Behandlungsbemühungen notwendig. Sie ist unausweichlich, da sie das Überleben des Schwerkranken sichert. Gleichzeitig birgt die therapeutische Aktivität die Gefahr in sich, daß über ihre Durchführung der Patient mit seiner Individualität aus dem Blickfeld der Behandelnden ruckt. Den Verlust der subjekt-bezogenen Perspektive beschreibt der Intensivmediziner *Schara* wie folgt:

„Allein zur Intensivüberwachung eines herzoperierten Patienten müssen ständig 17 verschiedene Meß- und Behandlungsvorgänge ablaufen, und jeder Vorgang erfordert einen Katheter, eine Meßsonde, einen Therapieschlauch, die alle in den Patienten eingeführt oder eingestochen werden. Wer dies täglich tun muß, kann vergessen, daß er den Körper des Patienten verletzt. Der Arzt kann abstumpfen." (Schara 1982, S. 20)

Beim Pflegepersonal ist eine solche Gefahr der „Abstumpfung" gleichfalls leicht gegeben. So macht eine Aufstellung über die Merkmale des durchschnittlichen Intensivarbeitsplatzes deutlich, daß seine Tätigkeit primär mit der Bedienung medizinisch-technischer Geräte ausgefüllt ist. Der Pflegende hat während seiner Tätigkeit am Krankenbett zu bedienen und zu handhaben:

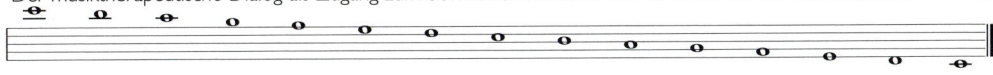

♪ 12 Diagnose- und Therapiegeräte mit 85 Bedien- und 65 Anzeigeelementen und 30 Alarmen

♪ 15 Leitungen zum Patienten

♪ 11 Leitungen zur Logistik

Insgesamt werden 400 Daten pro Tag generiert, die dokumentiert und in therapeutisches Handeln umgesetzt werden müssen. Für die Grundpflege des Kranken und damit auch für mögliche psychologische Betreuung bleibt nur 25 % an Zeit übrig. Auch in der Ansprache des Patienten schlägt sich die primär medizinisch-technische Ausrichtung der Behandelnden nieder. Sie besteht vor allem aus formelhaften Handlungsaufforderungen und -ankündigungen (z. B.: „Machen Sie die Augen auf", „Atmen Sie tief durch", „Ich gebe Ihnen gleich eine Spritze", „Ich sauge Sie gleich ab", „Ich drehe Sie jetzt auf die Seite" u. ä.) und gibt damit Hinweise auf das dahinter stehende operative Denken mit der Konzentration auf technisch zu bewältigende Handlungsabläufe. Das subjektive Beteiligtsein am Geschehen bleibt dabei ganz ausgeklammert.

Die einseitige Bevorzugung des Handlungsvollzuges auf Kosten einer personenbezogenen Perspektive des Kranken hat vielerlei Grunde. Ein gewichtiger ist der, daß der Umgang mit bewußtseinsveränderten Patienten eine tiefe Hilflosigkeitserfahrung für den Helfer mit sich bringt. In unserer auf Rationalität und Kontrolle ausgerichteten Kultur ist das Wissen um andersartige Formen des Bewußtseins (z. B. der Trance) und der behutsame Umgang mit ihnen, wie er in anderen Kulturen noch üblich ist, weitgehend verloren gegangen. „Es scheint zu unwirklich. Es ist ein Mangel an Erfahrung" – so umschreibt der Schriftsteller Elias Cannetti die Schwierigkeit der Begegnung mit diesen uns fremdartig erscheinenden Erlebensformen.

Damit bekommt der handlungszentrierte Zugang zum bewußtseinsveränderten Intensivpatienten auch die Funktion einer systemischen Sicherung. Durch Streben nach Aktivität und Kontrolle schützen sich die Helfer vor der Erfahrung von Ohnmacht und Hilflosigkeit am Bett des bewußtseinsgetrübten Intensivpatienten. Der schmale Grat von lebensrettenden und lebenserhaltenen Maßnahmen hin zu omnipotenter Kontrolle durch „overenergetic treatment" kann dabei schnell überschritten werden. Der Preis einer solchen „manischen Abwehr" ist eine fortschreitende Beziehungentfremdung vom Schwerkranken, die ein ehemaliger Patient im Rückblick auf die Intensivstation mit folgenden Worten beschrieb: *„Es wurde viel für mich getan, ich wurde aber nicht gemeint."*

Die Ausklammerung der Person des Patienten vom Therapieprozeß mit ihren Konsequenzen für den Kranken ist sich beispielhaft an folgender Fallvignette verdeutlichen:

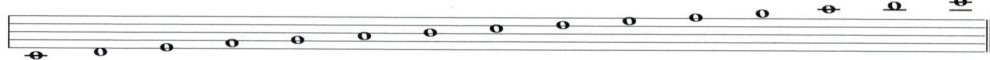

Regungslos liegt der 52jährigePatient in seinem Bett auf der Intensivstation. Seit seiner Einlieferung vor 14 Tagen mit Zustand nach Herztransplantation wird seine Bewußtseinslage als komatös eingeschätzt. Weder auf Ansprache noch auf Schmerzreize zeigt er nennenswerte erkennbare Reaktionen. Im EEG ist eine generalisierte Theta-Aktivität feststellbar, die „Glasgow-Coma-Scale"[1] bewegt sich bei Werten zwischen 3 und 5. Es wird der Verdacht auf hypoxischen Hirnschaden als Operationsfolge formuliert.

Die Behandelnden sind hinsichtlich des Zustandes des Patienten besorgt und ratlos. An seinem Krankenbett finden eine Vielzahl von Visiten statt, in denen man den Einsatz sämtlicher zur Verfügung stehender therapeutischer Mittel diskutiert. Fast ständig ist eine Pflegende an seinem Bett tätig, um die notwendige Behandlungs- und Grundpflege durchzuführen. Insgesamt herrscht in dem Zimmer eine angespannte Hektik und Betriebsamkeit, der sich keiner entziehen kann. Die Konzentration der Behandelnden ist ganz auf die Technik ausgerichtet, der Zustand des Patienten wird anhand der Beatmungsparameter und Kurvenwerte festgestellt. Kaum ist ein Blick für den Patienten vorhanden, der mager, sehr angestrengt und in jeder Hinsicht erschöpft erscheint.

Ein Interview, welches im Nachhinein auf die Erlebenswelt des Patienten in der Bewußtlosigkeit eingeht, enthüllt, daß sich der Patient in dieser Zeit auf einem mittelalterlichen Schlachtfeld wähnte. Er selbst habe das Gefühl gehabt, daß er sich totstellen mußte, um nicht von umherparodierenden Rittern – gemeint waren die Behandelnden – getötet zu werden. In seiner Verkennung der Situation deutete er die rote Blutdruckmanschette über seinem Krankenbett als Feuerlöscher, das Hämofiltrationsgerät als Bombe, die ständig zu explodieren drohte. Die laute und formelhafte Ansprache durch das Personal wie: „Machen Sie Ihre Augen auf", „Drücken Sie mir Ihre Hand" erlebte er als Versuche, sich seiner zu bemächtigen.

Dieses Beispiel verdeutlicht, daß die Wahrnehmungs- und Erlebenswelt des Patienten geprägt ist durch illusionäre Verkennung der Situation gepaart mit paranoiden Verstimmungszuständen. Daß derartige Erlebensqualitäten bei komatösen Patienten auf der Intensivstation nicht nur im Einzelfall anzutreffen sind, belegen die Untersuchungen von Schnaper (1975) bzw. von Tosch (1988). Sie konnten feststellen, daß zwischen 40 und 50 % der in beiden Untersuchungen erfaßten Patienten im Koma ihren Zustand im Nachhinein erinnerten. Übereinstimmend berichten sie von Gefühlen des Gefangenseins

---

1 Bei der Glasgow-Coma-Scale handelt es sich um eine von Teasdale&Jennett (1974) entwickelte Skala zur Einschätzung von Bewußtlosigkeit. Der Ausfall beobachtbarer Leistungen in den Bereichen Orientierung bzw. Aktivierung werden auf einer 15-Punkte-Skala eingeschätzt. Werte, die unter 7 liegen, sprechen für eine tiefe Eintrübung. Die Glasgow-Coma-Scale wird zur routinemäßigen Überprüfung dieses Bewußtseins vor allem bei Patienten auf Intensivstationen eingesetzt.

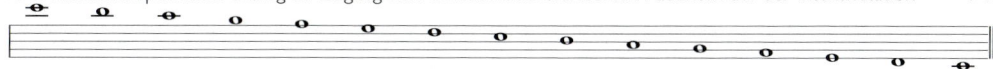

und Verfolgtwerdens, wobei dem Personal die Rolle von Gefängniswärtern, von Verbrechern mit Masken u. ä. zugeordnet wurde.

Aus beziehungsanalytischer Sicht ist am obigen Beispiel auffällig, daß der aus der Wahrnehmung des Bedrohtwerdens erfolgende Rückzug des Patienten auf sich selbst seitens der Behandelnden seiner Pathologie zugerechnet wurde, nicht aber seinem Willen und seiner Fähigkeit, sich zu schützen. Diese Zuordnung ist aus Helfersicht verständlich, der Kranke bekommt damit aber kaum eine Chance zu erleben, daß er durch die ihm verbliebenen Möglichkeiten zum Selbstausdruck etwas bewirken kann. Im Gegenteil, er setzt eine Fülle von Aktivitäten in Gang, die sein rudimentäres Streben nach Selbstbestimmung subjektiv noch weiter einschränkt. Sich weiterhin totzustellen, wie er es versuchte, ist dann in seinem System eine logische Konsequenz, um Reste des Persönlichkeitsgefühls zu wahren.

5.2 Möglichkeiten eines dialogischen Handlungsansatzes in der Musik

Dieses Beispiel als eines von vielen lehrt, daß die Begegnung mit dem Bewußtseinsveränderten nicht allein durch die Wahrnehmung seiner Störungen und Defizite geprägt sein darf. Vielmehr müssen seine ihm verbliebenen Aktivitäten – und seien sie auch noch so begrenzt – als seine Möglichkeiten verstanden werden, mit der Welt in Beziehung zu treten. Diese gilt es dann aufzugreifen und ihnen entsprechend sich zu verhalten.

Je tiefer die Eintrübung, um so mehr ist der Körper des Patienten als Realisation seines Ichs zu verstehen. Damit muß auch dem leiblichen Ausdrucksverhalten des Kranken Bedeutung verliehen werden. Veränderungen in Mimik, Gestik und Motorik müssen als seine individuellen Lebensbewegungen und somit als Formen seines Strebens nach Selbstausdruck erkannt und beantwortet werden.

Ein solches Vorgehen setzt voraus, den Patienten so anzunehmen wie er ist. Es werden keine Anforderungen an ihn gestellt, sondern der Helfer läßt sich aktuell auf ihn und versucht, sich mit ihm über Bewegung, über Spüren, über Nähe und gemeinsame Aktivität auszutauschen.

Konkret bedeutet das, auf zunächst unscheinbar wirkende Zeichen des Schwerkranken (etwa einem Augenzwinkern oder einer andeutungsweisen Bewegung) zu achten und ihnen Bedeutung zu verleihen. Diese minimalen Signale müssen zum Medium der Kontaktaufnahme werden, indem der Betreuer sie aufnimmt und versucht, ihnen zu folgen. Wesentlich ist, daß man

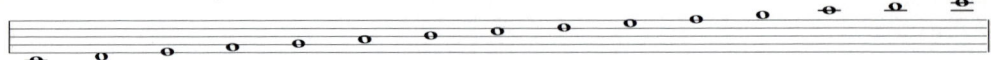

sich in seinem Vorgehen am Prozeß orientiert, nicht aber am Resultat. Es ist eine Arbeit mit dem Unbekannten, dem genügend Zeit und Raum zur Entfaltung zur Verfügung gestellt wird.

Da das Atmen die Keimform jeder Lebensbewegung darstellt, kommt dem Atemrhythmus des bewußtseinsveränderten und komatösen Patienten besondere Bedeutung zu. Beim unmittelbaren Zugang wird er zum Medium eines Dialoges zwischen Patient und Therapeut, wobei der Therapeut seinerseits auf eine Form der Sprache zurückgreifen muß, die den Gesetzmäßigkeiten des Atmens folgt. Gemeint ist die Musik, die eine der Atmung ähnliche „Grammatik" aufweist. Wie sie ist die Musik gekennzeichnet durch die Merkmale: „Tempo", „Modulationsfähigkeiten" und „Dynamik". Und nicht zuletzt beschreibt auch der „Rhythmus" nicht nur Atem-, sondern auch musikalische Vorgänge.

Die enge Verzahnung von Musik und Atmung wird auch dadurch deutlich, daß Mütter in einem liebevollen Mutter-Kind-Kontakt für ihren Säugling singen und sich dabei auf die gemeinsamen „Schwingungen" zwischen ihrer und der Atmung des Kindes beziehen. Musik stellt demnach eine universale, umfassende und präverbale Form der Sprache dar, die jenseits von Worten Menschen erreichen kann. „Sie beginnt da", – so Claude Debussy – „wo das Wort unfähig ist, sich auszudrücken. Musik wird für das Unaussprechliche geschrieben." (zit. nach Gustorff 1990)

Im musikalischen Zugang zum Bewußtseinsveränderten setzt nun der Behandelnde den Atemrhythmus des Patienten musikalisch um, indem er ihm durch seine Stimme Ton verleiht. Veränderungen im Atemrhythmus teilt er mit dem Patienten, etwa, indem er beim Ausatmen seine Stimme senkt, beim Einatmen hebt, bei einer Atempause des Patienten ebenfalls innehält. Es kann sich somit ein Dialog über die Atmung des Patienten und Stimme des Therapeuten entwickeln. Ein derartiges Zusammenspiel half dem Beispielspatienten (s. o.), wieder Kontakt zur Welt herzustellen. Er wurde dabei von einer Musiktherapeutin unterstützt, die er – wie er im Nachhinein berichtete – im Gegensatz zu den „umherparodierenden Rittern" (gemeint ist das Personal der Intensivstation) als ein junges Mädchen wähnte, das auf einer Schalmei ganz allein für ihn spielte, da er sich durch sie nicht bedroht fühlte, meinte der Patient, sich ihr anvertrauen zu können. Der erste Schritt aus der Selbstaufgabe war damit getan.

Aus der Reihe von Untersuchungsparametern, die in einem Forschungsprojekt zur Musiktherapie bei Komatösen auf der Intensivstation eingesetzt wurden, konnten insbesondere im EEG-Veränderungen festgestellt werden. Als Beispiel soll das EEG eines 33jährigen Patienten nach Schädelhirntrauma dienen, der anhand der GCS als tief bewußtlos (GCS = 5/ungerichtete Spontanbewegungen) eingestuft wurde. Abb. 5-1 zeigt einen kurzen Ausschnitt aus der Hirnstromaktivität dieses Patienten während der einzelnen Erhebungsphasen: Baseline-Musiktherapie-unspezifischer Kontakt. Aus ihm ist zu ersehen, daß während der Baseline ein ausgeprägter Delta-Rhythmus als Zeichen der Eintrübung besteht. Während der Musiktherapie findet eine Desynchronisierung des EEGs in den Betabereich statt: Der Patient wird wacher. Während des unspezifischen Kontaktes (= herkömmliche Form des Umgangs) geht ein Spannungsabbau vonstatten: der Beta-Rhythmus geht allmählich wieder in einen Delta-Rhythmus über, d. h. der Patient trübt wieder ein.

Neben diesen EEG-Veränderungen waren bei den anderen neun Patienten der Untersuchungsgruppe weitere zu verzeichnen, wie z. B. ein Abfall der Atemfrequenz als Ausdruck der Entspannung oder eine Herzfrequenzänderung im Sinne einer Orientierungsreaktion. Besonders auffällig waren bei sämtlichen Patienten Ganzkörperbewegungen. Die vormals Regungslosen begannen, sich zu dehnen und zu recken, gerade so, als ob sie einer inneren Verkrampfung heraus sich lösen würden. Beeindruckender noch als diese objektivierbaren Meßdaten sind Intensität und Dichte des Kontaktes zwischen Patient und Therapeut, die bei außenstehenden Beobachtern tiefe Betroffen-

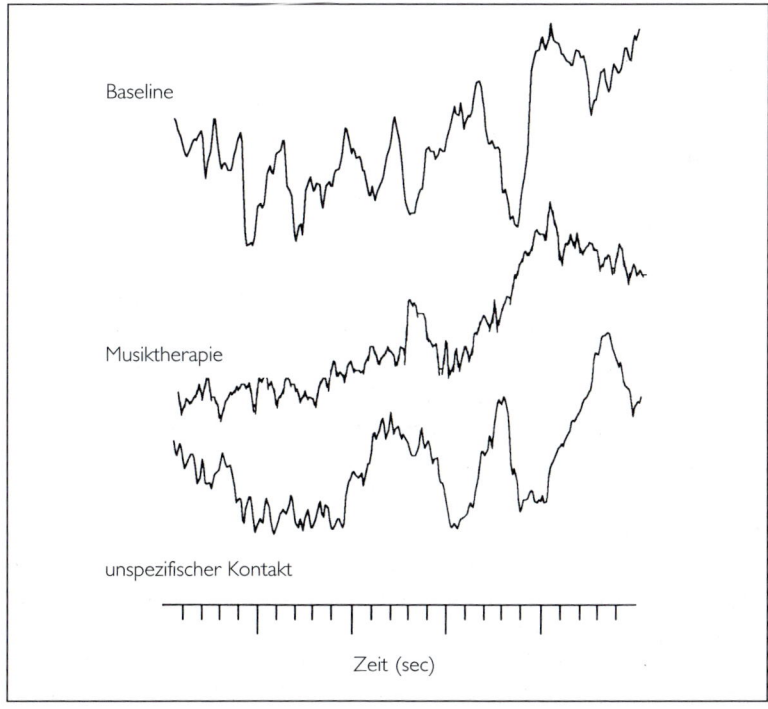

Baseline

Musiktherapie

unspezifischer Kontakt

Zeit (sec)

Abb. 5-1
Veränderungen der Hirnstromaktivität beim musiktherapeutischen Kontakt

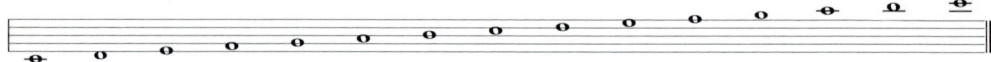

heit auslösten – etwa, wenn ein junges Mädchen langsam die Augen öffnete – nicht auf laute Aufforderung hin, sondern während die Musiktherapeutin leise zu ihr sang – etwa, wenn ein Patient einen Finger im Takt des Gesanges bewegte und damit zu verstehen gab: „Ich höre Dich" – etwa, wenn sich auf dem gequälten Gesicht einer jungen und immer schwächer werdenden Frau Frieden und Ruhe zeigten (vgl. Gustorff 1990).

Für die auf die Beseitigung körperlicher Defizite ausgebildeten Ärzte und Pflegende macht eine solche Sichtweise ein Umdenken notwendig. Sie verlangt von ihnen einen leibnahen und leibhaftigen, wenn nicht gar liebevollen Handlungsdialog, der ganz im Gegensatz steht zu dem aktiv-kontrollierenden, häufig fordernden Umgang mit Eingetrübten und Komatösen. Eine derartige „mütterliche" Form der Therapie und Pflege ist kreativ: sie überwindet das Denken in simplen Reiz-Reaktions-Mustern und eröffnet Freiräume, in denen sich der Patient und Therapeut zu einem höchst einmaligen Prozeß begegnen (vgl. Petersen 1990). Eingefahrene Wahrnehmungs- und Handlungsstrukturen, von denen es im Krankenhaus genug gibt, werden damit verlassen. Es sind die Bereitschaft, der Mut und die Offenheit zur „Improvisation", die Therapie und Pflege bewußtloser Patienten im wahrsten Sinne des Wortes zur Kunst – zur Heilkunst, zur Pflegekunst – werden lassen.

Literaturverzeichnis

Fröhlich, A.: Pädagogische Überlegungen um Thema Bewußtsein und Bewußtlosigkeit. In: Bienstein, Ch., Fröhlich, A. (Hrsg.): Bewußtlos. Eine Herausforderung für Angehörige, Pflegende und Ärzte. Verlag Selbstbestimmtes Leben Düsseldorf, 1994

Gustorff, D.: Lieder ohne Worte. Musiktherapie mit komatösen Patienten auf der Intensivstation. In: Musiktherapeutische Umschau 11 (1990) 120–126

Handich, H.-J.: Medizinische Psychologie in der Intensivbehandlung. Springer-Verlag Berlin-Heidelberg, 1987

Petersen, P.: Der Therapeut als Künstler. Junfermann-Verlag Paderborn, 1990

Teasdale, G., Jennett, B.: Assessment and prognosis of coma after head injury. Lancet II (1974) 81–84

Schara, J.: Einführung. Überlegungen zu einer humanen Intensivtherapie. In: Schara, J. (Hrsg.): Humane Intensivtherapie. Perimed-Verlag Erlangen

Schnaper, N.: The psychological implications of severe trauma emotional sequelae to unconsciousness. J of trauma 15 (1975) 94–98

Tosch, P.: Patients' recollections of their posttraumatic coma. J of neurosc nurse 20 (1988) 223–227

6 Musik auf der Intensivstation

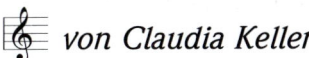 *von Claudia Keller*

Irgendwo klingelt unerbittlich ein Telefon, ... unterschiedliche Alarmsignale kommen aus verschiedenen Richtungen, ... vorübereilende, schnelle Schritte sind für einige Sekunden hörbar, ... jemand ruft lautstark einen Kollegen, ... der Monitor gibt durch ein monotones Piepsen den Herzschlag wieder, ... Türen schließen sich geräuschvoll, ... aus der Ferne hört man Stimmengewirr, ... Befehle wie: „Machen Sie die Augen auf!" werden gegeben, ... ein Container wird über den Gang gezogen ... und mitten in diesem Lärm befindet sich ein Mensch, ein schwerkranker Mensch auf einer Intensivstation.

Als eine auf einer operativen Intensivstation tätige Krankenschwester bezweifle ich, ob dies die richtige Atmosphäre zur Genesung ist. Bei uns (16 Betten, davon 85 % Beatmungsplätze) hat die Abschaffung von starren Besuchszeiten für nahestehende Personen des Patienten zum einen, wie auch die Gestaltung der einzelnen Intensivplätze (farbige Wände, Anbringen von patienteneigenen Bildern, Fotos und Gegenständen) sowohl bei den Betroffenen als auch bei den Angehörigen gute Resonanz gefunden. Des weiteren ist bei uns auch die Möglichkeit gegeben, einen Walkman, einen Kassettenrekorder oder ein Radio einzusetzen. Doch wie setze ich diese Hilfsmittel – gerade beim beatmenden Patienten – sinnvoll ein? [10]

In dieser Abhandlung möchte ich kurz meine Ergebnisse, die ich in dieser Hinsicht durch Nachforschungen gewinnen konnte, aber auch eigene Erfahrungen vorstellen.

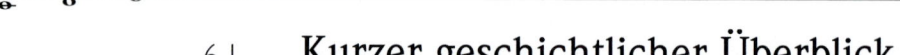

6.1   Kurzer geschichtlicher Überblick

Medicina sanat animam per corpus,
musica autem corpus per animam.

Die Medizin heilt die Seele durch den Körper, die Musik aber den Körper durch die Seele, behauptete schon Giovanni Pico della Mirandola im 15. Jhd. n. Chr. [1].

Überlieferungen aus dem alten Ägypten, Persien, Israel, der frühen griechischen Antike (ca. 1000 v. Chr.) weisen auf Heilwirkungen hin, die der Musik zugeschrieben wurden, wenngleich die magisch-mystische Komponente dieser Zeit nicht vergessen werden sollte. Aber schon 500 v. Chr. versuchten Pythagoräer den Einfluß der Musik mehr wissenschaftlich zu betrachten. Sie setzten die Harmonielehre der Töne mit der seelischen Harmonie in Verbindung. Die Wirkungsweise von Musik in der Medizin wurde über Jahrhunderte hinweg unterschiedlich diskutiert. So wurden um die Jahrhundertwende vermehrt Untersuchungen von Mentz (1895), Ferrari (1897), Diserens (1926) und Coleman (1921) durchgeführt, die den Zusammenhang des Musikerlebens mit Veränderungen von Blutdruck, Pulsfrequenz, Durchblutung, O_2-Verbrauch, Schweißsekretion und Muskelverspannung untersuchten. Doch meistens kamen sie zu gegensätzlichen Ergebnissen [2;10].

6.2   Musik und Pyrovasie

Neuere Studien befassen sich unter anderem mit dem analgetischen und anxiolytischen Effekt der Musik. Aus anderen Kulturkreisen ist diese Wirkung schon länger bekannt. Man denke nur an Pyrovasie (Feuertanz). Dieses Phänomen bleibt unverständlich für uns Abendländer. Verbrennungen II./III. Grades müssen nach unseren Erfahrungen die Folge einer solchen mehrminütigen Berührung mit dem Feuer sein.

Magie – Schwindel? Untersuchungen an der Freien Universität Berlin (1977; 1979) unter der Leitung von Xenakis bestätigen, daß das Feuerlaufen im Bereich der menschlichen Leistungsfähigkeit liegt. Bewegung, Motorik und Fixieren heiliger Bilder zu einer monoton rhythmisierenden Musik führen maßgeblich zu einem reduzierten Schmerzerlebnis wie auch zu einer verminderten Verletzung durch Hitze. Endokrinologisch gesehen läßt sich dieses Phänomen auf einen temporären Endomorphinüberschuß, eine durch Streßerhöhung ausgelöste ACTH-Ausscheidung und einen autohypnotischen Zustand zurückführen [3;10].

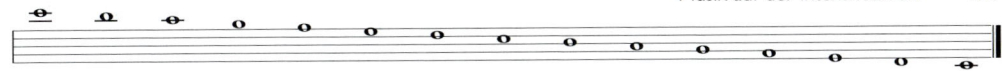

6.3 Analgetischer und anxiolytischer Faktor der Musik in der Geburtshilfe und Anästhesie

Wie schon erwähnt, befassen sich einige empirische Erhebungen mit Musik als anxiolytische und analgetische Komponente in der Medizin. Hier seien einige vorgestellt [4;10]:

Halpagos, Spintge, Droh, Kummet und Kogel untersuchten repräsentativ 200 Frauen kurz vor, während, bzw. nach der Entbindung. Deren Voraussetzungen betreffend Beruf, Nationalität und Vorbereitungskuse waren annähernd gleich. 100 Frauen konnten vor und während der Geburt Musik hören. Die anderen 100 erhielten diese Möglichkeit nicht. Diese Studie befaßte sich sowohl mit kognitiv-verbalen Beobachtungen, schriftlichen Befragungen und psychologischen Tests, als auch mit Messungen physiologischer Parameter (Herzfrequenz, Blutdruck, ACTH, ß-Endomorphin, Glucosespiegel, Lactat und Plasmaeiweiß). Die Messung der Parameter erfolgte bei einer Muttermundweite von 4–6 cm und am ersten postpartalen Tag. Die Kurven beider Gruppen in Bezug auf Blutdruck und Herzfrequenz waren annähernd gleich. Auffällig jedoch war, daß der Anstieg der Hormone in der Musikgruppe deutlich unter der der Kontrollgruppe lag [4a]. 81 % der musikhörenden Frauen gaben im nachhinein an, Musik als positiv empfunden zu haben. (Tab. 6-1)

Did music help you during the time waiting for your baby? *(Hat Ihnen die Musik die Wartezeit bis zur Geburt erleichtert?)*	n = 100
Yes	81 %
No	
♪ silence preferred *(Ruhe bevorzugt)*	4 %
♪ husband most important *(Ehemann wichtiger)*	2 %
♪ something else preferred *(Andere Dinge bevorzugt)*	2 %
Did not hear music consciously *(Habe die Musik nicht bewußt gehört)*	4 %
Not at all *(gar nicht)*	7 %

Tab. 6-1
Ergebnisse einer Studie über Musik hörende Frauen vor einer Geburt

In vielen Kliniken Deutschlands wird dieser anxiolytische Effekt bei Operationen in Spinal-/Epiduralanästhesie schon ausgenutzt. Die Patienten hören über Kopfhörer während des Eingriffs ihre gewählte Musik. Daß dies sehr sinnvoll erscheint, sei hier kurz skizziert. Ein japanisches Team untersuchte 30 Patienten im Alter von 14–70 Jahren (ASA I/II) vor, während und kurz nach

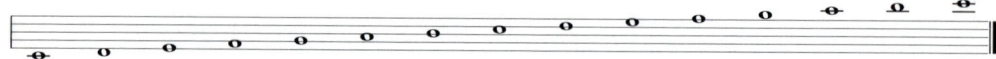

einer Operation (orthopädische Eingriffe, Prostatektomien, Hernien und Hysterektomie) in Epiduralanästhesie. Die Hälfte hörte Musik über Kopfhörer. Während bei Herzfrequenz, Blutdruck, Dopamin- und Adrenalinausschüttungen keine signifikanten Unterschiede festgestellt werden konnten, zeigte sich in der Kontrollgruppe, die keine Musik hörte, eine Stunde nach Operationsbeginn einen Anstieg von Noradrenalin und Cortisol.

Erwähnenswert sei auch, daß 10 von 15 Patienten der Musikgruppe intra- bzw. postoperativ eingeschlafen sind, während bei der Kontrollgruppe bis auf 3 Patienten alle wach blieben [4b]. Eine vergleichende Untersuchung über die anxiolytische Wirkung von Valium und Musik bei Patienten während einer Operation in Regionalanästhesie (Schhati-Chafai, Kau) ergab, daß gerade bei älteren Patienten, bei denen eine erhöhte Gefahr durch zuviel Sedativa gegeben ist, eine Sedierung mit Musik vorzuziehen ist. (Der Abbau von Diazepam ist bei älteren Menschen verlangsamt.) Der Sedierungsgrad durch Musikeinspielung ist mit dem des Valiums gleichzusetzen. (Es wurde in der Kontrollgruppe 2,5 mg Diazepam i. v. verabreicht.) [4c]

Aufgrund einer Studie (1981) von Droh und Spintge können 50 % der Sedativa eingespart werden, wenn vor und während einer Operation Musik angeboten werden würde [4c]. A. Kamin, H.-P. Kamin, Spintge und Droh unterstreichen auch, daß Musik ein wesentlicher Beitrag bei der Reduzierung von prä- und postoperativen Ängsten leiste [4d].

6.4   Problematik des Einsatzes von Musik auf Intensivstationen

Wenn man den vorliegenden Studien Glauben schenken darf, erweist sich der Einsatz von Musik in der Medizin als äußerst positiv. Es drängt sich geradezu der Gedanke auf, Musik auch auf Intensivstationen einzusetzen. Doch das Umfeld und auch der „Ist-Zustand" dieser Intensivpatienten ist ein anderer. Patienten, die vor einer Operation stehen, bzw. Frauen vor der Niederkunft, können sich ihre Musik selbst auswählen und sogar – aus einer spontanen Laune heraus – noch ändern. Viele der auf einer Intensivstation liegenden Menschen können sich nicht äußern, sind bewußtseinsgetrübt, komatös oder aus Therapiegründen durch Sedativa in komaähnlichen Zuständen gehalten. Wir als Pflegende, Ärzte und Betreuende wissen nicht, in welcher seelischen Verfassung der Patient sich momentan befindet. Möchte er gerade Musik hören? Wenn ja, welche Musik bevorzugt er augenblicklich [7]?

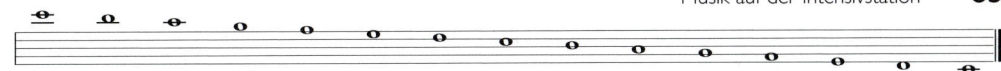

Wie wir alle aus eigener Erfahrung wissen, gibt es Menschen, die Musik „lieben", und andere, die Musik nur zu besonderen Anlässen hören. Mit manchen Musikstücken verbindet man gewisse Situationen und Gefühle. Die ein und dieselbe Person kann zu einer bestimmten Gegebenheit heute dieses, morgen jedoch ein völlig anderes Musikstück wählen [10]. Außerdem sind wir Pflegende nicht in der Lage, den Bewußtseinszustand eines komatös wirkenden oder sedierten Menschen einzuschätzen.

Wissenschaftliche Untersuchungen bestärken die Annahme, daß auch bewußtlos wirkende Patienten eine Wahrnehmungswelt haben. Bei dem sogenannten „Locked-In-Syndrom" (oft aufgrund Hirnstammläsionen) haben scheinbar Bewußtlose ein Erleben, ohne daß es für Außenstehende erkennbar ist [13]. Somit ist auch die oft verwendete Glasgow-Coma-Scale kein adäquater Gradmesser zur Beurteilung der Bewußtseinslage [14].

Denn gerade durch das Gehör, das in seiner Reizaufnahme im Gegensatz zum optischen Sinn (Blickrichtung) nicht räumlich gerichtet ist [1], kann der bewußtlose Mensch sehr viele Reize aufnehmen. Doch wieweit jener Patient diese auditiven Reize verarbeiten und deuten kann, ist nicht von einem Betreuenden erkennbar. Oft werden Traum und Realität miteinander vermischt [13]. Patienten haben berichtet, daß sie die Räumlichkeiten und die Geräte der Intensivstation als Raumstation deuteten; oder die ärztliche Visite wurde als Heer von Soldaten interpretiert. Und wenn jetzt noch Musik ertönt, wie mag der Patient dies wohl aufnehmen? Wir wissen es nicht.

Es sollte auch nicht vergessen werden, daß einige Intensivpatienten z. B. ein Schädelhirntrauma, einen Insult oder eine Hirnblutung erlitten haben. Laufen wir nicht Gefahr gerade durch ein Überangebot von Musik (Reizüberflutung) noch mehr Schaden anzurichten (Auslösen von Krämpfen, Spasmen) [5]? Inwieweit können neurochirurgische/neurologische Patienten überhaupt Musik verarbeiten [10]?

Eine nicht gerade geringe Anzahl von Menschen empfinden zudem Dauerberieselung mit Musik als Streß. Dieses Schaubild verdeutlicht das Streßempfinden in der Freizeit [6]. Auf einer Intensiveinheit herrscht per se eine gewisse Streßsituation. Wird also dieser Streß nicht noch durch Musik potenziert?

6.5   Musiktherapie

„Musik beginnt da, wo das Wort unfähig
ist, auszudrücken. Musik wird für das Un-
aussprechliche geschrieben; ich möchte sie

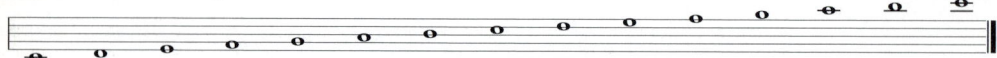

wirken lassen, als ob sie aus dem Schatten
herausträte und von Zeit zu Zeit wieder
dahin zurückkehrte. "
Claude Debussy [7]

Besteht also nicht trotz aller Einwände gerade auf einer Intensivstation die Chance durch Musik an den *Menschen* heranzukommen? Wie setzt man Musik dort am sinnvollsten ein [10]?

6.6   Grundzüge der Musiktherapie bei komatösen Patienten

An einigen Universitäten (Münster [5; 9], Witten/Herdecke [7] entstehen vermehrt Projekte, die sich mit dem Einsatz von musiktherapeutischen Elementen auf Intensiveinheiten befassen. Einer Einladung von Frau Dr. Gustorff nach Herdecke folgend, konnte ich anhand von persönlichen Gesprächen und Videoaufnahmen einen näheren Einblick in die praktizierende Musiktherapie bei komatösen Intensivpatienten gewinnen. Im Gegensatz zur herkömmlichen „aktiven" Musiktherapie, in der sich der Patient zur Musik bewegt oder auf einem Instrument spielt, müssen die Musiktherapeuten hier anders vorgehen. Das Mittel bzw. das Instrument der Wahl ist die eigene Singstimme des Therapeuten. Dr. Gustorff sieht in der eigenen Stimme die Möglichkeit sich am besten und genauesten auf den komatösen Patienten einzustellen. Als Orientierung dient der vom Patienten vorgegebene Atemrhythmus *(„Selbst der künstlich beatmete Patient oder mit maschineller Unterstützung Atmende zeigt bei der Gestaltung dieses Rhythmus Individualität")* [7;10].

Vor der ersten Therapieeinheit wird eine Musikanamnese durch Gespräche mit Angehörigen über das soziale und emotionale Umfeld erstellt. Eine Therapieeinheit erstreckt sich nur über max. 3 bis 8 Minuten, da es sonst für Therapeuten aber auch für den Patienten zu anstrengend wird. Es erweist sich als günstig jeden Tag diese Therapieform anzubieten [14]. Nachdem im Krankenzimmer für größtmögliche Ruhe gesorgt wurde, summt oder improvisiert der Therapeut zu der vom Patienten vorgegebenen Atmung. (Hierbei nimmt der Behandelnde auch körperlichen Kontakt zum Patienten auf, nimmt beispielsweise die Hand.) Alle Äußerungen – etwa die Veränderung der Atmung oder Bewegungen – beeinflussen die Art des Gesanges [7;10].

Dr. Gustorff beobachtet bei fast allen Patienten *„unabhängig von der Komatiefe und dem ursprünglichen Krankheitsbild, zu Beginn der Begegnung ein*

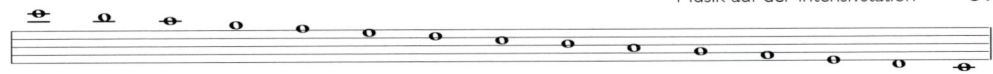

mehr oder weniger ausgeprägter Abfall der Herzfrequenz; dann im weiterem Verlauf, erhöht sie sich deutlich. Nach der Musiktherapie pendelt sich der Herzschlag auf der gewohnten Frequenz wieder ein. Die Atmung der meisten Patienten wird unter Musiktherapie tiefer, d. h. langsamer und weniger oberflächlicher" [7;10].

Auch Winter betont, daß durch den Rhythmus der angebotenen Melodien, Töne und Klänge eine Harmonisierung erzielt wird, die sich auf Atem- und Pulsfrequenz auswirkt [9;10]. Joachims hebt u. a. hervor, daß *„das Verpacken sprachlicher Mitteilungen in melodische Strukturen ... ganz anders an ... (kommt) ... als die rein sprachliche Form"* [8;10]. Joachims singt den *„in sich verschlossenen Menschen Kinder-, Wiegen-, Abend-, und Weihnachtslieder oder auch andere ruhig fließende, in früher Kindheit geprägte Melodien (Musikanamnese)"* ... (vor, um so) ... *Erinnerungsspuren an sehr frühe, angstfreie Zeiten ... (wachzurufen) ... und somit eine entscheidende Hilfe zum Aufbau eines neuen Urvertrauens..."* (zu ermöglichen) [8;10]. Die Therapeutin Frau Dr. Gustorff zählt in einer ihrer Publikationen [7] einige konkrete Beispiele über den Erfolg ihrer Arbeit auf:

♪ *Ein junges Mädchen, das langsam die Augen öffnet – nicht auf laute Aufforderung hin, sondern während die Therapeutin durch leises Singen zur ihr trat.*

♪ *Der Patient, der einen Finger im Takt des Gesanges bewegt und ihr zu verstehen gibt, „Ich höre dich".*

♪ *Eine junge, immer schwächer werdene Frau, auf deren Gesicht sich Frieden und Ruhe zeigte* [7;10].

6.7 Ein Fallbeispiel

Besonders beeindruckt hat mich folgende von Frau Dr. Gustorff angefertigte Videoaufnahme [14]:

Ein 52jähriger selbständiger Geschäftsmann, Vater von zwei erwachsenen Töchtern, erwachte nach einer orthotopen Herztransplantation für eine kurze Zeit, war ansprechbar, trübte aber dann ein und wurde komatös. Es wurde der Verdacht auf hypoxischen Hirnschaden geäußert. Der Haushalt des Patienten wurde von der Ehefrau als amusisch bezeichnet. Die Musiktherapie wurde aufgenommen als sich der Patient schon 30 Tage auf der Intensivstation mit gleichbleibender schlechter Vigilanz befand.

Anhand der Videoaufnahmen konnte man deutlich beobachten wie der Geschäftsmann von Therapieeinheit zu Therapieeinheit wacher wurde. Frau Dr. Gustorff sang zu seinem anfänglich noch kontrolliert-assistierten Atemrhyth-

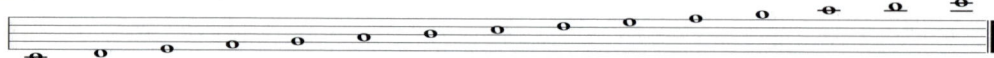

mus ein kirchlich angelehntes Motiv, welches sich durch die ganzen folgenden Therapieeinheiten zog. Schon in der ersten Therapieeinheit hatte man das Gefühl, daß der Patient leicht den Kopf zu der Singenden hinneigte. In der 5. Sitzung öffnete der Geschäftsmann spontan die Augen, fixierte aber noch nicht. (Bis zu diesem Zeitpunkt hatte er noch nie – auch nach den üblichen Aufforderungen der Ärzte und des Pflegeteams hin – die Augen geöffnet.) In der 7. Begegnung nahm er Blickkontakt mit Frau Dr. Gustorff auf und bewegte seine rechte Hand zur Singenden. (Bis dahin wirkte der Patient weiterhin bei den Visiten tief komatös). In der 8. Therapieeinheit nickte der Patient bei der Verabschiedung der Therapeutin zu. Den linken Arm bewegte er in der 10. Sitzung erstmals. Hier nahm er auch gezielten Blickkontakt durch bewußtes Drehen des Kopfes zu Frau Dr. Gustorff auf. In der 12. Therapieeinheit beteiligte sich der Patient zeitweise aktiv an der Therapie, indem er den Gesang mit dem linken Arm kurz, aber erkennbar dirigierte. 20 Tage nach Aufnahme der Therapie, in der 13. und letzten Sitzung, konnte der Geschäftsmann in einen Sessel mobilisiert werden. Der Patient zupfte auf einem Saiteninstrument zu den Improvisationen der Therapeutin. Der Patient konnte später wieder seinen Beruf aufnehmen [14].

Bei einer späteren Befragung durch den Klinikpsychologen berichtete der Geschäftsmann folgendes über seine Empfindungen und Eindrücke während seines Intensivaufenthaltes:

„Er habe in der Zeit der Bewußtseinstrübung die Intensivstation als in höchstem Maße bedrohlich erlebt. Er selbst habe das Gefühl gehabt, er befände sich auf einem Schlachtfeld und müsse sich totstellen, um nicht von „umhermarodierenden Rittern", – damit ist das Behandlungspersonal gemeint – getötet zu werden. In seiner Verkennung der Situation deutete er die rote Blutdruckmanschette über dem Krankenbett als Feuerlöscher, das Hämofiltrationsgerät als Bombe, die ständig zu explodieren drohe. Die Kontaktaufnahme durch die Musiktherapeutin, ihre persönliche Ansprache bedeuteten für ihn, so die Worte des Patienten, „neues Leben" Er erkennt, daß er „nicht mehr umgebracht, sondern am Leben erhalten werden" soll. Die bedrohliche und qualvoll erlebte Stimmung der Selbstaufgabe löst sich auf, der Patient, so seine Einschätzung, entscheidet sich für das Leben."

Darüber hinaus gab der Geschäftsmann an, bei Personen, die ihn laut und formelhaft ansprachen, das Gefühl gehabt zu haben, daß diese sich seiner bemächtigen wollten. Während der 1. Musiktherapie-Sitzung erkannte der Geschäftsmann die Melodie nicht als von einer menschlichen Stimme hervorgebracht. Er dachte, sie sei von einer Schalmei (mittelalterliches Blasinstrument) gespielt worden. Die Musik sei wunderschön gewesen [14].

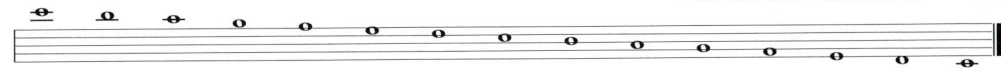

6.8 Erfahrungen mit Musik aus Walkman, Kassettenrekorder, CD-Player und Radio

Doch in vielen Krankenhäusern ist Musiktherapie noch Utopie. Was können nun wir als Pflegende und Betreuende von Intensivpatienten tun, in deren Klinik diese Angebot nicht besteht? Besteht nicht die Möglichkeit, unter Berücksichtigung der schon erwähnten Problematik bei dem Einsatz von Musikgeräten, diese doch zu benutzen, um einen Hauch dessen zu erreichen, was eine Musiktherapie bewirken kann [10]?

Ich möchte nun hier einige meiner Erfahrungen aufzeigen, die ich in 6 Jahren Intensivpflege mit Musik aus Walkman, Kassettenrekorder, CD-Player und Radio sammeln konnte:

♪ Angelehnt an den Aufbau einer Musiktherapie scheint es mir sinnvoll zuerst für die größtmögliche Ruhe im Patientenzimmer zu sorgen. Das jeweilige Abspielen von Musik sollte sich auf ein bis zwei Musikstücke beschränken (max. 10 Minuten), um so eine eventuell drohende Reizüberflutung zu vermeiden.

♪ Die angebotene Musik sollte davor mit Personen ausgesucht werden, die den Patienten sehr gut kennen.

♪ Beim Einsatz des Walkmans beim komatös wirkenden Patienten empfehlen Bienstein und Fröhlich die Kopfhörer nicht aufzusetzen, sondern neben den Patienten zu legen, um so der Person zu ermöglichen, den Kopf wegzudrehen, bzw. „seine Ohren zu verschließen" [10;11].

♪ Es bietet sich an, einen Kassettenrekorder bzw. CD-Player einzusetzen, da man als Betreuende die Reaktionen des Patienten wahrnehmen kann.

♪ Um den erwünschten Effekt der dargebotenen Musik zu erreichen, sollte die Lautstärke sehr leise gewählt werden, da die arbeitende und sich dabei bewegende Pflegekraft die aufgelegte Musik oft als sehr leise einstuft; der Patient diese aber als sehr viel lauter empfindet.

♪ Ungünstig ist natürlich auch, wenn der Musik hörende Patient kein Einzelzimmer hat. Denn, was dem einen gefällt, muß noch lange nicht dem Nachbarn zusagen.

♪ Immer wenn die Patienten Musik hören, sollten sie beobachtet werden.

♪ Bei vielen Patienten konnte ich während der Musikeinspielung einen Abfall der Herzfrequenz und/oder einen gleichmäßigen, tiefen Atemrhythmus beobachten. Dieser Effekt tritt vermehrt auf, wenn beim Einschalten des Gerätes immer das gleiche Musikstück erklingt.

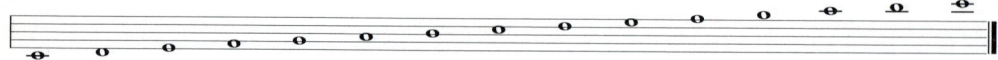

Doch nicht immer wirkt sich die vermeintliche Lieblingsmusik positiv aus:

Ein junges Mädchen (SHT) bekam über Kopfhörer ihre bevorzugte Heavy-Metal-Musik zu hören. Sie reagierte mit Spasmen darauf. Im Nachhinein hat sich herausgestellt, daß die Patientin zum Zeitpunkt des Unfalls genau diese Musik hörte und sich beim Vorspielen der Kassette nicht aktiv (z. B. durch Weinen) mit dem Geschehen auseinandersetzen konnte [10;11].

Noch ein Wort zur Rock-/Popmusik: Allgemein wird angenommen, daß gerade ruhige und getragene Musik besser geeignet ist zur Genesung beizutragen. So werden nicht zu Unrecht gerade in Wartezimmern von Arztpraxen, in Empfangsbereichen von Hotels, in Kosmetiksalons, beim Friseur oder auch in Kaufhäusern leise „Backroundmusic" (leichte Klassik, aber auch sogenannter „Happy-Sound" im James-Last-Stil) verwendet, um so die Klienten in eine positive Grundstimmung zu versetzen. Man darf aber nicht vergessen, daß gerade von Jugendlichen Rock-/Popmusik als Transportmittel genutzt wird, um sich so aus einer angstbetonten (Krankenhaus) innerlich in eine freude- und entspannungsbetonte Situation (Party oder Diskothek) zu versetzen [1]. Interessant ist ferner folgende Erfahrung:

Es ist schwer, bei Berufsmusikern bzw. bei eingefleischten Musikliebhabern die richtige Musik zu finden. Die meisten dieser als musikalisch eingestuften Patienten zeigten in irgendeiner Form eine ablehnende Haltung gegenüber der angebotenen Musik.

Völlig falsch und gefährlich scheint es mir, Patienten in extremen Streßsituationen zusätzlich mit Musik aus der Retorte zu bombardieren. Diesen Patienten sollte man die wenigen wirklichen Ruhepausen gönnen. Erst wenn sich der Kranke in einem gewissen stabilen Allgemeinzustand befindet, sich eine Routine im Tag- und Nachtablauf eingestellt hat, und sich die sogenannte Frührehabilitationphase anbahnt, fruchten vielleicht Versuche mit Musik.

Fast ausschließlich Schönes und Positives konnte ich mit singenden Angehörigen erfahren. Alle Patienten, an deren Bett nahestehende Personen den Mut fanden zu singen, beruhigten sich entweder bei motorischer Unruhe, bzw. komatös wirkende Menschen zeigten Aufwachreaktionen. Leider kann man nur selten Angehörige dazu bewegen ein Lied am Krankenbett anzustimmen.

Aber manchmal kann man Freunde oder Familienangehörige motivieren daheim etwas zu singen und auf Kassette aufzunehmen. So hat man u. a. auch die Möglichkeit Kinder mit einzubeziehen, denen der Zutritt auf eine Intensivstation meistens untersagt ist.

Ein anderer kritischer Punkt ist der Einsatz des Radios. Die meisten Musiktherapeuten raten wegen der Gefahr der Reizüberflutung davon ab. Doch

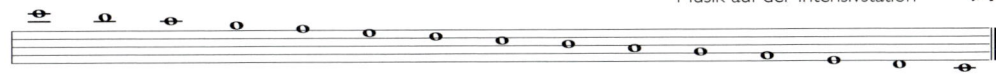

auch hier kann ich mich konkret an zwei Patienten erinnern, bei denen sehr oft das Radio eingeschalten wurde, und die sehr positiv darauf reagierten.

Niemand fand Kontakt zu einer 30jährigen Patientin mit Verdacht auf hypoxischen Hirnschaden nach Reanimation. Die Frau starrte über Tage hinweg apathisch zur Decke und zeigte keinerlei Reaktionen auf Ansprache seitens des Behandlungspersonals, bis ein Kollege zum Waschen das Radio anmachte. Plötzlich ging ein Lächeln über das Gesicht der Frau und sie hatte einen vorher noch nie bemerkten Gesichtsausdruck von Zufriedenheit. Vielleicht brachte das Radio mit Nachrichten, Werbung und Musik Bekanntes und Vertrautes ins Krankenzimmer? Ein älterer Patient, der nach einer Vier-Quadranten-Peritonitis über fast zwei Wochen kontrolliert beatmet und somit kräftigt sediert wurde, bestätigte mir später, daß er das Laufen des Radios als positiv empfunden hatte, weil so der Kontakt zur „Außenwelt" aufrechterhalten wurde. (Er erzählte mir übrigens Einzelheiten über den Beginn des Golfkrieges, die er durch die Nachrichten mitbekommmen hatte, obwohl er zu diesem Zeitpunkt tief sediert wurde).

6.9   Epilog

Ich möchte noch einmal betonen, daß gerade die im letzten Kapitel angesprochenen Vorschläge von meinen eigenen Erfahrungen herrühren und keinesfalls wissenschaftlich belegt sind. Andere Pflegende haben einen ganz anderen Erfahrungsschatz mit dem Einsatz von Musik. Da es immer noch keine empirischen Studien zu diesem Thema gibt, wäre es schön, wenn diese Abhandlung zu einem regen Erfahrungsaustausch anregen könnte.

Literaturverzeichnis

[1]   Spintge, R.; Droh, R.: Musik-Medizin-Physiologische Grundlagen und praktische Anwendungen; Gustav Fischer Verlag. Stuttgart-New York 1992

[2]   Strobel, W.; Huppmann, G.: Musiktherapie. Verlag für Psychologie, Dr. C. J. Hogrefe, Göttingen-Toronto-Zürich (1978)

[3]   Canacakis-Canas, J.: Der analgetische und anxiolytische Faktor in der Musik seit eh und je (weitere Angaben unbekannt)

[4]   Musik in der Medizin; 2. Internationales Symposium, Sportkrankenhaus Hellersen Lüdenscheid, 6./7. Okt. 1984, Herausgegeben von R. Spintge und R. Droh; Hoffmann La Roche AG, Grenzach-Whylen, 1985 Edition „Roche" Basel

[4a] Halpag, B.; Spintge, R.; Droh, R.; Kummet, W.; Kogel, W.: Angstlösende Musik in der Geburtshilfe

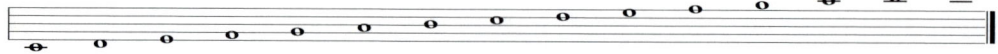

[4b] Tanioka, F.; Takazawa, T; Kamata, S.; Kudo, M.; Matsuki, A.; Oyama, T.: Hormonal Effect of Anxiolytic Music in Patients during Surgical Operations under Epidural Anaesthesia

[4c] Sehhati-Chafai, GH.; Kau, G.: Vergleichende Wirkung über die anxiolytische Wirkung von Valium und Musik bei Patienten während einer Operation in Regionalanästhesie

[4d] Kamm, A.; Kamm, H. P.; Spintge, R.; Droh, R.: Musik als Beitrag zur Reduzierung prä- und postoperativer Ängste in der Anästhesie

[5] Ünal, L.; Bode, S.: Musik als Heilkunst. Hausarbeit an der Westfälischen Wilhelms-Universität Münster (1993)

[6] Lücker: Die erfolgreiche Zahnarztpraxis. Spitta Verlag Gmbh & Co, Mai 1994

[7] Gustorff, D.: Lieder ohne Worte. Musiktherapeutische Umschau 11 (1990), 120–126

[8] Joachims, S.: Singend miteinander verbunden sein ...; Musiktherapeutische Umschau 11 (1990) 127–131

[9] Winter, U.: Musiktherapie in der Intensivpflege. – Abstracts – Tag der Intensivpflege, 20.8.1993; Weiterbildungstätten für Intensivpflege an den Medizinischen Einrichtungen der Westfälischen Wilhelms-Universität Münster

[10] Keller, C.: Musik in der Intensivpflege (?) In: Intensiv-Fachzeitschrift für Intensivpflege und Anästhesie, 3 (1995), Georg Thieme Verlag Stuttgart-New York

[11] Bienstein, C.: Fröhlich, A.: Basale Stimulation in der Pflege; Verlag für selbstbestimmtes Leben, Düsseldorf 1991

[12] Willms, H. (Hrsg.): Musik und Entspannung; Gustav Fischer Verlag, Stuttgart-New York 1977

[13] Hannich, H. J.; Dierkes, B.: Ist Erleben im Koma möglich? In: Intensiv-Fachzeitschrift für Intensivpflege und Anästhesie, 4 (1996), Georg Thieme Verlag Stuttgart-New York

[14] Gustorff, D.: Musiktherapie bei komatösen Patienten auf der Intensivstation; Inaugural-Dissertation, Witten/Herdecke 1992

7 Musiktherapie im Rahmen der Behandlung von chronischen Schmerzen bei einer krebskranken Patientin

 von Dagmar Karambadzakis und Bernd Stefanides

Das Leiden unter chronischen Schmerzen beeinträchtigt nicht nur den Betroffenen selbst, sondern auch seine soziale Umwelt. Dieser gesellschaftliche Druck führte dazu, daß innerhalb der letzten 25 Jahre das Thema Schmerz eine erhebliche Neubewertung erfahren hat. Besonders die Grundlagenforschung nahm eine stürmische Entwicklung, mit der die ärztliche Aus- und Fortbildung jedoch nicht Schritt halten konnte. Daß die derzeitige medizinische Betreuung schmerzkranker Patienten noch nicht ausreicht, liegt auch an der häufig monodisziplinären Versorgung solcher Patienten. Flor (1994) beklagt, daß bei der Behandlung chronischer Schmerzen, die stets körperliche und psychische Komponenten haben, immer noch das Mißverständnis vorherrscht, daß Schmerz ein ausschließlich körperliches Problem ist und vor allem mit medizinischen Mitteln behoben werden soll. In langjährigen Studien wurden die psychobiologischen Grundlagen chronischer Schmerzen erforscht und wirksame interdisziplinäre Schmerztherapien entwickelt und in Zusammenhang mit Ärzten erprobt (Flor 1991). Die Untersuchungen zeigten, daß es den interdisziplinär (von Psychologe, Arzt und Physiotherapeut) behandelten Patienten im Durchschnitt um 48 % besser als den nicht bzw. ausschließlich klassisch körperlich behandelten Patienten ging. Ein Musiktherapeut ist im Behandlerteam in der Inneren Medizin leider noch selten. Stellvertretend für die wenigen in der deutschsprachigen Literatur beschriebenen Ansätze soll hier der Schweizer Arzt Josef Escher (in Decker-Voigt/Escher 1994, S. 180) zitiert werden: *„Musiktherapie als eine Form der Kunstthera-*

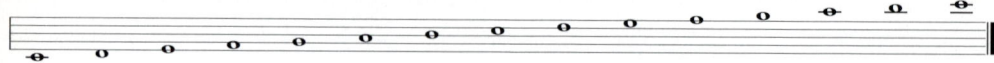

pie und Psychotherapie sensibilisierte das gesamte medizinische Team, Ärzte und Pflegepersonal für die Bedeutung der psychoemotionalen Seite des Patienten ... und bedeutet als Strukturmittel für die Innere Medizin im Sinne einer ganzheitlichen Behandlung eine wesentliche Bereicherung, auf die ich keinesfalls mehr verzichten möchte.“

Es fällt auf, daß ein besonderes Engagement für den Einsatz von Musiktherapie von den Ärzten ausgeht, für die Musik auch im persönlichen Leben eine besondere Rolle spielt. Auch in der Literatur (Neumayr 1988) findet sich der Hinweis, daß Ärzte in überdurchschnittlicher Häufigkeit eine besondere Zuneigung zum aktiven oder passiven Musizieren erkennen lassen. Über ein mangelndes Interesse von seiten der Medizin kann nicht geklagt werden, es ist der derzeit dramatische Einsparungszwang, der der weiteren Integration der Musiktherapie in der Inneren Medizin kaum eine Chance gibt. Die vorliegende Arbeit entstand in Zusammenarbeit mit der Schmerzambulanz des Rudolf-Virchow-Krankenhauses Berlin, die die Patientin vermittelte und der Ambulanz für Psychotherapie und Psychodiagnostik der Humboldt-Universität zu Berlin, wo ich methodologische Unterstützung und Supervision erhielt.

7.1   Zum Symptom Schmerz

Bis heute gibt es keine objektive, allgemeingültige Bestimmung *des* Schmerzes. Schmerz ist immer subjektiv. Jeder Mensch lernt den Gebrauch dieses Wortes auf Grund von eigenen Erfahrungen im Zusammenhang mit Verletzungen in der frühen Kindheit (Weber 1991). Das Erlernen von Schmerzen wird von folgenden Faktoren bestimmt (Svoboda 1986):
- ♪ Kulturelle und soziale Einflüsse
- ♪ Effekt der frühen Erfahrung in der Familie
- ♪ Umkonditionierung von Schmerzreizen (u. a. Belohnung für das Ertragen von Schmerz)
- ♪ Situative Bedeutung (Schmerz wird ertragen, wenn man z. B. nach Krieg oder Krankheit mit dem Leben davon gekommen ist)

Daß Schmerzwahrnehmung ein Lernprozeß ist, zeigt auch folgende Beobachtung:

Wird auf Schmerz mit viel Zuwendung (z. B. durch den Ehepartner) reagiert, ist das Schmerzerleben deutlich höher, als bei Patienten, deren Partner den Schmerz eher ignorieren und dafür auf gesundes Verhalten positiv reagieren (Flor 1994). Dieses operante Erklärungsmodell ist jedoch differenziert zu betrachten und sollte nicht zu einem pauschalen Unterlassen von Zuwendung führen. Zuwendung sollte nach dieser Theorie vor allem auf Bewälti-

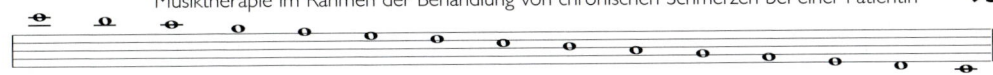

gungsversuche wie Aktivitäten, Humor und Entspannung erfolgen (Koch und Stump 1989). Patienten mit chronischen Schmerzen verfügen im Vergleich zu Gesunden über eine veränderte Bewertung und Verarbeitung persönlich bedeutsamer Belastungssituationen. So kommt es u. a. zu einer deutlichen Zunahme der Muskelspannung in dem Muskel, der vom Schmerz betroffen ist. Diese Muskelspannung geht auch nur sehr langsam wieder auf das Ausgangsniveau zurück. Die Ursache liegt in einer verminderten Wahrnehmungsfähigkeit für Spannungsveränderungen des Körpers. Schmerzpatienten schätzen sich selbst eher als hilflos und passiv ein, empfinden weniger Kontrolle über ihr Leben und Schmerzerleben als Gesunde. Dadurch wird auch die Ausschüttung der körpereigenen schmerzhemmenden Substanzen (der endogenen Opioide) beeinträchtigt, wie neuere Untersuchungen (Flor 1991) zeigen. Beim Schmerzerlebnis muß man immer zwischen Empfinden und Erleiden zwei voneinander unabhängigen Komponenten unterscheiden.

7.2 Schmerzen bei Krebserkrankung

Krebserkrankung und Schmerz stehen in einem engen Bedeutungszusammenhang. Besonders für den Krebspatienten selbst, der häufig von der Angst vor unbehandelbaren Scherzen im Krankheitsverlauf beherrscht wird. Schmerz steht auch an erster Stelle der Symptomliste der onkologischen Pflegedienste (Seemann 1989). Dabei fällt auf, daß als „Krebsschmerzen" die Schmerzen bezeichnet werden, die im Terminalstadium der Erkrankung auftreten. Die Schmerzsyndrome im Verlauf von Krebserkrankungen wie die Therapiefolgestörungen in der folgenden Fallstudie, finden noch zu wenig Beachtung. Psychotherapeutische Einflußnahme wird meist auf Patienten mit Pharmakotherapieresistenz beschränkt, also dann, wenn nichts anderes mehr anschlägt (Seemann 1989). Angst und Unsicherheit beeinflussen die Schmerzwahrnehmung bei Krebserkrankungen mehr als bei anderen Erkrankungen. Schon mit der Krebsdiagnose erfolgt ein „Sturz aus der normalen Wirklichkeit" (Gerdes 1986) in die beängstigende Nähe des eigenen Todes.

Krebs wird mit Hilflosigkeit, Einsamkeit und Unberechenbarkeit assoziiert. Solche Gedanken und Gefühle verstärken die auftretenden Schmerzen, die wiederum zu einer übertriebenen Selbstbeobachtung und folglich zur Überschätzung der Schmerzintensität führen. Die Auswirkung des Schmerzes auf die Aktivität und auf die Lebensfreude sind dann besonders hoch, wenn die Betroffenen die Schmerzursachen im Krebsgeschehen vermuten (Daut/Cleeland, zit. nach Bergmann 1986). Insgesamt können wir von einer engen wechselseitigen Bezogenheit von emotionalem Befinden und Schmerz besonders bei Krebserkrankungen ausgehen. Diese als reaktiv erkannten Störungsbilder

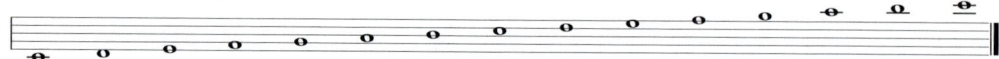

werden vorzugsweise mit Psychopharmaka behandelt. Was mit Bezug auf Angstreduzierungen durchaus seine Berechtigung hat. Dennoch ist es nötig, daß schwere anhaltende Scherzen multifaktoriell, d. h., auf all den Ebenen, auf denen sie beeinträchtigend wirken, behandelt werden sollten (Seemann 1992). In diesem Zusammenhang kann Delbrück (1989) erwähnt werden, der die derzeitige Mammakarzinom-Nachsorge stark kritisiert. Sie sei zu einseitig und unrealistisch, weil die Nachsorge somatogen und zu speziell auf die Erkennung von Rezidiven ausgerichtet sei. Dieses kostenaufwendige „Rezidivsuchprogramm", in das die Patientinnen jahrelang einbezogen sind, führe zu keiner nennenswerten prognostischen Verbesserung des Mammakarzinoms und verunsichert die Patientinnen in hohem Maße. Die ständige Angst vor einem möglichen Rezidiv war auch erstes Thema in der Selbsthilfegruppe, zu der ich Kontakt habe. Bei mehr als einem Drittel der Patientinnen liegen nach der Mastektomie beträchtliche psychische Störungen vor, die sich in Depressionen, innerer Unruhe, Ängsten, Lethargie oder psychosomatischen oder neurologischen Reaktionen äußern können.

Delbrück (1989) fordert, daß die Nachsorge ganzheitlicher, individueller und an einer stärkeren Einbeziehung der Patientinnen orientiert sein muß.

7.3   Der Teufelskreis des Schmerzes

Die Physiologie des Schmerzes soll hier nicht näher erläutert werden. Betrachtet werden soll dagegen der Teufelskreis des Schmerzes (Teegen 1992), an dem die Psychotherapie ansetzen kann. Schmerzsignale, die über die Schaltstelle im Rückenmark zum Gehirn weitergeleitet werden, wirken ähnlich wie Angstsignale und bewirken eine Alarm- und Streßreaktion des Körpers, so daß automatisch Muskelreflexe und Muskelspannungen ausgelöst werden, die wiederum den Schmerz verstärken. Schmerzen führen zu Verspannungen, Verspannungen verstärken Schmerzen. Niedergedrückte, ängstliche und hoffnungslose Stimmungen, die unter Schmerzen entstehen, verstärken wiederum Schmerzempfinden und -verspannung. Schonhaltung, Angst und niedergedrückte Stimmung manifestieren sich auch in der Körperhaltung (gebeugte Haltung, hochgezogene Schultern). Dadurch werden Muskelspannungen chronisch fixiert. Diese Körpergeste und die damit verbundenen Emotionen erschweren eine gezielte Problemlösung. Der immerwährende Kreislauf beim chronischen Schmerz zieht Veränderungen in der Gehirntätigkeit nach sich, die den Schmerz selbst ohne körperliche Schmerzreizung aufrechterhalten können (Flor 1994). Um die Hirnaktiviät auf Schmerzen wieder zu normalisieren, sind u. a. die Streß- und Schmerzreagibilität und die Muskelspannung

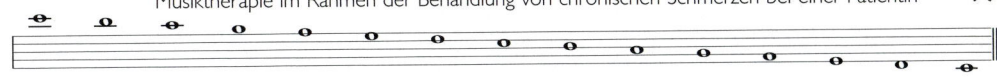

zu reduzieren und die Körperwahrnehmung zu verbessern. Die psychotherapeutischen Interventionen sprechen Schmerzempfindung, körperliche Verspannung und seelisches Befinden an und sollen so den Schmerzkreis unterbrechen.

7.4 Ansatzpunkte für medizinische und psychotherapeutische Interventionen zur Unterbrechung des Schmerzkreises

Schmerzmittel
- ♪ Gezielte Lenkung der Aufmerksamkeit
- ♪ Vorstellungsübungen zur Schmerzlinderung
- ♪ Innerer Dialog mit dem Schmerz
- ♪ Imaginationen zur Stärkung des Wohlbefindens im musikalischen Ruhebild
- ♪ Systematische Desensibilisierung
- ♪ Hypnose

Schmerzen

**Massage/
Krankengymnastik**
- ♪ Entspannungs- und Atemübungen
- ♪ Musikhören
- ♪ Regulative Musiktherapie
- ♪ Schmerzausdruck (Entäußerung der Emotionen über Mimik, Gestik, kreatives Gestalten, musikalisches Gestalten

Verspannungen

Seelisches Befinden

Psychopharmaka
- ♪ Klärung der Zusammenhänge zwischen Schmerz und situativen Bedingungen
- ♪ Förderung von Gefühlsausdruck, aktiver Bewältigung und sozialer Kompetenz
- ♪ Durch aktive Musiktherapie Klärung der emotionalen Lebensgeschichte im musikalischen Lebenspanorama
- ♪ Positive Neuorientierung von Selbst- und Lebenskonzept

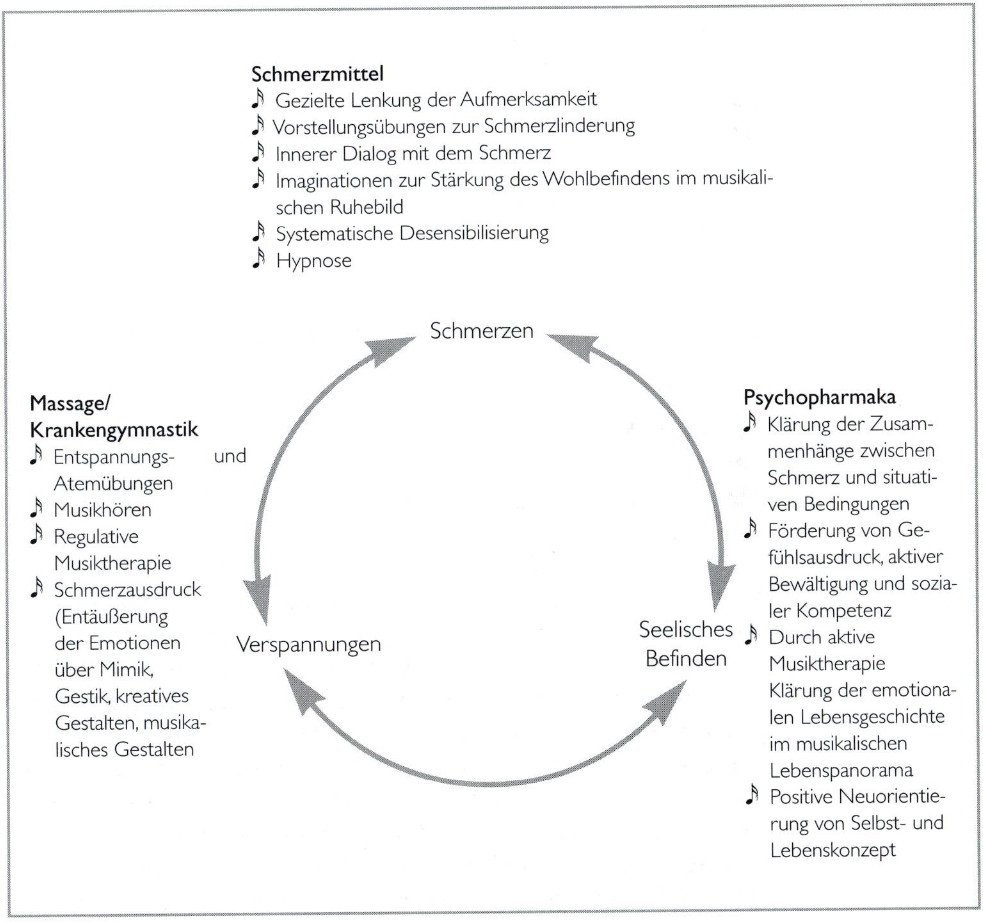

Abb. 7-1 Ansatzpunkte für medizinische und psychotherapeutische Interventionen zur Unterbrechung des Schmerzkreises (nach Teegen 1994, S. 81)

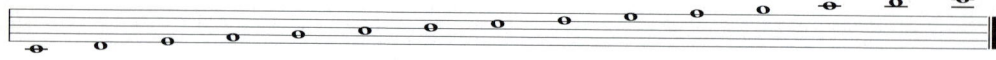

7.5 Beitrag der Musiktherapie in der Schmerzbehandlung

Was kann die Musiktherapie im Rahmen dieser psychotherapeutischen Interventionen leisten und welche Wirkungen kommen zum Tragen?

Musik kann Verspannungen lösen, z. B. durch Musik hören. Schon im Mutterleib nimmt der Mensch eine unendliche Vielzahl von Geräuschen und Klängen auf, die seine Hirnelektrizität unterhält. An diese „sichernde Höhle" (Decker-Voigt 1985) kann er sich ein Leben lang erinnern, wenn er sich zurückzieht und „seine" Musik hört. Im therapeutischen Bereich wird unter anderem dieses Phänomen ausgenutzt, chronische Verspannungszustände zu mildern oder zu lösen. Musik allein ist weder entspannend, noch nicht-entspannend. Die Wirkung der Musik ist von den innerpsychischen Voraussetzungen des Hörers (wie Motivation, Stimmung, Einstellung, Bedürfnisse, Konstitution) abhängig. Musik wird als entspannend empfunden, wenn sie im Einklang mit der momentanen inneren Disposition erlebt wird. Der Entspannungseffekt bei langsamer Musik tritt in der Zeit des Musik hörens ein. Bei lauter, schneller Musik kommt es zur Abreaktion (häufig mit Körperbewegungen verbunden) mit anschließender Entspannung (Gembris 1985). Atemübungen, die mit dem Musik hören kombiniert werden, haben sich in der Onkologie besonders bei Schmerzepisoden und bei Kriseninterventionen bewährt. Während die therapeutische Bedeutung des Musik hörens „allgemein gesagt in der Entfaltung emotionaler Wirkung im konzentrativen Mithören und Üben von Hingabefähigkeit" (Geller, zit. nach Strobel/Huppmann 1991, S. 83) liegt, dient die regulative Musiktherapie dem Abbau und der Regulierung von Fehlspannungen. Dies geschieht durch ein aktives, bewußtes Geschehenlassen bei aufmerksamer Wahrnehmung von Musik, des eigenen Körpers, der vorhandenen Gedanken, Gefühle und Stimmungen ohne konzentrierte Willensanspannung (Schwabe 1987). Die Gelassenheit, die erreicht werden soll, scheint mir gerade bei Krebspatienten mindestens so hilfreich, wie der Abbau von Fehlspannungen. Verspannungen können sich auch über den musikalischen Schmerzausdruck lösen. Es kommt im Sinne einer Katharsis zur Entäußerung der meist aufgestauten Emotionen über die Stimme oder über ein Instrument, mit dem der Patient den „Klang des Schmerzes" assoziiert (Beispiel: Kleiner Gong bei schrillem, scharfem Oberflächenschmerz). Aktives Musizieren beeinflußt auch das seelische Befinden des Patienten, indem es im geschützten, angstfreien Raum eine spontane und elementar musikalische Gefühlsäußerung ermöglicht, die mit verschiedenen Sinnen erlebbar und verarbeitbar ist. Im instrumentalen Spiel der Improvisation, mit oder ohne Thema, sind dem

Musiktherapeuten verschiedene musikalische Interventionen möglich. Zum Beispiel kann er das Spiel des Patienten mit einem Grundrhythmus stützen oder begleiten. Wenn er einen Impuls aufgreift, kann er diesen ggf. verstärken, spielt er genau das gleiche wie der Patient, dann will er ihn spiegeln. Eine höhere Eigenständigkeit der Improvisationspartner erfordern der musikalische Dialog oder das Konfrontieren durch einen anderen musikalischen Ausdruck als der Patient. Als lebensnahe Modellsituation menschlicher Beziehungen kann man in diesen Spielaktionen vorhandene Konfliktsituationen aktiv bewältigen, was wiederum eine Erhöhung der Kommunikationsfähigkeit und der sozialen Kompetenz nach sich zieht. Je größer jedoch der Willenseinfluß ist, um so weniger gelingt das spontane Spiel. Wie beim Musik hören kann man auch hier das „innere Loslassen" in der Aktivität erleben und üben. Für Krebspatienten mit Schmerzen ist dieses „innere Loslassen" eine wichtige Voraussetzung, die von Angst und Depressionen überlagerten eigenen Bedürfnisse und Fähigkeiten wiederzuentdecken, um die Selbstheilungskräfte zu stärken und die Lebensqualität zu erhöhen. Ob und wann die aktive Musiktherapie zum Einsatz kommt, ist vom Kontakt- und Vertrauensverhältnis des Patienten zum Therapeuten aber auch vom gesundheitlichen Zustand des Patienten und seiner Experimentierfreudigkeit abhängig.

Mit der Gestaltung seines musikalischen Lebenspanoramas, einer Technik, die der integrativen Therapie entlehnt ist (Lückel 1981), begegnet sich der Patient selbst auf seiner Lebenslinie. Unter Verwendung verschiedener kreativer Medien wie Musik in aktiver oder passiver Form, Bilder, Collagen oder Bewegungsimprovisationen kann er emotional prägnante Ereignisse und Szenen seines Lebens fokusartig vertiefen, sie anschließend in die Gegenwart und somit in ein Lebensganzes integrieren.

Sein Leben zu respektieren wie es bisher war, hilft dem Patienten, die Gegenwart zu akzeptieren und seine eigene Methode zu finden, mit der Krankheit zu leben und den Gesundungsprozeß zu unterstützen.

7.6 Therapieprozeß

Wir verstehen Musiktherapie bei Krebspatienten mit Schmerzen als einen „integralen Bestandteil eines soziopsychosomatischen Therapiesystems" (Strobel/ Huppmann 1991, S. 172). Im vorliegenden Fall einer eher seltenen ambulanten Betreuung in der Wohnung der Patientin (sie erfuhr außer der medizinischen Behandlung keine psychoonkologische Versorgung) wurde die Therapeutin mit einer Vielzahl von Bedürfnissen und Problemen der Patientin konfrontiert und mußte ihre Vorgehensweise darauf einstellen. In der Me-

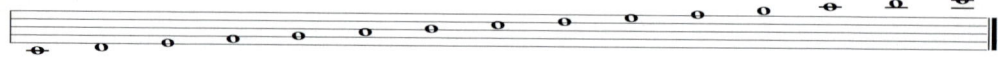

thodenauswahl sind wir von den Bedürfnissen der vordergründig körperlich-kranken Patientin ausgegangen, die (vgl. Decker-Voigt, 1994) eine Erweiterung des musiktherapeutischen Methodeninventars und dessen flexible Einsatzmöglichkeiten erfordern. Die integrative Musiktherapie mit ihrer Vielzahl an künstlerischen Gestaltungsmöglichkeiten ist unseres Erachtens für die Behandlung einer multifaktoriellen Erkrankung wie Krebs geeignet und entspricht auch unserem derzeitigen Standort und beruflichen Werdegang.

7.6.1 Fallbeispiel

In der vorliegenden Fallstudie soll die musiktherapeutische Arbeit mit einer krebskranken Patientin dargestellt werden, deren Symptomatik von therapiebedingten Schmerzen bestimmt wird. Die 52jährige Patientin, von Beruf Krankenschwester, mit einem linksseitigen Mamma-Karzinom und erfolgter Mastektomie einschließlich axillärer Lymphknotenausräumung klagte nach der im Juli 1994 erfolgten Operation über anhaltende stechende Schmerzen im linken Schulter- und Brustraumbereich. Anlaß für die Überweisung in die Schmerzambulanz gab der Chirurg, der sich die seit 6 Monaten auftretenden Schmerzen nicht erklären konnte. Er vermutete einen psychischen Anteil der Schmerzempfindung. Die Patientin zeigte sich der Musiktherapie gegenüber aufgeschlossen, die mit der Zielstellung intendiert werden sollte, Anregungen einer Hilfe zur Selbsthilfe zu geben.

Tab. 7-1 Übersicht der eingesetzten therapeutischen Verfahren im integrativen Therapieprozeß

I. Initialphase 1.–3. Sitzung	II. Aktionsphase 4.–14. Sitzung		III. Integrationsphase 15.–26. Sitzung		IV. Neuorientierung 27.–43. Sitzung
♪ Gespräch ♪ Bewegung nach Musik ♪ Atemübung ♪ Entspannung mit musikalischem Ruhebild ♪ Regulative Musiktherapie ♪ Schmerztagebuch ♪ Vorspielen	♪ Gespräch ♪ Regulative Musiktherapie ♪ Psychotherapeutische Bearbeitung ♪ Musikalisches Lebenspanorama ♪ Aktive Musiktherapie ♪ Schmerztagebuch ♪ Vorspielen	I. Kur	♪ Gespräch ♪ Regulative Musiktherapie ♪ Psychotherapeutische Bearbeitung ♪ Aktive Musiktherapie ♪ Musik hören und Malen ♪ Gitarre spielen ♪ Musik hören und positive Vorsatzbildung (Erarbeitung)	2. Kur	♪ Gespräch ♪ Aktive Musiktherapie ♪ Psychotherapeutische Bearbeitung ♪ Regulative Musiktherapie ♪ Musik hören und Malen ♪ Musik hören und Collage ♪ Musik hören und positive Vorsatzbildung (selbständige Anwendung)

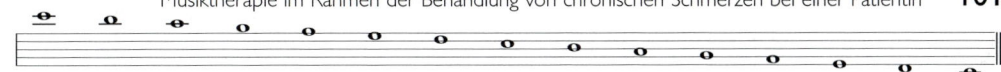

7.6.2   Das therapeutische Setting

Insgesamt erstreckte sich die Therapie über 43 Sitzungen, die alle in der Wohnung der Patientin durchgeführt wurden. Diese Lösung bot der Patientin eine erhebliche Erleichterung und bot der Therapeutin ein Kontinuum für die Weiterführung der Therapie auch bei sich änderndem Krankheitsverlauf.

7.7   Darstellung des Therapieprozesses in vier Entwicklungsphasen

7.7.1   I. Initialphase (1. bis 3. Sitzung)

Nach einem freien Bewegen nach Musik von Vivaldi zur Einstimmung und zum Kennenlernen thematisiert Frau A. ihre Schmerzen im Brustkorb, die sie während der Bewegung und Atmung, aber auch beim Sprechen spüre. Sie schildert, der Schmerz sei wie ein „Metallgürtel", der sich in den Brustkorb einschneidet. Nach einem Gespräch über den natürlichen Atemrhythmus und einigen Übungen zur Bauchatmung sollen weitere bildhafte Vorstellungen helfen, den „Metallgürtel" zu lösen: Das Ausatmen soll „fließen wie ein ruhiger Strom". Dabei verwendet sie in der inneren Sprache den Schlüsselbegriff „ruhig". Diese Atemübung erweist sich für Frau A. als außerordentlich hilfreich, und sie wendet sie seither souverän besonders bei akuten Schmerzepisoden an.

Eine Möglichkeit, einen ruhigen und fließenden Atemrhythmus und die Entspannung des ganzen Körpers zu erreichen, ist in der Entspannungsübung nach Simonton gegeben, die ich mit der musikbegleiteten Imaginationsübung „Das persönliche Ruhebild" kombiniert habe. Diese Übungen übernahm die Patientin während der ersten beiden Therapiephasen in ihr tägliches häusliches Übungsprogramm. Während einer Übung macht sie eine wichtige Entdeckung. Am Ende einer ihrer Entspannungsübungen mit Kassette war sie über den aktuellen Entspannungszustand unzufrieden und in dem Moment sagte die für sie angenehme männliche Stimme auf dem Band zu ihr: „So wie es jetzt ist, ist es gut". Dies half ihr, wie sie sagte, die momentane Befindlichkeit eher anzunehmen und darauf zu vertrauen, daß es sich bessern werde, das heißt, mit mehr Gelassenheit und weniger Angst die Zukunft sehen zu können. Diese sachliche Feststellung wirkte im Sinne einer paradoxen Intention (einer bekannten logotherapeutischen Technik von Frankl 1986). Die Patientin konnte in diesem Moment etwa folgende Sicht annehmen:

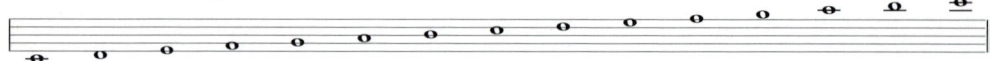

„Du hast ein Leid, ein Problem, ein Symptom, ja, aber niemand und nichts zwingt dich, es zu fürchten, es wichtig zu nehmen, es zu beachten, Dich ihm unterzuordnen, Dein Leben deswegen wegzuwerfen. Genausogut kannst Du es akzeptieren, in Positives transformieren, ignorieren, ja sogar ironisieren!" (Lukas 1981, S. 37).

Die hiesige Wirkung erinnert an die therapeutische Erfahrung mit der paradoxen Intention, mit der z. B.: Angst- und Zwangszustände, die jahrelangen Psychoanalysen standhielten, innerhalb kürzester Zeit beseitigt wurden. Durch die Mobilisierung der „Trotzmacht des Geistes" (ebenda) lernt die Patientin ihre gesunden Persönlichkeitsanteile zu nutzen und ihre positiven und wertvollen Anlagen zur Entfaltung zu bringen. Über die paradoxe Intention kann die Patientin sich von ihren Angstgefühlen, die zum Schicksalhaften dazugehören, ein wenig distanzieren. Und dadurch wird Entspannung und Schmerzlinderung möglich. Ein musiktherapeutisches Verfahren, in dem die paradoxe Intention im Mittelpunkt steht, ist die Regulative Musiktherapie (RMT), in der durch immer differenzierter werdende Wahrnehmungen der Musik, des Körpers, der Gedanken, Gefühle und Stimmungen ohne konzentrierte Willensanspannung in sechs Trainingsstufen ein Verhalten des aktiven, bewußten Geschehenlassens erlernt wird. Die RMT wird ein wesentlicher Baustein unserer Sitzungen und soll nach dem Erlernen autodidaktisch weitergeführt werden. Frau A. kann in dieser ersten Phase in den Trainingsgesprächen eine Vielzahl verschiedener Wahrnehmungen benennen und äußert die Zuversicht, daß sie es immer mehr lernt, da „so wahrzunehmen, daß es einem gutgeht dabei."

Am Ende der 3. Stunde stellt Frau. a. fest: „Ich spreche zu viel, aber wie sollen Sie auch wissen, wie es mir geht, ohne Sprache?" „Zum Beispiel mit Musik", antworte ich ihr. Und so vereinbaren wir, daß ich zur nächsten Sitzung verschiedene Instrumente mitbringe und alles ohne Sprache ablaufen soll, bis einer von uns beiden „Stopp" sagt.

7.7.2   II. Aktionsphase (4. bis 14. Sitzung)

Auf der Grundlage eines Bildes, einem kahlen Baum in einer flachen Winterlandschaft, mit dem Spruch: „Hoffnung sieht, was da werden will", folgt in der vierten Sitzung eine 22minütige gemeinsame Improvisation auf acht verschiedenen Instrumenten. Der von der Patientin ausgehende Wechsel von rezeptiver zu aktiver Musiktherapie begünstigt ein tiefes emotionales Erleben und Ausagieren. Frau A. steigert ihre Improvisation, indem sie immer kraftvollere Instrumente spielt. So z. B. auf dem kleinen Gong, auf dem sie in Dynamik und Artikulation häufig wechselt, scheint sie sich am Instrument selbst zu erforschen. Ich achte sehr darauf, ihr musikalisch zu folgen, nicht vorauszu-eilen und ihre Impulse mit meinen gesummten langen tiefen Tönen in d-moll zu verstärken. Mit einer leisen melodiösen Phase auf dem Glockenspiel kann sie ihre Improvisation in Ruhe für sich beenden. Ihr Stopp-Zeichen: So, jetzt will ich sprechen, macht unserer Sprachlosigkeit ein Ende. Über ihr Spiel sagt sie, daß die Verschiedenheit des Gong-Klanges sie an die Verschiedenheit ihrer Schmerzwahrnehmung erinnert hat, und daß der Gong ihr schwer in der Hand lag. Die Hilfe der Therapeutin will sie jedoch nicht annehmen. „Es ist besser, man hat beides selbst in der Hand", sagt sie. „Sie möchten es selbst in der Hand haben", gebe ich zurück. „Ja, ja, bei manchen Dingen möchte ich das schon." Anschließend bearbeiten wir die schwere Zeit vor und während der Diagnose. Niemand habe sie danach gefragt, was sie wolle, eigentlich woll-te sie keine OP, wollte nicht mehr weiterleben. Andererseits befürchtete sie Schuldzuweisungen und von den anderen verlassen zu werden, „wenn es zu Ende geht."

In einem instrumentalen Rollenspiel, einem Telefonat zwischen ihr und einer befreundeten Kollegin in ihrer damaligen Verzweiflung, kann sie bela-stende ambivalente Gefühle aus dem sprachlichen in einen musikalischen Ausdruck umsetzen und somit eine schwierige Situation aus dem Hier und Jetzt nachvollziehen. In der Rolle des auf sie einredenden, auf der Trommel einhämmernden Freundin glaubte ich, musikalisch einen dicken Schlußpunkt gesetzt zu haben. Doch ihr verschmitzt gespielter Ton auf dem Glockenspiel klingt fein und klar nach.

Patientin: „Sie haben mir den letzten Ton gelassen".
Th.: „Ich wollte ihn Ihnen nicht lassen. Sie haben ihn gespielt – es war ihr Wille, den letzten Ton zu spielen."

Die Rolle der Freundin hat sich also von einer bedrängenden in eine aufbau-ende, akzeptierende Gestalt verwandelt. Die weitere Arbeit muß sich folglich darauf konzentrieren, die Patientin zu bestärken, ihre Wünsche und Grenzen klar wahrzunehmen und zu artikulieren. Es entwickelt sich im Laufe dieser Therapiephase eine konzentrierte und wache Aufmerksamkeit für sich selbst in der RMT, daß ihr dennoch eine schmerzfreie innere Ruhe gibt, die sie von der schläfrigen Ruhe durch Medikamente unterscheidet. Die Musik in der RMT wird für sie ein Stück objektive Realität als etwas Verläßliches, auf die sie jederzeit zurückgreifen kann, und an der sich ihre Beziehung zur Musik verändern kann, ohne daß die Musik sich verändert. Somit ist es als eine Be-ziehungsveränderung zu ihrer eigenen Person anzusehen, zu ihren eigenen Erlebnis- und Verhaltensmöglichkeiten. Deutlich wird dies in ihrer zuneh-

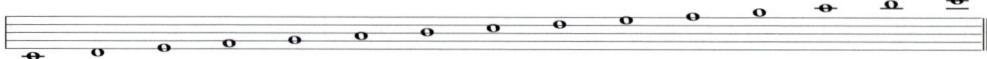

menden Akzeptanz von Körperwahrnehmungen und in der Einsicht, daß bewegende, wachmachende Musik als eine aufregende lebendige Seite des Lebens zu akzeptieren sei. So z. B. beim Anhören einer „aktivierenden" Musik von Ravel (Daphnis und Cloe, 2. und 3. Satz):

Die aggressive Musik des dritten Satzes habe sie wach gemacht. Sie fühle sich herausgerissen aus ihrem Traum des zweiten ruhigen Satzes. „Jetzt ist Schluß! Aufstehen! Jetzt mußt du was tun!" Dies löse ein Gefühl von Bedrängung, unangenehm laut, wie bei einem Gewitter aus und habe sie wachgerüttelt. Sie nahm sich und ihren Körper wieder mehr wahr. Andererseits wirke diese bewegende Musik auch anregend, denn immer nur schöne Musik und Meditation wären auf Dauer einförmig. Doch dieses Gefühl des Ausgeliefertseins könne sie nicht ertragen. Besser könnte sie damit umgehen, wenn sie mitagierte. Hier tritt wieder der Wunsch nach Eigenaktivität auf, eine offensichtliche Suche nach Verhaltensstrategien.

Die musiktherapeutische Arbeit am Lebenspanorama, die vier Sitzungen umfaßt, gibt ihr die Möglichkeit der künstlerischen und sprachlichen Inszenierung ihres bisherigen Lebens, fördert aktiv ihre Lebenskräfte und trägt zur Stärkung ihres Selbstbewußtseins bei. Dies spiegelt sich in verschiedenen Außenaktivitäten wider. So hält sie z. B. einen „Vortrag über Musiktherapie" in ihrer Selbsthilfegruppe und führt ein für sie befriedigendes abschließendes Telefonat mit einem Arzt, bei dem sie sicher ihre Wünsche äußert. Der Schwerpunkt der Suche nach „guten Wegbegleitern" ergibt sich aus ihrer Biographie selbst und begründet sich unter anderem auf ihre Sehnsucht nach sozialer Geborgenheit. Es soll das Vertrauen in die eigene Person und ihre Zuversicht fördern, daß ihr auch weiterhin „gute Wegbegleiter" begegnen werden, was für ihre Art der Krankheitsbewältigung außerordentlich wichtig ist. Es erweist sich, daß das Medium „Photo" eine bedeutsame Rolle in ihrem Leben spielt, und so fertigt sie eine beeindruckende Collage an, die das bisher Erlebte im Bild komprimiert. Das Photo einer Frau, mit einer Verletzung an der Brust löst bei Frau A. eine unmittelbare Reflexion dahingehend aus, daß Lebensqualität für sie wichtiger ist, als Leben um jeden Preis. Deshalb will sie im Falle eines Rezidivs aggressive Therapien ablehnen. In diesem Moment ist uns beiden klar, daß ihre selbstbewußte Ausrichtung auf Lebensqualität nicht als Resignation oder Flucht, sondern als eine neue, von Klarheit und Bewußtheit getragene Stufe der Auseinandersetzung mit ihrer Krankheit zu verstehen ist.

7.7.3   III. Integrationsphase (15. bis 26. Sitzung)

Nach einer sechswöchigen Kur, in der sie die Entspannungsübungen mit anschließendem musikalischen Ruhebild und unserem RMT-Programm mit

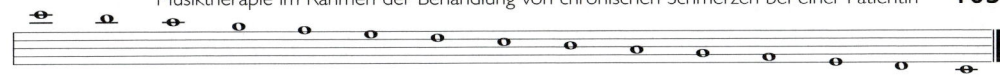

5 zur Auswahl stehenden Musikstücken selbständig weiterführt, setzen wir mit dem Schwerpunkt RMT unsere Arbeit fort. Wir bearbeiten Gefühlswahrnehmungen und Frau A. unterscheidet zwischen akzeptierten und nichtakzeptierten Wahrnehmungen, dabei ergründen wir, was sie stört und weshalb. Sie lernt die beiden Verhaltensstrategien: 1. Spannung oder Schmerz zulassen und 2. Was nehme ich noch wahr? anzuwenden.

Im Trainingsgespräch beschreibt sie z. B. ihre schmerzhaften Anspannungen in den hochgezogenen Schultern, die sie wiederum mit willentlicher Anspannung zu beseitigen sucht. Verblüfft stellt sie etwas später fest, daß sich die Schultern, nachdem sie sich der Schwere in den Beinen zugewandt hat, von selbst senken. Sie begreift, daß sich die Entspannung einstellt, sobald sie sie nicht erzwingt, sondern die Spannung in den Schultern zuläßt und sich anderem zuwendet. Da sie während der Kur das Morphin auf eigenen Wunsch abgesetzt hat, machen ihr die Schmerzen wieder mehr zu schaffen. Folgender „Dialog mit dem Schmerz" legt wichtige Hintergründe offen. Frau A. zeigt in Mimik und Gestik, daß ihre Achsel schmerzt.

Th.: Wenn die Achsel eine Sprache hätte, was würde sie sagen?
P.: Sie würde schreien.

Th.: Gibt es etwas, was sie der schreienden Achsel antworten könnten?
P.: Da muß sie durch.....

Th.: (lächelnd)... kein Erbarmen?
P.: Nein, nur das Ergebnis zählt, unabhängig von der Anstrengung, hat auch immer mein Freund gesagt.

In dem Moment hätte ich sie mit der Frage „Wer noch?" in die Vergangenheit führen können, ich bleibe aber bei ihren heutigen Bewältigungsstrategien.

Th.: Und wie stehen Sie selbst dazu?
P.: Wenn man etwas versprochen hat, so muß man es auch halten. Und sie erzählt, wie sie vor kurzem unter schwierigsten Bedingungen ein Geschenk für die Leiterin ihrer Selbsthilfegruppe abgegeben hat. Es würde ihr nie einfallen, das Geschenk nicht abzugeben.

Th.: Was befürchten Sie?
P.: Daß die anderen von mir enttäuscht sind.

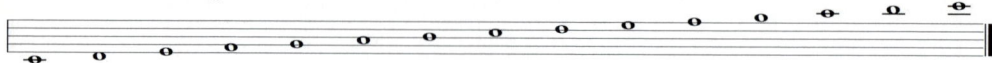

Th.: ... und sich dann von Ihnen abwenden?
P.: (nickt)

Sie ist lieber bereit, die Schmerzen auszuhalten, als die Verlassenheits- und Versagensängste zu ertragen. In dieser Situation habe ich großes Verständnis für sie, deshalb lenke ich um.

Th.: Sie sagen, die Achsel würde schreien, schreien wie ein Kind?
P.: (nickt)

Th.: Was würden Sie mit einem schreienden Kind tun?
P.: Es beruhigen.

Wir überlegen, was man alles tun könnte, um ein Kind zu beruhigen: Es trösten, wiegen, summen, singen. Ich wiege ein wenig hin und her und beginne zu summen. Wir summen und wiegen zu zweit und am Ende wird es das Lied „Guten Abend, gut' Nacht", daß in ihrem musikalischen Lebenspanorama eine wichtige Rolle gespielt hat. Später erzählt sie mir, daß sie manchmal, wenn sie draußen Schmerzen habe, nicht nur ihre Atemübung machen würde, sondern auch in Gedanken summe. Da ich bei unseren musikalischen Aktivitäten auf der Gitarre spiele, wird ihre allgemeine Vorliebe für Saiteninstrumente konkret. So besorgt sie sich eine Gitarre und bittet mich, daß ich ihr einige Griffe zeige, damit sie sich und andere beim Singen begleiten kann. Es gelingt ihr, die drei Grundgriffe D, A, G zu erlernen. Sie muß jedoch abbrechen, da durch das Greifen der Akkorde ihr linker Arm zu einseitig belastet wird, was die Schmerzen verstärkt. Meines Erachtens führt auch ihr hoher Leistungsanspruch zu den schmerzhaften Verkrampfungen. Und so versuchen wir vorerst auf der Kantele ein entspanntes lockeres Spielen. Dennoch bleibt die Trauer über den Abbruch, da für sie der kommunikative Aspekte beim Gitarrespielen wichtig ist. Um ihre gut entwickelte Vorstellungskraft zielorientiert einzusetzen und positive Einstellungen zu modifizieren, versuchen wir,

Beispiel
Ich bin geistig hellwach und interessiert, aktiv und kreativ, voller Optimismus und Freude am Leben. Ich gehe mit klaren Sinnen durch meine Tage, nehme auf, handle und sorge somit für die Erfüllung meiner Wünsche und die Befriedigung meiner Bedürfnisse. Ich kann aber auch die Stille genießen, ausruhen, faul sein und mich treiben lassen. So atme ich wieder durch, schöpfe ich Kraft und lade meine Batterie erneut auf. Ich fühle mich im Gleichgewicht, in gesunder Balance, stabil, sicher und fest (Gauß 1991, S. 88).

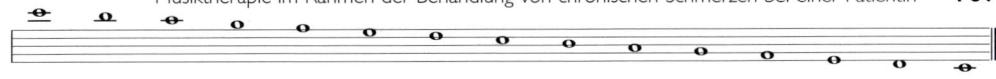

geleitete Vorstellungsübungen sog. „positive Formeln" in ein Entspannungsmusik-Programm zu integrieren. Sie soll die von mir auf Kassette gesprochenen Formeln zur Selbsthilfe nutzen, um den Genesungsprozeß zu unterstützen.

7.7.4 $\quad$ IV. Neuorientierung (27. bis 43. Sitzung)

Ihre zweite Kur, die die Krankenkasse überraschend kurzfristig bewilligt, unterbricht ihren sich langsam regulierenden Lebensfluß abrupt. Hinzu kommt, daß etwas später ein vor längerer Zeit gestellter Antrag auf Erwerbsunfähigkeit für sie genauso überraschend genehmigt wird. Frau A. fühlt sich übergangen. In einem Brief aus der Kur schreibt sie: „Die Gefühle mußten Amok laufen, aber sie dann wieder ins Gleichgewicht zu bekommen, das ist eben oft so schwer." Ihr wird wieder klar, daß sie mehr Zeit braucht, sich auf eine Situation einzustellen und erneut findet sie ihr Gleichgewicht indem sie sich auf Aktivitäten konzentriert. So nutzt sie unter anderem die RMT-Musik und die positiven Formeln und begeistert den Psychologen der Kur-Einrichtung, der ihr ein helfendes Gespräch anbietet, von ihrer Musik. Sie erkennt, daß sie ihre Interessen besser verteidigen und sich „ihren ihr gut-tuenden Lebensrhythmus" bewahren muß.

So tritt die aktive Musiktherapie wieder verstärkt in den Vordergrund unserer Sitzungen, entspricht sie doch der progressiven Orientierung der Patientin in dieser Phase. Ausgehend von dem Wunsch, ihren „fließenden Rhythmus" zu finden, erzählt Frau A., daß sie häufig verschiedene Tätigkeiten anfängt, dann der Schmerz einsetzt und sie darüber verstimmt ist. In einer Improvisation, in der nur sie spielen will, versucht sie dies musikalisch nachzuvollziehen. Es folgt ein verhaltenes, unrhythmisches Klopfen auf der Handtrommel, zwischendurch mehrmaliges Wegwischen mit der Handfläche und am Ende unzufriedene Aufgabe, von Stirnrunzeln begleitet.

„Gibt es eine Tätigkeit zu Hause, die Sie zufrieden stellt?" fragt die Therapeutin. Frau A. fällt spontan das „Backen für Besuch" ein. Dies wird Thema einer zweiten Improvisation. Sie zögert, die Harmonien eines Saiteninstruments schienen ihr dafür passender als die Trommel. Aber dann erzählt sie von den Arbeitsschritten, dem Einkaufen, den Backzutaten und klopft dazu auf der Handtrommel. Von der Therapeutin ermuntert und durch Mitklopfen in die Hand verstärkt, findet Frau A. mehr und mehr zu einem gleichmäßigen Rhythmus im 2/4-Takt. Ihre Sprach-Spiel-Kombination kann sie zufrieden beenden. Sie resümiert: Wenn ihr eine Beschäftigung sinnvoll erscheint, dann findet sie zu einem fließenden Rhythmus und zur Schmerzfreiheit und kann diese Tätigkeit zufrieden beenden. Wichtig ist ihr dabei das Ergebnis, mit dem

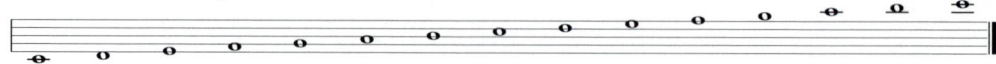

sie auch bei anderen Anerkennung finden kann. In einer Hausaufgabe listet
sie Tätigkeiten auf, die für sie „sinnvoll" sind:

- ♪ Entspannung mit Musik
- ♪ Termine mit Freunden und Kultur
- ♪ Selbsthilfegruppe
- ♪ Zur Lymphdrainage gehen
- ♪ Lernen: Englisch und Gitarre
- ♪ Demnächst etwas arbeiten in der Klinik

Das Engagement in der Selbsthilfegruppe gewinnt hier zunehmend an Bedeutung für Frau A. So macht sie Krankenhausbesuche oder nimmt an Demonstra-
tionen und Diskussionsrunden gegen Sparmaßnahmen teil – sie ist aktiv und
kann den Frauen etwas geben. Nach dem Sommerurlaub möchte sie in einer
Musiktherapiegruppe, bestehend aus Mitgliedern ihrer Selbsthilfegruppe,
weitermachen. Deren Zustandekommen hat sie sehr unterstützt. Die RMT
wendet sie selbständig an. In unseren Sitzungen besprechen wir ihre Trai-
ningserfahrungen. Der Umgang mit der positiven Vorsatzbildung – in Musik
eingebettet – soll dahingehend verändert werden, daß Frau A. nach und nach
selbst ausgewählte Formeln auf die Kassette spricht, um ihre Autonomie und
ihr Vertrauen in sich selbst zu bestärken. Dabei entscheidet sie, welche Formeln ihr am wirkungsvollsten erscheinen.

Einen wichtigen Stellenwert in der Therapie nimmt das Gespräch als einer
der Patientin vertrauten Kommunikationsform ein. Und es steht meist vor und
nach der musikalischen Aktivität. Von besonderem Wert sind dabei aufarbei-
tende und fokussierende Gespräche, die das Orientierungsnetz der Musiktherapie bilden (vgl. Hegi 1990). Zwei Beispiele sollen den erlebnisorientierten
Einstieg in eine Problematik und dessen musikalische Lösung verdeutlichen.

1. Beispiel

Frau A. berichtet überrascht, daß eine befreundete Kollegin, zu der sie jedoch
subjektiv in einer ambivalenten Beziehung steht, ihr wieder geschrieben hat
und sie gerne treffen möchte. Sie fühlt sich ihr beruflich unterlegen, ein Neid-
empfinden leugnet sie, sie möchte nicht so im Mittelpunkt stehen bzw. sich
in den Mittelpunkt drängen wie die Freundin. Sie beschreibt die Kollegin als
eine kompetente, von den Ärzten umworbene, durchsetzungsfähige, sich in
Kraft- und Zeitaufwand für den Beruf aufopfernde Kollegin, die jedoch ihr
Defizit an Lebensgenuß wahrnimmt und die Patientin häufig anruft und den
Kontakt zu ihr sucht (Aussage: Macht ja nichts Schönes ohne mich!). Privat
ist ihr Verhältnis ausgeglichener, hier fühlt sich die Patientin überlegen, weil
die Kontaktsuche stets von P. ausgeht.

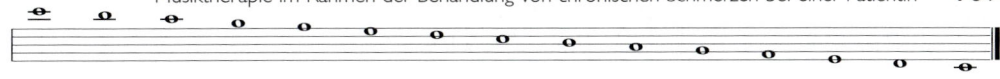

Problembearbeitung: P. redet ihr Schuldgefühle ein und kompensiert damit ihre Unzufriedenheit im Sinne von „ich arbeite für Dich mit und dir geht es so gut". Die Patientin erkennt die Schuldgefühle, die in ihr ausgelöst werden, sie ist stark verunsichert, ob sie die Arbeit in der Tretmühle, wie sie sie nennt, unter der dominanten Kollegin P. schaffen kann. Die Meinung ihrer leiblichen Schwester dazu lautet: „Wenn Du das machst, dann wirst Du wieder krank."

Die Patientin sucht aber eine Aufgabe, die sie erfüllt, ihr gesellschaftliche Anerkennung und den Status der „Gesunden" gibt. Andere Möglichkeiten des Arbeitens bieten sich ihr zur Zeit nicht. Ihre innere Ambivalenz zwischen Arbeiten-Gesundseinwollen-Dazugehören und der Angst vor der Überforderung bzw. des Aufgebens des Krankheitsgewinns führt zu der Einsicht, daß ihre Schmerzen für sie eine wichtige Alibifunktion haben (Patientin: Ich würde ja gerne arbeiten, aber mit den Schmerzen?). Die Schmerzen, die vor allem in unangenehmen Situationen und in Konfliktsituationen auftreten, verhelfen ihr zu einer vertieften Einsicht in krankmachende, schmerzverursachende Zusammenhänge und verstärken ihre Motivation zu einer Veränderung. Ein wichtiger Schritt zur Veränderung kann die Abgrenzung und Zurückweisung der Schuldgefühle sein, bei gleichzeitiger Verteidigung der eigenen Position und Wünsche. Um diese Einsicht gefühlsmäßig und aus humorvoller lustbetonter Sicht zu verankern, biete ich ihr an, ein Lied, das mir spontan einfiel, vorzusingen, das ich vor etwa 20 Jahren geschrieben habe, und in dem sich die Sängerin von der Lebensweise anderer abgrenzt und ihren eigenen Weg geht. Titel: *Ich bin neben Arnold ein Egoist.* Ich wiege mich im 6/8-Takt des Liedes, nehme die Gitarre und frage sie, ob sie mich nicht rhythmisch begleiten möchte. Sie entscheidet sich für die Handtrommel, kann den schwingenden Rhythmus gut aufnehmen und so singen und spielen wir das Lied mit außerordentlich viel Freude. „Das hat ja gepaßt wie die Faust aufs Auge", kommentiert sie vergnügt. Zur nächsten Stunde möchte sie, daß ich ihr den Text des Liedes und die Gitarrengriffe aufschreibe. Ich bin mir bewußt, daß ich Sie mit diesem Lied „mitgerissen" habe, aber auch das ist meines Erachtens die Aufgabe der Kunst, uns mit Leichtigkeit und Humor einen Weg aus dem Leid zu zeigen. Ich glaube, daß ein großer Anteil am Erfolg der Therapie auch dem spielerischen Charakter der Methode und dem Lachen während der Sitzungen zu verdanken ist. Wenn ein Mensch in seiner Wahrnehmung ganz auf ein Problem hin eingeengt ist, kann sinnvoll eingesetzter Humor den „inneren Weitwinkel" wieder öffnen, meint die Schmerztherapeutin Besser-Siegmund. *„Es ist nicht immer alles gut, was mühsam und schwierig ist, dies gilt vor allem auch für Psychotherapie."* (Besser-Siegmund 1989, S. 17) Eine andere heilsame Wirkung des Liedes sehe ich in seinem Rhythmus. Der 6/8-

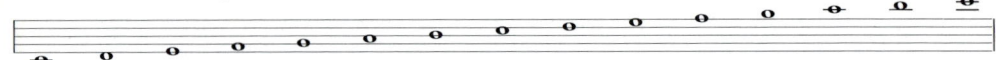

Takt erinnert in seiner schwebenden Triebkraft an ein Wiegenlied und gehört mit seiner Nähe zum physiologischen Herzschlag zu den Urerfahrungen des Menschen (vgl. Loos 1986). Er steht für die Einheit von Bewegung und Empfindung und kann so dem rhythmisch (weil im Lebenslauf) verunsicherten Menschen sicheren Halt bieten. Dieser rhythmische Fluß, in den wir gemeinsam einsteigen, wird sicher noch in den nächsten Musiktherapie-Sitzungen im Mittelpunkt stehen. Meine Aufgabe als Therapeutin ist es, die Patientin zu begleiten und ihr zu helfen, ihren „Eigenrhythmus" zu finden, um damit die Selbstheilungstendenzen anzuregen.

2. Beispiel

Frau A. berichtet von einem Besuch bei ihrem Bruder, wo sie sich bei einer großen Familienfeier im Kreise ihrer Geschwister sehr wohl gefühlt hatte. Sie resümiert, daß sie häufig nach besonders schönen und nahen Begegnungen in ein tiefes Stimmungsloch fallen würde. So ginge es ihr auch manchmal nach der Musiktherapie oder an Tagen, wo eigentlich Musiktherapie wäre, z. B. während der Kur oder im Urlaub. Die Therapeutin schlägt ihr ein instrumentales Partnerspiel mit den beiden Themen „Zusammensein" und „Alleinsein" vor. Zur Spielregel soll gehören, daß zwischen den beiden Improvisationen eine kurze Besinnungspause liegt, in der sich die Therapeutin „wie im richtigen Leben" zurückzieht. Die Alleinsein-Improvisation sollte sie dann ohne Beisein der Therapeutin gestalten.

Im folgenden entsteht ein sehr lebendiger musikalischer Dialog auf der Kantele (Frau A) und Xylophon (Therapeutin) im pentatonischen Bereich, in dem einer auf den anderen eingeht. Im Blickkontakt beenden wir im Einvernehmen unser Spiel. Dann gehe ich, wie besprochen, in den Nebenraum und höre Frau A. zu. Sie wechselt zur russischen Klapper, einem von ihr bevorzugten Instrument. Ihr Spiel ist ein Suchen, ein Ausprobieren, doch der begonnene Rhythmus verliert sich in Lustlosigkeit. Ihre Spielversuche auf einem anderen Instrument (Becken) verlaufen ähnlich. Mit den entschlossenen Worten „so, jetzt ist Schluß" beendet sie dieses Leidensspiel. Kommentar von Frau A.:

„Als sie weg waren, war es wirklich so, als wenn ich allein bin. Anfangs habe ich noch mit Ihnen gespielt (sie hat ein Außengeräusch für das Spiel der Therapeutin gehalten, worüber wir beide später herzlich lachen mußten), aber dann als „Sie" still waren, habe ich nur herumprobiert."

Sie sei nicht richtig in Fluß gekommen, fand ihr Spiel sinnlos, aber vielleicht habe sie nicht das richtige Instrument gehabt. Wenn sie früher allein für sich Gitarre spielte, habe sie sich sehr wohl gefühlt. Dann erzählt sie, wie sie letzte Nacht darüber nachdenken mußte, daß der Mann einer Leidensgefährtin aus ihrer Selbsthilfegruppe für eine sterbende Mitpatientin Gitarre gespielt hat.

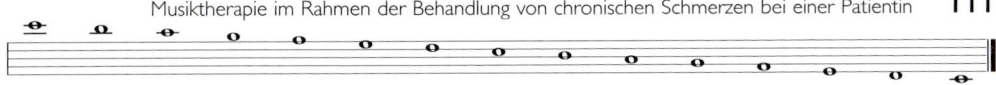

Frau A. ist außerordentlich berührt, als sie sich diese Szene vorstellt. Wir finden heraus, daß es drei Dinge sind, die sie bewegen:

♪ Daß es gerade ihr Lieblingsinstrument – die Gitarre – ist, die sie wegen der Überlastung des linken Armes vorerst aufgeben mußte.

♪ Daß einer Sterbenden mit Musik solch Trost gespendet wurde und diese nicht allein blieb. Dies berührt ihre Verlassenheitsängste stark.

♪ Und daß ein Mann für eine ihm fremde sterbende Frau so einfühlsam spielte (sie kann ihre kritisches Bild von den Männern etwas lockern).

Wir sprechen über Leistungsdruck beim Gitarre spielen und über die Möglichkeit, sich in kurzen Phasen lustbetont mit dem Instrument zu beschäftigen. Am Ende der Stunde bittet sie mich lächelnd, die Gitarre und die Kantele in ihrer Nähe zu lassen. Diese Improvisation läßt ein gut hörbares diagnostisches Zustandsbild der Patientin entstehen. Sie hat einen starken Wunsch nach Kontakt, den sie in der musikalischen Beziehung auch gestalten kann. Die zweite Improvisation ist gleichsam ein trauriges akustisches Selbstporträt, in dem die Struktursuche, fehlender oder verlorengegangener Eigenrhythmus, Antriebsarmut und Resignation deutlich zu hören und deutlich zu spüren sind. Aber auch ihre natürlichen Selbstheilungstendenzen kommen zum Vorschein. Die emotional starke Beziehung zur Gitarre, die sich über die ganze Therapiezeit hinweg als beständig erweist (vom bevorzugten Anhören klassischer Gitarrenmusik über das Ausprobieren bis zum Spielenlernen-Wollen), eröffnet ihr einen Ausweg aus den Verlassenheits- und Einsamkeitsängsten. Die verlockenden Möglichkeiten, für sich und andere Gitarre zu spielen, machen sie auch bereit zur Selbstauseinandersetzung (z. B. mit ihrem Leistungs- und Perfektionsanspruch). Musik (in diesem Fall das Gitarre spielen) wirkt hier im Sinne der logotherapeutischen Technik einer „Dereflexion" (Lukas 1981), d. h. für die Patientin ist hier ein wichtiger und bedeutsamer Denk- und Beschäftigungsinhalt gefunden, an den ihre Aufmerksamkeit im entscheidenden Augenblick der Todes- und vor allem Verlassensangst gebunden werden kann. Das Grübeln der Patientin als eine „Hyperreflexion" (übertriebene Aufmerksamkeitszuwendung) und „Hyperintention" (krampfhaftes Erzwingenwollen (Lukas 1981, S. 41) kann durch die Beschäftigung mit der Musik einen Ausweg finden.

Ein weiterführender therapeutischer Schritt ist der Aufbau eines zuverlässigen Umfeldes zur sozialen Absicherung bzgl. ihrer Verlassenheitsängste. Weitere Ziele sollen in den letzten nun folgenden Therapiestunden erreicht werden:

♪ Entwicklung eines sicheren Umgangs mit dem Musik hören (z. B. in der Auswahl der zur Stimmung passenden Musik).

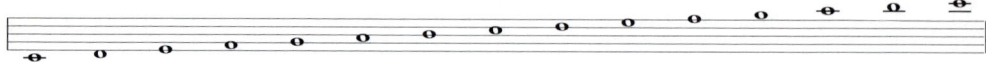

♪ Einbeziehung des Musikhörens in den Tagesablauf als bewußte Entspannung im Sinne des „Auspendelns".

♪ Nutzung der bei der Patientin verbliebenen Instrumente (und der Gitarre) zum Spielen zwischendurch mit Freunden.

♪ Anregung zur selbständigen Erweiterung der Musiksammlung.

♪ Bewußte Orientierung auf die Selbsthilfegruppe als Übergangsobjekt.

♪ Übertragung der erlernten Problemlösefertigkeiten auf die Gruppe.

7.8   Methoden der Effektivitätsmessung

Zwei Methoden kamen hier zum Einsatz, einmal handelte es sich am Anfang der Therapie um die therapiebegleitende Methode des Schmerztagebuches von den Autoren Broome und Jellicoe (1989) und zum anderen als posttherapeutische Beurteilung der „Veränderungsfragebogen des Erlebens und Verhaltens" von Zielke und Kopf-Mehnert (1978). Mit der Selbstprotokollierung des Schmerzes gelang es, von dem anfangs globalen Beschwerdebild zu einer differenzierteren Betrachtung des ganz offenbar von situativen und Tätigkeitsmomenten abhängigen Schmerzerlebens zu gelangen. Wichtig ist hierbei die engagierte Mitarbeit der Patientin, die selbst erstaunt war, wie sich ihr Blick

Tab. 7-2
Liste, der durch die Patientin benannten Aktivitäten

Farbe und Aktivitäten	Tätigkeiten
Grün – Unbedenkliche Aktivitäten	♪ Musik hören ♪ Filme sehen ♪ Musik machen ♪ Lesen ♪ Fernsehen ♪ Kino ♪ Glücklichsein ♪ Lymphdrainage
Gelb – Langsam angehen	♪ Radfahren ♪ Spazierengehen ♪ Krankengymnastik ♪ Besuche machen ♪ Mit Freunden zusammen sein ♪ Alleinsein ♪ Schreiben ♪ Friseurbesuch
Rot – Möglichst vermeiden	♪ Staubsaugen ♪ Einkaufen ♪ Zum Arzt gehen ♪ Bügeln ♪ Über Probleme diskutieren

auf die Schmerzproblematik veränderte. Das Fazit dieser über 5 Wochen erfolgten Selbstprotokollierung war eine Aktivitätenliste, die hierarchisch geordnet
der Patientin Anregung gab für die Gestaltung des Tagesablaufes, indem erstens
(grün) unbedenkliche und damit schmerzreduzierende Aktivitäten aufgelistet
wurden, zweitens Tätigkeiten, die langsam anzugehen sind, weil die Schmerz-
erhöhung immer erwartet werden muß und drittens konnten die Tätigkeits-
bereiche benannt werden, die möglichst zu vermeiden sind, weil sie mit hoher
Wahrscheinlichkeit zu einer Schmerzauslösung führen.

7.9 Veränderungsfragebogen des Erlebens und Verhaltens von Zielke und Kopf-Mehnert

Hierbei handelt es sich um eine posttherapeutische Selbstbeurteilung von 42
Items auf einer 7stufigen bipolaren Ratingskala durch die Patientin. Der von
der Patientin hier erreichte Gesamtwert von 235 (Extremwert: 294) spricht
für eine deutliche Veränderung in positiver Richtung und kann somit als Ausdruck zunehmender „Entspannung, Gelassenheit und Optimismus im Erleben
und Verhalten" nach der Therapie gesehen werden. Ergänzend muß dieser
Testwert interpretiert werden, weil gerade bei Krebspatienten auf Grund der
Irreversibilität der Krankheit und der unsicheren Vorhersagbarkeit des Krank-
heitsverlaufs mit deutlichen Stimmungsschwankungen gerechnet werden
muß und somit die Reliabilität der Testdaten Schwankungen unterliegen kann.

7.10 Fazit

Die Therapie war ein Weg aus der Zwickmühle zwischen dem Wunsch nach
Aktivität mit Schmerzen und der Inaktivität mit Grübeln herauszukommen
(pers. Mitteilung Muthesius 1996). Schmerz als Ausdruck von Selbstüberfor-
derung und Orientierungslosigkeit in einer Lebenskrise ist die Antwort des
Körpers auf einen Lebensversuch nach Quantitäten ausgerichtet, auf ein Flie-
hen und Sichverlieren in Aktivitäten. Es ist der Versuch der Patientin, mit Hyper-
aktivität dem Grübeln und der vermeintlichen Sinnlosigkeit des eigenen Lebens
zu entgehen – einem Grübeln, das immer neue Wege sucht, der Unerträglich-
keit des Unbekannten zu entkommen. Es kann aber erst mit der wachsenden
Zuversicht nachlassen, vielleicht doch geheilt zu sein (Gerdes, in: Schmidt
1986). Der sich in Not befindliche Patient mit seiner Angst vor der ungewis-

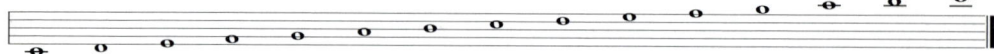

sen Zukunft mit Krebs im Hinter- und Vordergrund sucht einen Weg nach Ordnung, Struktur und Vorhersehbarkeit. Musik hat diese Struktur, diese Ordnung. Sie hat einen Anfang und sie hat ein Ende und damit müssen wir uns abfinden. Wenn wir uns auf Musik einlassen, dann lassen wir uns auf Unvorhersehbares ein, wir gehen mit allen Sinnen mit der Musik, wir lassen uns in die Musik fallen. Das eigentlich Heilsame ist die Gelassenheit, die die Musik uns vermittelt. Der Philosoph Schmid (1996, S. 27) betont, daß die Gelassenheit ein essentielles Element der Lebenskunst ist, im Sinne eines erfüllten sinnvollen Lebens. Gelassenheit bedeutet nicht immer nur Machen und Bewußtmachen, sondern auch das Lassen, das stille Genießen, das Zurechtkommen damit, daß ich nicht über alles beliebig verfügen kann und manches auch einfach hinnehmen muß.

Literaturverzeichnis

1. Baar, H. A.: Schmerzbehandlung in Praxis und Klinik. Springer Berlin-Heidelberg, 1987
2. Besser-Siegmund, C.: Sanfte Schmerztherapie. Econ Düsseldorf, 1989
3. Broome, A.; Jellicoe, H.: Mit dem Schmerz leben. Bern 1989
4. Daut/Cleeland zit. in: Bergmann, H. (Hrsg.): Schmerztherapie – eine interdisziplinäre Aufgabe. Springer Berlin-Heidelberg, 1986
5. Decker-Voigt, H.-H.; Escher, J. (Hrsg.): Neue Klänge in der Medizin – Musiktherapie in der Inneren Medizin. Trialog Bremen, 1994
6. Decker-Voigt, H.-H.: Höhle und Heilung. Z. Spiegel special, „Musik – Lust fürs Ohr". 1995
7. Delbrück, H.: Krebsnachsorge und Rehabilitation, Band 1 Mammakarzinom. Zuckschwerdt München, 1989
8. Flor, H.: Psychobiologie chronischer Schmerzen. Huber Bern, 1991
9. Flor, H.: Chronische Schmerzen. Z. Humboldt-Spektrum 2 (1994) 40–45
10. Frankl, V. E.; Kreuzer, F.: Im Anfang war der Sinn. Piper München, 1986
11. Frohne-Hagemann, I.: Musik und Gestalt – Klinische Musiktherapie als integrative Psychotherapie. Junfermann Paderborn, 1990
12. Gauß, G.: Heilmeditationen für Krebskranke. Fischer Frankfurt a. M., 1991
13. Gembris, H.: Musik hören und Entspannung. Hamburg 1985
14. Gerdes, B.: zit. in: Schmidt, W. (Hrsg.): Jenseits der Normalität. München 1986
15. Hegi, F.: Improvisation und Musiktherapie. Junfermann Paderborn, 1990
16. Koch, U.; Stumpf, S.: Verhaltensmedizinische Interventionen bei Krebspatienten. In: Wahl, R., Hautzinger, M.: Verhaltensmedizin. Ärzteverlag Köln, 1989
17. Kossmann, B. u. a.: Schmerztherapie. Kohlhammer Stuttgart, 1986
18. Loos, G.: Spiel-Räume. Fischer Stuttgart, 1986
19. Lukas, E.: Auch dein Leiden hat Sinn. Herderbücherei Freiburg, 1981
20. Lückel, K.: Begegnung mit Sterbenden. Kaiser München, 1981
21. Muthesius, D.: Persönl. Mitteilung. Berlin 1996
22. Neumayr, A.: Musik und Medizin am Beispiel der Wiener Klassik. Edition Wien, 1988
23. Ridder, P.: Die Sprache des Schmerzes. Konstanzer Universitätsreden, 1979

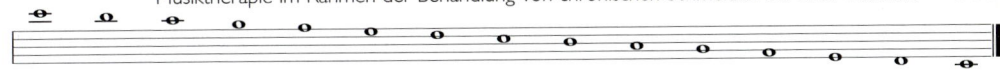

24. Schmid, W.: Lebenskunst: die einzige Utopie die uns geblieben ist. Psychologie Heute. 23 (1996) 7, 22–29

25. Schwabe, C.: Regulative Musiktherapie. Fischer Stuttgart, 1987

26. Seemann, H.: Psychosoziale Onkologie, in: Verres, R., Hasenbring, M.: Jahrbuch der medizinischen Psychologie. Springer Berlin-Heidelberg, 1989

27. Seemann, H.: Erleben und Bewältigung von Schmerzen bei Krebserkrankungen. München, 1992

28. Strobel, W., Huppmann, G.: Musiktherapie. Hogrefe Göttingen, 1991

29. Svoboda, T.: Schmerzen psychologisch überwinden. Schönbergers München, 1986

30. Teegen, F.: Körperbotschaften. Rowohlt Hamburg, 1992

31. Weber, A.: Schmerz und Schmerzkrankheiten. Trias Stuttgart, 1991

32. Zielke, M., Kopf-Mehnert, C.: Veränderungsfragebogen des Erlebens und Verhaltens (VEV). Hogrefe Göttingen, 1978

8 Musiktherapie in Medizin und Pflege

Musiktherapie mit altersdementen Patienten

 von Dorothea Muthesius

Musiktherapie hat sich in den vergangenen 25 Jahren zu einem festen Bestandteil des therapeutischen Angebots in der psychosomatischen und psychiatrischen Versorgung entwickelt. 25 Jahre sind nicht viel, betrachtet man andere Berufe, und betrachtet man die Geschichte der Behandlung mit Musik. Diese Geschichte beginnt – wie man das sicherlich auch von der Medizin und der Pflege gerne sagt – mit der Geschichte der Menschheit, zumindest aber mit dem Beginn der „Erfindung" der Musik. Da sind, um nur einige zu nennen, Orpheus, der die Gestalten der Unterwelt zum Weinen brachte, weil sie sich des Lebens erinnerten und zu diesem wieder zurück wollten; oder David, der die Depressionen seines Königs behandelte; oder die Königin Quintia Essentia, die Kranke mit dem Spiel auf einer Orgel heilte, deren Pfeifen aus wertvollen Heilpflanzen bestand (Smeijsters 1994). Schon damals stritt man sich, wie die Wirkung der Behandlung mit Musik erklärt werden sollte: wirkt sie aufgrund seelischer Einflüsse – verursacht durch die musikalische Gestaltung menschlicher Beziehungen, wie bei Orpheus oder David, oder soll man die Wirkung direkten körperlichen Veränderungen zuschreiben, wie bei der Heilpflanzenorgel? Diesen Streit gibt es heute noch. Wenn ein Buch auf den Markt kommt mit dem Titel „Musikalische Hausapotheke" (Rueger o. O.), dann ruft es die Kritik der Musiktherapeuten auf den Plan, die ihre Methodik der Psychotherapie zuordnen. Die Diskussionen soll an dieser Stelle nicht ausgebreitet werden, verlangt sie doch eine Definition von Psychotherapie, die an sich schon streitbar ist. Zudem haben die Erkenntnisse über die Möglichkeiten der psychotherapeutischen Behandlung alter Menschen – vor allem aber altersdementer Menschen – ihre besondere Dynamik, deren Analyse hier zu

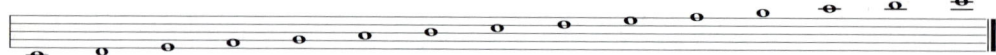

weit führen würde. Der Hinweis auf die beiden Pole musiktherapeutischer Ansätze soll einer Grobskizzierung des Entwicklungsstandes der Musiktherapie dienen, die nicht aufhört, ja, nicht aufhören darf, sich mit solchen Grundsatzfragen zu beschäftigen – die gleichwohl trotz theoretischer Differenzen große Behandlungserfolge zu verzeichnen hat. Vielleicht sind es gerade diese Differenzen, die die Entwicklung der Behandlungsmethode vorantreiben. Die Diskussionen werden inzwischen auf Hochschulebene geführt – zugunsten der psychotherapeutischen Ansätze. Die Musiktherapie-Ausbildung ist seit etwa 15 Jahren eine akademische Ausbildung – dies war ein wichtiger Schritt, die Professionalisierung des Berufs voranzutreiben, dem gleichwohl eine breitere öffentliche Anerkennung hinterherhinkt. In der BRD existieren vier grundständige Studiengänge, fünf Möglichkeiten, innerhalb anderer Studiengänge dieses Fach zu belegen, und immer noch sieben private, nicht-akademische Ausbildungen. Es gibt sechs Verbände und Gesellschaften, eine Zeitschrift, das Organ des größten Verbandes, eine weitere, die sich Musik-, Tanz- und Kunsttherapie gemeinsam widmet, sowie 2 Universitäten, die sich vor allem der Forschung verschrieben haben. Der Anwendungsbereich Altenarbeit ist hierbei allerdings etwas vernachlässigt worden. Musiktherapeuten, die mit alten Menschen arbeiten, haben innerhalb ihrer eigenen Berufsgruppe einen vergleichbaren schlechten Status, wie ihn Gerontopsychiater innerhalb der Psychiater und Altenpfleger innerhalb der Pflegeberufe zu beklagen haben. Wohl existieren viele Beschreibungen aus der Arbeit mit alten Menschen, die von Behandlungserfolgen berichten können (Grümme 1997). Für Patienten aus dem Bereich der dementiellen Erkrankungen scheint Musik oftmals sogar das Mittel der Wahl zu sein. Dennoch fehlt seitens der Musiktherapie bislang eine systematische Aufarbeitung der Erfahrungen. Hingegen wissen die Anbieter im Bereich Altenversorgung sehr genau um die Bedeutung von Musik für die Arbeit mit alten Menschen. Die Nachfrage nach Musiktherapie war bislang immer größer als das Angebot der Musiktherapeuten, in Einrichtungen der Altenarbeit tätig zu werden. Auch in der Lehre für den Altenpflegeberuf hat sich das niedergeschlagen: Viele Bundesländer haben die Ausbildungsordnungen für Altenpflege vor einigen Jahren, in Berlin beispielsweise vor 13 Jahren, mit dem Fach Musik als Pflichtfach ausgestattet. Ob sich diese erfreuliche Entwicklung mit den durch die Pflegeversicherung geänderten Finanzierungsmodalitäten allerdings erhalten kann, bleibt abzuwarten.

Was berichtet die Praxis der Musiktherapie also, und wie können die Möglichkeiten musiktherapeutischer Arbeit mit altersdementen Patienten beschrieben werden? Anhand typischer Eigenschaften von Musik sollen die Dimensionen der Hilfe und Unterstützung für die speziellen Probleme von Menschen mit starker Desorientierung aufgezeigt werden. Daran anschließend verdeut-

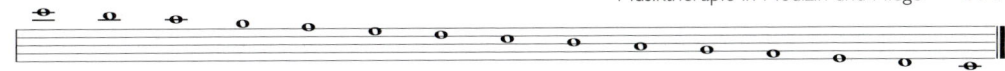

lichen einige Fallbeispiele, welche besonderen Ereignisse die Nutzung des Mediums Musik auslösen kann, um schließlich daraus abzuleiten, über welche Fähigkeiten und Kenntnisse ein Musiktherapeut verfügen muß, will er mit dieser Patientengruppe arbeiten.

8.1 Typische Eigenschaften von Musik und ihre Unterstützungspotentiale für desorientierte Patienten

Musiktherapeuten sagen gerne, daß die Musik dann zur Anwendung kommt, wenn dem Patienten die Sprache nicht mehr zur Verfügung steht, sei es aufgrund von Hirnleistungsstörungen (Demenz oder mechanischen Schädigungen von Hirnteilen) oder aufgrund von überrationalisierender Form der Sprachnutzung, wie es bei neurotischen Patienten zu beobachten ist. Auch wenn Patienten aufgrund von geistigen Behinderungen die Sprachentwicklung versagt blieb, kann Musik hier Kompensationsmöglichkeiten bieten. Tatsächlich gilt dies nicht nur in Sonderfällen von Erkrankungen. Der Mensch hat die „Sprache Musik" als ein Komplementär zur Sprache erfunden, um eine zusätzliche Kommunikationsebene zu ermöglichen, die mit der Sprache allein nicht erreichbar ist. Die Musik bietet besondere Eigenschaften, diese Ebene zu verwirklichen.

Musik ist emotionalisierend. Diese Eigenschaft der Musik ist in der Arbeit mit Altersdementen von besonderer Bedeutung, denn die emotionalen Fähigkeiten Desorientierter sind in der Regel weitgehend erhalten. Sie können verschüttet sein – man spricht dann von „affektiv verflacht" –, oder sie erscheinen ungeordnet, überschäumend und der Situation oft unangemessen – was mit dem Begriff der „affektiven Inkontinenz" belegt wird. Die Schwierigkeit, die Altersdemente mit dem für andere verstehbaren Ausdruck ihrer Emotionen haben, ist dem Mangel an geordnetem Denken geschuldet, und dieses wiederum dem Gedächtnisverlust. Wie sehr die Emotionalität ohne Denken in Unordnung gerät, macht deutlich, daß Denken und Fühlen enger miteinander verknüpft sind, als man sich gemeinhin vorstellt. In der sprachlichen Kommunikation führt der Weg zur Emotionalität fast ausschließlich über das Denken. Die Musik hingegen erreicht die Emotionalität ohne Denken. Werden mit Musik gezielt verschüttete Emotionen reaktivieren, oder wird an ungeordnete und zunächst unverständliche Emotionen angeknüpft, um sie zu verstärken, so wird der Weg beschritten, den auch die Technik der Validation4 als sehr erfolgreich beschreibt: Die respektvolle und anerkennende Haltung

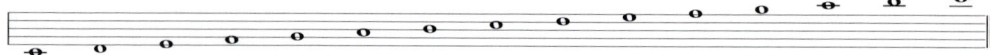

gegenüber den verbliebenen Fähigkeiten im Bereich Emotionalität, auch wenn die jeweilige Bedeutung der Emotionen zunächst unklar bleibt. Im Bereich der Musik kann sich diese Unverständlichkeit beispielsweise bemerkbar machen, indem ein verwirrter Mensch im Hochsommer ein Weihnachtslied zu singen wünscht. Weihnachtslieder sind Träger hochbedeutsamer emotionaler Situationen, meist Geborgenheit, Feierlichkeit, Glück. So ist anzunehmen, daß der Patient nach den Bedeutungen seiner Emotionen sucht, und sie mit Hilfe der Lieder zu erneuern anstrebt. Ihm dabei behilflich zu sein ist wichtiger, als den Patienten zu belehren, daß Weihnachtslieder im Sommer unpassend sind.

Musik hat ordnende, strukturierende Eigenschaften. Vor allem dem Rhythmus wird die ordnende Funktion in der Musik zugeschrieben. Er strukturiert die Zeit. Allerdings strukturiert er nicht die soziale Zeit, so daß der Rhythmus allein die Orientierungslosigkeit zur Zeit nicht lindern kann. Vielmehr ist es die Form eines Musikstücks, das einen deutlichen Anfang und ein deutliches Ende hat, sowie die Melodie, deren Abfolge immer gleich ist. Beides trägt dazu bei, daß Musik sehr viel einfacher und klarer strukturiert als die Sprache, bei der man nie sicher sein kann, welche der vielen Wort- und Satzbildungsmöglichkeiten im nächsten Moment vom Gesprächspartner benutzt werden. Das ist einer der Gründe, warum demente Patienten Musik besser verstehen, und selbst bei großer Schwerhörigkeit besser hören als Sprache. Es ist also nicht zu befürchten, daß durch die vorher genannte Eigenschaft der Musik die reaktivierte oder verstärkte Emotionalität zur zunehmenden Ungeordnetheit führt, und die Desorientierung steigert. Vielmehr münden die reaktivierten Emotionen aufgrund der strukturierenden Kraft der Musik in eine begreifbare Form.

Musik ist erinnerungsauslösend. Diese Eigenschaft verbindet die beiden vorgenannten Eigenschaften, die emotionalisierende und die strukturierende, in folgender Weise: Die einfache Struktur der Musik ist eine der Grundlagen für die Erinnerungsträchtigkeit der Musik. Die gute Merkbarkeit ist es, die Melodien zu Ohrwürmern werden lassen – etwas, was in der Sprache nur in ähnlich gut merkbaren Formen wie Gedichten oder Gebeten vorkommt. Die emotionalisierende und die erinnerungsträchtige Eigenschaft der Musik hingegen bedingen sich wechselseitig. Musik tritt meist als Begleiterin sehr emotionalisierter sozialer Situationen auf, und verstärkt und vertieft gleichzeitig die situative Emotionalität. Diese Erlebnis verbindet sich wiederum für immer mit der Musik, die in dieser Situation spielte. Dadurch wird die Musik zum Träger für die Erinnerung an diese Situation. Beispielhaft gesagt hat die Musik, zu der ich frisch verliebt mit einem Mann tanze, eine diese Liebe verstärkende Wirkung. Dadurch wird die Musik zu einem Symbol für das Gefühl in dieser Situation. Diese Symbolik ist jederzeit abrufbar, bis ins hohe Alter – und – auch

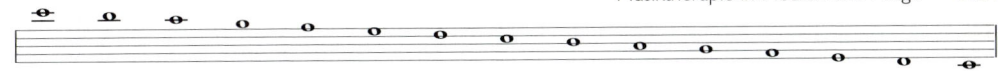

bei schwersten Gedächtnisstörungen. Das macht die Erinnerungsträchtigkeit der Musik zur wichtigsten Eigenschaft für die Arbeit mit altersdementen Menschen. Wurde bis vor kurzem die vermehrte Nutzung des Altgedächtnisses verwirrter Menschen ausschließlich als Symptom betrachtet, das vor allem mit „Realitätsorientierungstraining" kuriert werden sollte, so hat sich inzwischen durchgesetzt, die Rückgriffe auf die Vergangenheit als adäquaten Versuch der Krankheitsbewältigung zu interpretieren. Die Nutzung erinnerungsträchtiger Musik unterstützt also die von den Patienten selbst gesuchte Bewältigungsstrategie. Musik ist dabei deshalb besonders wirkungsvoll, weil – wie schon gesagt – bei dieser Erinnerungstätigkeit das Denken zunächst nicht benötigt wird. Das Denken kann aber, wie es ein Fallbeispiel noch zeigen wird, durch die Reaktivierung bei gleichzeitiger Strukturierung der Emotionalität wieder angeregt werden. Mit den Erinnerungen werden nämlich gleichzeitig die alten Bewältigungsmechanismen reaktiviert, und nicht nur reaktiviert, sondern auch aktualisiert, weil sie direkt in musikalisches und soziales Handeln umgesetzt werden.

Musik ist kreativitätsfordernd. Sie verführt geradezu zum Spielen, Experimentieren, Ausprobieren von neuen Klängen, wozu meist einfach spielbare Instrumente benutzt werden. So ist sie in der Lage, in sich verschlossenen Patienten dazu zu verhelfen, neue Ausdrucksformen zu finden, sich selbst und die eigene Gestaltungskraft neu zu entdecken, alte, nicht mehr taugliche Handlungsmuster mit neuen zu ersetzen. Dies setzt allerdings voraus, daß der Patient in der Lage ist, die neuartigen Klänge mit seinem Selbst in Verbindung zu bringen. Von verwirrten Patienten ist bekannt, daß sie durch unbekannte Räume, Materialien, Geräusche und also auch Klänge zusätzlich verwirrt werden. Dies liegt daran, daß sie – vor allem im Endstadium – die Orientierung zum Selbst verlieren. So würde, nutzt man diese Eigenschaft der Musik in der Arbeit mit Altersdementen ausschließlich, diese Art der Kreativität nicht fördernd, sondern hemmend wirken. Das heißt aber nicht, daß es so etwas wie Kreativität in der Arbeit mit Verwirrten nicht gibt. Ist es gelungen, das Gefühl des Patienten zu seinem Selbst mit Hilfe von Erinnerungen zu reaktivieren, stellt sich Kreativität fast von selbst ein: Alte, aus der Biographie bekannte Formen kreativen Handelns werden wiedergefunden, wie z. B. das in der Generation noch gut beherrschte Stegreifreimen auf altbekannte Melodien.

Musik ist interaktions- und gemeinschaftsfördernd. In der Musik ist es möglich – anders als in der Sprache – gleichzeitig zu sprechen und zu hören. Ist die Sprache dialogisch angelegt, so spricht man in der Musik gewissermaßen im Chor. Allein das Erleben eines rhythmischen oder klanglichen Eingebettetseins kann schon eine heilsame Wirkung für Patienten haben, denen es an-

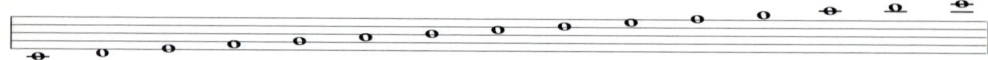

sonsten verwehrt bleibt, mit anderen Menschen in Kontakt zu treten. Gestärkt durch dieses Erleben, werden Einzelaktionen und Interaktionen möglich, und somit kommunikatives Verhalten angeregt und geübt. Wie auch bei der Kreativität können hierbei verwirrte Patienten allerdings leicht überfordert werden. Erstens dann, wenn die Klänge und Rhythmen nicht denen entsprechen, die sie kennen. Dies kann geschehen, wenn in einer Gruppe zu viele unterschiedliche musikalische Erfahrungen und Bedürfnisse zusammenkommen. Zum anderen, wenn es den Patienten nicht mehr möglich ist, sich auf mehr als einen fremden Menschen einzustellen. Hier sind Einzeltherapien vorzuziehen.

Musik ist bewegungsfördernd. Wenn Musik emotionalisierend ist, heißt das, daß sie innere Bewegung auslöst. Ein großer Bereich der Musik ist zudem direkt auf die Auslösung von äußeren, meist tänzerischen, Bewegungen ausgelegt. Die Basis der Motivation zu tanzen, ist aber immer auch eine emotionale, und diese, wie wir nun wissen, eng mit Erinnerungen verknüpft: Nur der „richtige" Walzer bringt „Lahme zum Gehen", der aber mit großer Verläßlichkeit.

8.2 Beispiele wirksamen Einsatzes von Musik in der Arbeit mit altersdementen Patienten

Frau Schulz (Namen hier und im folgenden geändert) wird mit einem gebrochenen Bein von einem Allgemeinkrankenhaus auf die gerontopsychiatrische Station überwiesen, weil sie alle Symptome einer schweren Demenz aufweist. Sie ist nicht ansprechbar, nicht einmal Blickkontakt ist möglich, emotionale Bewegung ist nicht spürbar, „affektiv verflacht" steht in der Krankenakte. So sitzt sie etwa drei Wochen fast regungslos im Aufenthaltsraum der Station. Nebenan, nur mit einer dünnen Falttür getrennt, findet die Gruppensingtherapie statt. Frau Schulz reagiert nicht auf Angebote, daran teilzunehmen, kann aber hören, was nebenan geschieht. In der vierten Woche, als die Musiktherapeutin nach der Stunde an ihr vorüber geht, blickt Frau Schulz sie an, mit Tränen in den Augen. Mühsam kann sie verständlich machen, daß sie gerne dabei gewesen wäre. Bei der nächsten Stunde nimmt sie teil. Sie fängt bei dem Lied „Ich halt' einen Kameraden" an zu weinen, macht deutlich, daß wir es nicht weiter singen sollen. Die Gruppe akzeptiert das. In der folgenden Stunde wird dieses Lied wieder vorgeschlagen. Frau Schulz stimmt zu, fängt wieder an zu weinen, diesmal aber möchte sie, daß es weiter ge-

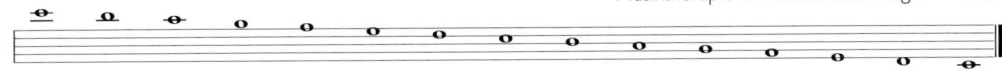

sungen wird. Sie beginnt zu erzählen. Stückweise, über weitere Wochen, fügt sie ihre Erinnerungen zusammen, bis sie ihre Lebensgeschichte wieder komplett hat: Sie hatte geheiratet, zwei Wochen danach fiel ihr Mann im Krieg. In diesem Lied gibt es eine Zeile, die heißt: „Bleib Du im ewgen Leben mein treuer Kamerad". Diesen Schwur hat sie zu ihrem gemacht: Sie blieb ihrem Mann immer treu, hat nie wieder geheiratet. Frau Schulz wurde nach Hause entlassen, wo sie – wie die vergangenen 60 Jahre ihres Lebens – allein und selbständig weiterlebte.

Dies ist nun kein Wunder, das Musiktherapie vollbringen kann, denn Frau Schulz litt wegen eines Sturzes in ihrer Wohnung und einer folgenden Unterversorgung durch verspätete Hilfe, an einem Übergangssyndrom, das einer Altersdemenz täuschend ähnlich sein kann. Da sie – wie etwa 50 % aller gerontopsychiatrischen Patienten einer Landesnervenklinik – keine Angehörigen hatte, die etwas über ihren früheren Zustand hätten berichten können, konnten keine biographischen Daten erhoben werden. Altersdemenz ist aber nicht heilbar, und dennoch sollte dieses Beispiel hier angeführt werden, weil es wesentliche Mechanismen aufzeigt. Mehr oder weniger zufällig wurde ein Lied gefunden, dem Frau Schulz eine hohe Bedeutung in ihrem Leben zugemessen hatte. Für Menschen ihrer Generation ist es mit großer Bedeutsamkeit belegt: Es gibt wohl kaum einen Soldaten, der nicht mit diesem Lied zu Grabe getragen wurde, und um den Mutter oder Ehefrau mit dieser Melodie trauerten. Auch heute noch wird es von Veteranen zur Beerdigung gewünscht. Ja, es war in diesem Fall nicht nur ein Lied, es war nur eine einzige Zeile eines Liedes, in der 60 Jahre eines Lebens gewissermaßen codiert (siehe Schwabe 1983) waren. Die mit der eindrucksvollen Melodie dieses Liedes reaktivierte Emotionalität, die zunächst an ihren Tränen sichtbar und für sie selbst und andere wieder spürbar wurde, setzte vage Erinnerungsbilder frei, um schließlich mit dem Wiederfinden von Worten für die Erzählung auch das Denken wieder zu ordnen.

Frau Liebig, emotional ansprechbar, aber sprachlich nahezu unverständlich, war körperlich so schwach, daß sie nur selten an der Musiktherapie teilnehmen konnte. Wenn sie teilnahm, wurde deutlich, daß sie zwar Musik mochte, aber nicht die fand, die sie emotional wirklich bewegte. Weder sang sie selbst mit, noch klärte sich ihre Desorientierung – auch nicht für Momente. Als ihre Schwäche so zunahm, daß sie nur noch im Bett liegen konnte, dort schnell unter großen Schmerzen litt, da sie wegen extrem schwachen Bindegewebes an mehreren Stellen dekubitös wurde, versuchte die Musiktherapeutin, ihre musikalischen Bedürfnisse spezifischer zu erforschen. Da Volkslieder, die in der Gruppensingtherapie vorwiegend gesungen wurden, schein-

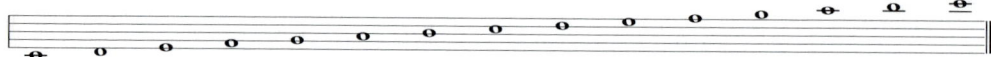

bar nicht relevant für sie waren, suchte die Musiktherapeutin nach alten
Schlagern. Schnell stellt sich heraus, daß Frau Liebig besonders die Musik von
Robert Stolz mochte. Nach kurzer Zeit des aufmerksamen Zuhörens schien sie
sich aber gestört zu fühlen, wandte sich ab und wieder verstärkt ihren Schmerzen zu. Die Musiktherapeutin bot Frau Liebig einen Kopfhörer an, den sie
sofort akzeptierte. Hörte sie nun Robert Stolz aus dem Kopfhörer, so schien
sie in eine andere Welt zu versinken. Wo sie sonst bei jeder Berührung vor
Schmerzen schrie, nahm sie es nicht mal mehr wahr, wenn sie umgebettet
oder von den Krankengymnasten behandelt wurde. Was sie in dieser anderen Welt erlebte, konnte sie leider nicht mitteilen. Nur ihr entspanntes und
friedliches Gesicht machten deutlich, daß es eine schöne Welt sein mußte.

Für Frau Liebig war also nicht nur wichtig, den richtigen Musikstil zu finden. Sie mochte nur einen einzigen Komponisten. Zum anderen war die Wahl
der „musikalischen Handlungsform", das Hören, von Bedeutung, die natürlich mit dem bevorzugten Musikstil zusammenhängt: Bei dem Versuch, Schlager selbst zu singen, scheitert man schnell – jedenfalls sind sie zum Singen sehr
viel weniger geeignet als Volkslieder. Schlager hört man, und gegebenenfalls
singt man sie dann mit. Und schließlich ist auch noch die Differenzierung der
Form des Hörens von Bedeutung, wie Frau Liebigs eindeutige Bevorzugung
des Kopfhörers sichtbar macht. Die Präferenz ist nicht verwunderlich, wenn
man die Entwicklung der Musikmedien unseres Jahrhunderts kennt: Bei Einführung des Rundfunks waren Lautsprecher mangels technischer Vervoll-
kommnung noch wenig verbreitet und deshalb für viele Menschen zu teuer.
Man hörte lange Zeit Radio ausschließlich mit Kopfhörern. Welche konkreten biographischen Erfahrungen Frau Liebig selbst damit verband, konnte sie
leider nicht mitteilen. Daß es für sie aber eine alte und vertraute Erfahrung
gewesen sein muß, wird daran deutlich, daß desorientierte Patienten, die diese
Erfahrung nicht hatten, diesem technischen Gerät gegenüber sehr mißtrauisch, ängstlich und ablehnend reagieren. Die Art und Weise der Musikwirkung
bei Frau Liebig macht deutlich, daß eine angstlindernde Funktion nur dann
wirksam werden kann, wenn die Musikgewohnheiten genau beachtet werden.

Bevor nun zwei wichtige Negativbeispiele folgen, sollen noch einige Dimensionen musikalisch-biographischer Bedeutungen in kürzerer Form aufgezeigt werden. Da werden mit Jagdliedern alte, nie erfüllte Berufswünsche
wieder wach, was es einem depressiven Patienten ermöglicht, überhaupt etwas von sich zu erzählen. Mit Schlafliedern wird eine höchst unruhige verwirrte Frau entspannt und klar, weil sie dort ein Gefühl der Geborgenheit erinnert. Schließlich nimmt sie – eigentlich inkontinent – das Bedürfnis, zur Toi-
lette zu gehen wieder wahr, weil sie mit den Schlafliedern auch das rituelle

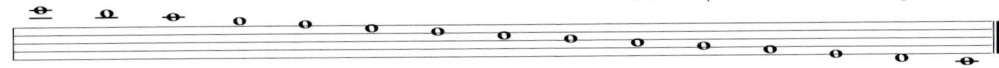

abendliche zur Toilettegehen assoziierte. Da ist eine andere Patientin, deren Wiener Sozialisation sie gelehrt hat, freie Texte auf Heurigen-Melodien in der Art eines Hans Moser zu dichten, darin ihre Befindlichkeit in Worten auszudrücken, was sie ohne Melodie sprachlich nicht mehr kann, und wofür die preußischen Lieder ungeeignet sind. Die Fähigkeiten alter, verwirrter Menschen, ein Liedtext mit 6 Strophen fehlerfrei zu erinnern und auszusprechen, ist schon inzwischen Legende geworden.

Frau Krause aber reagiert gar nicht auf Musik. Wird sie angesprochen, z. B. ob sie Hunger habe, ob sie mit singen wolle, ob es ihr gut gehe – sie sagt immer die gleichen Sätze: „Ich bin Lieschen Krause, ich stamme aus Ostpreußen. Ich war eine gute Turnerin. Gräfin Dönhoff hat immer gesagt, Lieschen mach so weiter." Auf einem Faschingsfest blüht Frau Krause auf. Nicht wegen der Musik, wegen des Tanzes oder des Essens. Die Girlanden erinnern sie an ein Turnfest, auf dem sie sich immer so wohl gefühlt hat, und Lob für ihre Leistungen erhielt.

Es ist anzunehmen, daß Frau Krause kaum bedeutungsvolle musikalische Erfahrungen in ihrem Leben gemacht hat. Das ist nicht ungewöhnlich für Menschen, die in Ostpreußen aufgewachsen sind, denn zur Mentalität der Ostpreußen gehört das Musikalische nicht notwendig. Sicher ist aber, daß die Erfahrungen der Anerkennung ihrer sportlichen Leistungen alle anderen emotionalen Erlebnisse in den Schatten stellten. So kann Musik bei Frau Krause keine erinnerungsaktivierende, und somit auch keine andere Wirkung haben.

Herr Moll war Musiker und Komponist, bevor er stark desorientiert auf die gerontopsychiatrische Station kam. Das fordert Musiktherapeuten natürlich besonders heraus. Selbst zu spielen weigerte er sich. Mit viel Mühe wurde es möglich, ihm seine eigenen Kompositionen vorzuspielen. Er erkannte seine Musik nicht wieder. Andere Musik, wie zum Beispiel von Mozart, von dem er manchmal sprach, und der sein Lieblingskomponist zu sein schien, wollte er auch nicht mehr hören. Er höre die Musik in seinem Kopf, da spielten die Leute wenigstens nicht falsch – war ihm möglich zu vermitteln. Herr Moll hat als professioneller Musiker einen anderen Zugang zur Musik. Dieser ist sehr stark durch Denken, weniger durch Emotionalität gelenkt. Das bedeutet nicht, daß sein Musizieren und Komponieren ohne Emotionalität stattfand, sondern daß die mit der Musik gekoppelte Emotionalität immer an Denken gebunden war, und nun – mit dem Verlust des Denkens – nicht mehr abrufdar. Ob Herrn Moll andere, emotional direktere Zugänge zu Musik möglich gewesen wären, die in einer früheren biographischen Erfahrungswelt hätten gesucht werden müssen, ist nicht mehr zu eruieren. Er verstarb, während die Musiktherapeutin auf dem falschen Weg suchte.

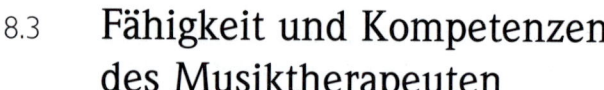

8.3   Fähigkeit und Kompetenzen des Musiktherapeuten

Wie alle Helfer, vor allem aber Psychotherapeuten, müssen auch Musiktherapeuten über ein generalisiertes Wissen um biographisch potentiell bedeutsame Erfahrungen verfügen. Dies ist in der Arbeit mit altersdementen Patienten besonders wichtig, da diese selbst ihre Erfahrungen nur noch bruchstückhaft vermitteln können. Soll ihnen ermöglicht werden, diese Erfahrungen wieder besser zusammenzufügen, um die Orientierung zu ihrem Selbst, das Gefühl der Identität zu stärken, so muß der Therapeut in diesem Wissen voraus sein. Dieses Wissen stellt in der Regel die Psychologie, speziell die Entwicklungspsychologie zur Verfügung, in steigendem Maße auch die Soziologie, der es inzwischen besser gelingt, die kohorten- oder generationsspezifischen Differenzen aufzuzeigen. So ist es beispielsweise wichtig zu wissen, daß der Treueschwur, den Frau Schulz ihrem gefallenen Mann leistete, für ihre Generation nichts Ungewöhnliches ist. Würde heutzutage eine junge Frau, die ihren Mann zwei Wochen nach der Hochzeit bei einem Verkehrsunfall verliert, nie wieder einen anderen Mann berühren, würden ihr ihre Freunde wahrscheinlich raten, zu einem Psychotherapeuten oder Psychiater zu gehen, und dieser würde eine Abspaltung, Depression oder Ähnliches diagnostizieren. In diesem Sinne lernt der Therapeut besonders in der Gruppenarbeit von den alten Patienten direkt, weil die Gruppenmitglieder untereinander ihre Befindlichkeiten und Wertvorstellungen besser verstehen, denn sie sind – im Gegensatz zum Therapeuten – Mitglieder einer Generation. Besonders deutlich wird der generationelle Unterschied bei Musik, denn diese unterliegt einem stärkeren kulturellen Wandel, als Normen und Werte zwischenmenschlicher Beziehungen. Musik – ebenso wie Mode – symbolisiert geradezu Generationswechsel. Kaum ein Jugendlicher nutzt nicht die Chance, sich von den altmodischen Eltern mit seiner Musik abzugrenzen. Dies gilt nicht nur für Musikstile, sondern wie schon aufgezeigt wurde auch für die Form des Musikhörens. In diesem Jahrhundert wurde die Schallplatte, das Radio, der Tonfilm und das Fernsehen erfunden. Alte Menschen haben ihre ersten musikalischen Erfahrungen noch ohne all diese technischen Entwicklungen gemacht. Es ist nur ein Treppenwitz der Geschichte, daß heutzutage Kopfhörer wieder genauso modern sind, wie zur Zeit der Erfindung des Radios. Und die, die heute Kopfhörer benutzen, wissen es noch nicht einmal, daß sie nicht die „neueste Erfindung" auf den Ohren tragen. Musikalische Erfahrungen prägen sich aber im Vergleich mit der Mode wesentlich fester in das Gedächtnis, werden zu Gewohnheiten, die man weder ablegen will noch ablegen kann. Daß sie sich

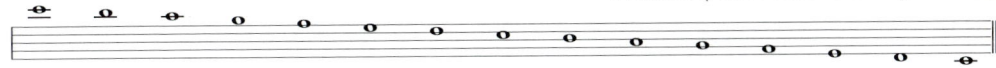

so fest in das Gedächtnis eingraben, enthält die Chance, daß sie auch bei Gedächtnisstörungen noch abrufbar sind. Sie müssen aber sehr genau reproduziert werden, wie bei Frau Liebig gezeigt wurde. Ein Musiktherapeut muß sich also in der „Musikgeschichte" des 20. Jahrhunderts unseres Kulturkreises gut auskennen. Auch um die regionalen Besonderheiten, die bei Musik – trotz Internationalisierung auch dieses gesellschaftlichen Bereichs – nach wie vor sehr relevant sind, muß ein Musiktherapeut wissen, will er die Bedürfnisse seiner Patienten richtig rekonstruieren – wie bei Frau Krause, der Ostpreußin, und der geborenen Wienerin sichtbar wurde. Schließlich muß ein Musiktherapeut in der Lage sein, das psychologische, soziologische und kulturhistorische Wissen zu integrieren, um sich damit für die individuellen biographischen Besonderheiten zu sensibilisieren.

Darüber hinaus hat ein Musiktherapeut in seiner Arbeit mit einigen musikbezogenen Klischees aufzuräumen. Eines davon heißt beispielsweise, Musik sei „völkerverbindend", also allgemeinverständlich und für jeden Menschen gleichermaßen gut. Das mag für gesunde Menschen gelten. Menschen, die ihre Orientierung verloren haben, sind darauf angewiesen, sich an Bekanntem, Vertrautem festhalten zu können. Dazu gehört auch, daß ihnen – wie Frau Krause – Musik eben nichts Vertrautes ist. Und wie bei der Wienerin mit ihren Heurigen-Liedern aufgezeigt wurde, ist Musik für Altersdemente nicht allgemeinverständlich. Die Berliner Lieder, das preußische Liedgut, löste bei ihr kaum Reaktionen aus. Für Altersdemente ist die Differenz der Wiener und Berliner Musikkultur so groß wie für Gesunde die Differenz zwischen mitteleuropäischer und chinesischer Musikkultur. Ein anderes Klischee heißt: Musik ist immer mit positiven Erinnerungen besetzt. Das ist zwar vorwiegend der Fall, deshalb hat sie auch viel Tröstendes. Im Fall von Frau Schulz konnte aber gezeigt werden, durch welch schmerzhaften Erinnerungen Musik führen kann. Der Musiktherapeut muß in der Lage sein, diese mitzutragen. Das gelingt ihm nur, wenn er die Musiktherapiestunden strukturell offen läßt. Hingegen ist leider oftmals zu lesen und zu sehen (Video-Lehrfilm: „Musiktherapie mit alten Menschen", Vincentz-Verlag) daß Musiktherapiestunden eher vorgefertigten Unterhaltungs-, Beschäftigungs- oder Kreativitätsübungsprogrammen gleichen, die – angefüllt mit nahezu leistungsbezogenen Aufgabenstellungen – eine Besinnlichkeit nicht zulassen. Schließlich setzt sich der Musiktherapeut auch für Musikgewohnheiten alter Menschen ein, die nicht unmittelbar mit Therapie zu tun haben. Dazu kann gehören, daß er darauf achtet, daß auf einer Station nicht ununterbrochen „irgendwelche" Musik aus „irgendwelchen" nicht erkennbaren Schallquellen dringt. Wir jungen (Helfer) brauchen heutzutage viel Hintergrundmusik. Wir sind es gewohnt – wollen es nicht missen. Alte Menschen aber sind es gewohnt, nicht ununterbrochen

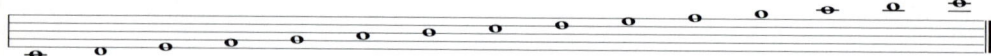

Musik zur Verfügung zu haben. Sie mußten das Grammophon immer wieder aufziehen, mußten Strom sparen, hatten keine so große Schallplattensammlung, das Radio machte noch häufiger Sendepausen, usw. Das führte dazu, daß dem Musik hören – wenn denn schon einmal Musik zu hören war – mehr Aufmerksamkeit gewidmet wurde. So kann es für desorientierte Patienten zusätzlich Verwirrung stiften, wenn sie die Aufmerksamkeit auf die Lautsprechermusik richten, und gleichzeitig Gespräche, das Mittagessen, oder andere Tätigkeiten, von ihnen verlangt werden.

Auch den Erhalt eines selbständigen Umgangs mit den privaten musikalischen Bedürfnissen seiner Patienten unterstützt der Musiktherapeut. Dazu gehört es, daß ein Patient das Musikinstrument zur Verfügung hat, das er einmal spielte, aber auch, daß er, hört er gerne Radio, ein Gerät zur Verfügung zu hat, das so große Knöpfe hat, daß er es auch bedienen kann. Musiktherapeuten, in der Arbeit mit Altersdementen, sind also Anwälte für:

♪ die Befriedigung des Grundbedürfnisses nach Musik
♪ den Erhalt oder die Reaktivierung ganz persönlicher, individueller musikalischer Bedürfnisse
♪ den Erhalt oder die Reaktivierung der Emotionalität
♪ den Erhalt oder die Reaktivierung des Gefühls der Identität, der Orientierung zum Selbst

Um dieses leisten zu können, sind Musiktherapeuten – neben ihren allgemeinen therapeutischen Kenntnissen – Spezialisten für die historischen und kollektiven Bedeutungen von Musik und für die individuellen Bedeutungen von Musik im Lebenslauf eines Menschen.

Literaturverzeichnis

Smeijsters, H. (1994): Musiktherapie als Psychotherapie. Grundlagen, Ansätze, Methoden. Stuttgart-Jena-New York
Rueger, C.: Musikalische Hausapotheke
Grümme, R. (1997): Bibliographie – Themenschwerpunktheft in der Musiktherapeutischen Umschau
Schwabe, C. (1983): Aktive Gruppenmusiktherapie für erwachsene Patienten. Gustav Fischer Verlag Stuttgart, 208
Feil, Naomi (1992): Validation. Ein neuer Weg zum Verständnis alter Menschen. Wien

9 Lebensqualität und Musiktherapie – Eine Studie aus der Neurologie

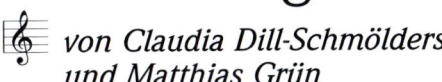 *von Claudia Dill-Schmölders und Matthias Grün*

9.1 Einleitung

In der vorliegenden Arbeit behandeln wir die seelische Befindlichkeit von Patienten mit neurologischen Erkrankungen unter dem Einfluß von Musiktherapie. Als wissenschaftliches Beurteilungsverfahren dient das der Lebensqualität. Dieses wird ebenso erläutert wie der musiktherapeutische Arbeitsansatz und das Konzept der *Nordoff/Robbins*-Musiktherapie, auch „Schöpferische Musiktherapie" genannt. Es wird sich zeigen, daß sich seelische wie musikalische Parameter nicht nur gegenseitig beeinflussen, sondern auch entsprechen können. Fallstudien aus der Arbeit an der neurologischen Rehabilitationsklinik Hagen-Ambrock sollen diese Zusammenhänge veranschaulichen.

Seit einem knappen Jahr gehört die Musiktherapie zum therapeutischen Angebot der Klinik Ambrock und zählt neben der Maltherapie und speziellen kreativen Angeboten aus der Heilpädagogik zum Bereich der sogenannten künstlerischen Therapien. Damit erfahren die „klassischen", eher funktional ausgerichteten Angebote einer Rehabilitations-Klinik wie Krankengymnastik, Sprachtherapie, Neuropsychologie und Ergotherapie eine bedeutsame Erweiterung. Aus dem Vorwort zum geplanten Informationsheft der Klinik Ambrock: „Die Integration zurück in die Alltags- oder Berufswelt erfordert jedoch weit mehr als das Wiederherstellen verlorener Körperfunktionen. (...) Im künstlerischen Dialog mit dem Therapeuten werden innere Spannungen, Unsicherheiten und Ängste aufgenommen und Perspektiven einer anderen inneren Gestimmtheit entwickelt." *(Birgit Conrad)* In einer Vielzahl von teamübergreifenden Begegnungen hat sich eine ganzheitliche Sichtweise als absolut notwendig und für den Heilungsprozeß des Patienten als wesentlich herausgestellt und wird noch weiter, auch in anderen Neurologischen Rehabilitationskliniken, manifestiert werden müssen. Dazu soll diese Arbeit einen Beitrag leisten.

9.2 Welche Krankheitsbilder herrschen bei der Klientel der Neurologischen Rehabilitationsklinik Hagen-Ambrock vor?

Ein Großteil der Patienten unserer Klinik leidet unter hirnorganischen Schädigungen durch beispielsweise Schlaganfälle (cerebrale ischämische Insulte) oder auch Schädel-Hirn-Traumata. Folgen einer hirnorganischen Schädigung können motorische Störungen sein: den ganzen Körper oder nur bestimmte Körperregionen betreffende Lähmungen (Plegien und Paresen) oder Koordinationsstörungen (Ataxien); oftmals entstehen durch die Schädigung Sprachstörungen (Aphasien), wenn die Sprachregion des Gehirns geschädigt wird, wie auch stets Form und Ausdehnung der Schädigung immer zusammenhängen mit dem betroffenen Areal im Gehirn. Auch seelisch-psychische Wesensveränderungen, Orientierungs-, Sensibilitäts- und weitere Wahrnehmungsstörungen (z. B. Hemianopsien oder Neglectauffälligkeiten) können mit hirnorganischen Schädigungen bzw. Veränderungen im Zusammenhang stehen.

In die Klinik Ambrock werden zudem Patienten aufgenommen, die an Erkrankungen aufgrund von Entzündungen des zentralen Nervensystems leiden, z. B. MS (Encephalomyelitis disseminata) oder Nervenerkrankungen, z. B. Amyotrophische Lateralsklerose (ALS). Diese Krankheiten verlaufen in der Regel chronisch und schubförmig. Auch hierbei kommt es in der Folge zu Lähmungserscheinungen unterschiedlichster Ausprägungen, Ataxien, psychischen Veränderungen.

Eine dritte größere Patientengruppe wird aufgrund eines Parkinson-Syndroms in unserer Klinik betreut. Diese Patienten leiden unter Bewegungsstörungen wie z. B. Bewegungslosigkeit (Akinese), rigide Erhöhung des Muskeltonus (Rigor) oder Zittern (Tremor). Diese Form der Bewegungsstörungen erscheinen auch beim Sprechen bzw. in der Mimik. Damit einher gehen oft Antriebsschwächen, emotionale Verhärtungen oder auch vegetative Störungen. Neurologische Krankheiten treten oft schlagartig in das zuvor normale Leben

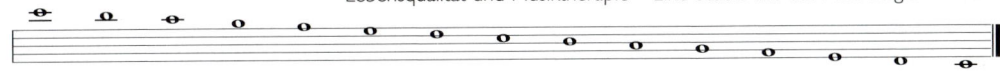

der Patienten. Oft sind sie chronisch und immer fortschreitend. Ein großer Teil dieser Krankheiten hat für die Betroffenen starke Einschränkungen zur Folge, durch die sie sich nicht mehr so wie früher verwirklichen können. Sie werden von den Patienten oft als außerordentlich bedrohlich empfunden. Dem nach außen erscheinenden Krankheitsbild, dem objektiven Befund, steht das subjektive Erleben des Patienten, seine Befindlichkeit gegenüber.

Matthiesen beschreibt Befund und Befinden, Diagnose und Therapie, als die elementaren Themen ärztlichen Erkennens und Handels. Seiner Meinung nach stellt die Vernachlässigung des Befindens gegenüber den „harten Daten" des Befundes die Folge eines verkürzten Erfahrungsbegriffes dar, und wird der Wirklichkeit des Patienten nicht gerecht. Die Bewertung, ob krank oder gesund, muß sich immer auch am Befinden und am Handlungsfreiraum des Patienten bemessen.

Phänomene des Befindens bzw. Mißempfindens liefern wertvolle Informationen über die Erlebnisweise des Patienten, was für den gesamten Therapieverlauf von großer Wichtigkeit ist. Zur Vertiefung dieser Gedankengänge sei auf die gekürzte Fassung eines Vortrags von Peter F. Matthiesen verwiesen (gehalten im Mai 1984 im Gemeinschaftskrankenhaus Herdecke).

Seelische Befindlichkeit ist immer individuell. Die Art und Weise, wie Gefühle geäußert und auch verarbeitet werden, können von Mensch zu Mensch sehr unterschiedlich sein. Sie sind von großer Bedeutung für alle Prozesse der Krankheitsverarbeitung. „Wie bei allem Erleben und Verhalten gibt es auch bei der emotionalen Befindlichkeit große individuelle Unterschiede, ob bestimmte Emotionen besonders häufig oder besonders intensiv empfunden werden." (Pöppel und Bullinger 1990, S. 110)

Es ist unser Anliegen, die emotionale Befindlichkeit des Patienten mehr in den Mittelpunkt therapeutischer Handlungs- und Betrachtungsweise zu rücken. Wir sind der Überzeugung, daß Therapie als Hilfe zur Selbsthilfe immer an die Eigenleistung des Individuums geknüpft ist. Es gilt, dies mehr zu achten und mehr zu nutzen. Ein medizinischer Befund hat immer Auswirkungen auf die seelische Befindlchkeit eines Menschen. Mit den Einschränkungen der neurologischen Krankheit und oft massiven Auswirkungen auf die Leiblichkeit, erleben sich viele Patienten als Gefangene im eigenen Leib, als nicht mehr „Herr über sich selbst". Mangelnde äußere Beweglichkeit, mangelnde sprachliche Kommunikationsfähigkeit und daraus folgende soziale Isolation, haben oft auch eine innere Isolation zur Folge. Gefühle von Hilflosigkeit, Ohnmacht, Trauer, Wut, Angst, ein Sich-der-Krankheit-Ausgeliefert-Fühlen stellen sich ein. Sie sind als natürliche seelische Reaktionen zu betrachten, die beachtet, bewältigt und verarbeitet werden müssen. In der Musiktherapie kann der Mensch diesen Gefühlen Ausdruck verleihen. Er empfindet Resonanz, Be-

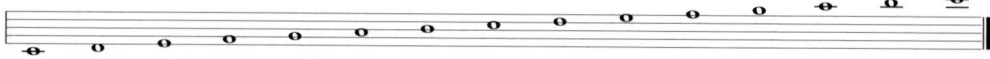

gegnung und Begleitung. Der schöpferische Umgang mit Lebenskrisen kann neue Bewältigungsstrategien entstehen lassen, und ist so oft ein erster Schritt in der Rehabilitation.

9.3 Das Konzept Lebensqualität

In den letzten 10–15 Jahren wird in der Medizin und speziell in der Rehabilitationsmedizin die Frage diskutiert, wie Krankheitsprozesse umfassend beurteilt werden können, und wie demzufolge auch der Erfolg therapeutischer Maßnahmen zu bewerten ist. Reichen biomedizinische (Überlebensprognosen, somatische Risikofaktoren, etc.) sowie versicherungsrechtliche Aspekte (z. B. Erwerbsfähigkeit) aus, um beurteilen zu können, was krankmachende Wirkung hat?

Welche Faktoren tragen wesentlich zum Heilungsprozeß bei? Eine ganzheitliche Sicht und Vorgehensweise wird das subjektive Empfinden und Erleben des Patienten, wird die seelische Gesundung oder Gesunderhaltung mit einbeziehen müssen.

Ebenso sehr müssen das soziale Umfeld und das daraus resultierende soziale Wohlbefinden des Patienten berücksichtigt werden.

Auf der Suche nach einem Beruteilungsverfahren, das diesen Ansprüchen gerecht wird, findet man das der Lebensqualität. Mit dem Anstieg der Anzahl der chronischen gegenüber den akuten Erkrankungen sowie einem gewachsenen Bewußtsein von steigenden Kosten, wuchs zuerst im amerikanischen Raum (ab den 70er Jahre), dann auch in Europa ein Bewußtsein für neue Strategien.

Der Begriff Lebensqualität und das daraus entstandene multidimensionale, theoretische Konzept wurde zum bedeutenden Kriterium in der Bewertung gesundheitlicher Maßnahmen. Dieses Konzept bezieht sowohl das physische, psychische und soziale Wohlbefinden als auch die Funktionsfähigkeit des Menschen im Alltagsleben mit ein. Nach E. Pöppel findet hier besonders die subjektive Wirkung einer therapeutischen Maßnahme Berücksichtigung, nicht nur ihr objektiver Erfolg. Obwohl in der deutschsprachigen Forschung z. Zt. Übereinstimmung darüber herrscht, daß der Begriff „Lebensqualität" die oben genannten Faktoren beinhaltet, gibt es noch keine verbindliche Theorie zur Lebensqualität. Je nach Schwerpunkt der Forschenden sind unterschiedliche Akzentuierungen entstanden. Ich möchte mich im folgenden darauf beschränken zwei Konzepte näher zu erläutern:

1. Das Modell der MLDL (Münchner Lebensqualitätsdimensionsliste, M. Bullinger 1988)
2. Das Zweifaktoren-Modell nach Bradburn (1969)

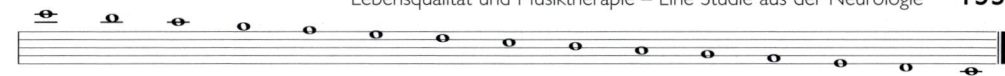

9.3.1 Münchner Lebensqualitätsdimensionsliste (MLDL)

Es gibt eine Vielzahl von Beurteilungsverfahren und Methoden bezüglich der verschiedenen Komponenten der Lebensqualität (so z. B. zum psychischen Befinden die Bfs (Befindlichkeitsskala) von Zerssen 1976 oder die EWL (Eigenschaftswörterliste) von Janke und Debus 1983).

Sowohl in der Onkologie als such in der Kardiologie, Psychiatrie und Psychologie liegen Fragebögen zur Selbst- oder Fremdbestimmung vor, die einzelne Bereiche der Lebensqualität untersuchen.

Ausgehend von der Annahme, daß Kranke, also Betroffene selbst die eigentlichen Fachleute zum Thema sind, hat eine Münchner Arbeitsgruppe (E. Pöppel, M. Bullinger et al.) in den 8oer Jahren ein integratives Verfahren entwickelt, die Münchner Lebensqualitätsdimensionsliste, kurz MLDL genannt. Dieser krankheits- und therapieübergreifende Fragebogen beinhaltet Fragen zu körperlichen Beschwerden, zum psychischen Wohlbefinden und der Bewertung von Wichtigkeit und Zufriedenheit mit bestimmten Lebensbereichen. Eine Übersicht über die verschiedenen Bereiche der MLDL und ihrer Bewertungsdimensionen gibt M. Ludwig in Bullinger/Ludwig/Steinbüchel 1991, S. 32.

Skala Psyche	Persönliches Wohlbefinden	Gesundheitliche Verfassung	Skala Physis
	Entspannungs-fähigkeit	Körperliche Leistungsfähigkeit	
Selbstwertgefühl	Zufriedenheit		
Erfolg und Anerkennung	Wichtigkeit	Geistige Leistungsfähigkeit	
Selbständigkeit im Alter	Veränderungs-wunsch	Medizinische Behandlung	
Unterstützung und Geborgenheit durch andere	Veränderungs-glaube	Umgang mit Krankheit	
Ehe/Partnerschaft	Beeinträchtigung durch Erkrankung und Therapie	Freizeit	
Sexualleben		Wohnsituation	
Familienleben		Finanzielle Situation	
Skala Sozialleben	Freundschaften/ Bekanntschaften	Berufliche Situation	Skala Alltag

Tab. 9-1
MLDL und ihre Bewertungs-dimensionen

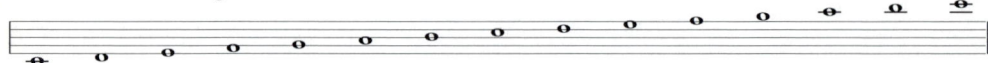

Für Musiktherapeuten ist in der Skala Psyche, der Bereich der psychischen Befindlichkeit von besonderer Bedeutung. Die Musiktherapie findet hier ihren größten Einflußbereich.

Ein Patient teilt sich in dieser Arbeit auf musikalische, also nonverbale Art und Weise mit. Seine Gestik, Mimik, sein Verhalten, seine Stimmung, all dies erfährt Resonanz im Therapeuten und gibt Aufschluß über seine seelische Befindlichkeit. Es wäre also von großem Interesse, zu untersuchen, ob musiktherapeutische Behandlung Veränderungen des seelischen Befindens bewirken kann, und ob darauf folgend konkrete Auswirkungen auf die Bereiche persönliches Wohlbefinden, Selbstwertgefühl, Anerkennung und Erfolg sowie Entspannungsfähigkeit nachzuweisen wären. Es könnte ein Vorteil sein, diese hier beschriebene emotionale Dimension der Lebensqualität durch andere Testverfahren zu ergänzen (z. B. Bfs, EWL, o. a.), um differenziertere Beurteilungen zu ermöglichen. Ein Vergleich zu anderen Untersuchungen wären so ebenso zu ziehen. Im Zuge einer Untersuchung wären in zweiter Linie Auswirkungen musiktherapeutischer Behandlung auf den Bereich Physis/Umgang mit Krankheit, Krankheitsverarbeitung und den Bereich Sozialleben/Unterstützung und Geborgenheit durch andere von Interesse. Körperliche, seelische und soziale Prozesse stehen immer in engem Zusammenhang und beeinflussen sich gegenseitig. „Psychische Prozesse, die mit dem Selbstkonzept zusammenhängen, sehen wir gleichzeitig als zentralen vermittelnden Mechanismus zwischen der sozialen Umwelt des Menschen und seiner seelisch-somatischen Gesundheit" (Waltz in Badura et al., 1987, S. 97).

9.3.2   Zweifaktorenmodell nach Bradburn

Daher ist die emotionale Reaktion eines Menschen auf eine Erkrankung von großer Bedeutung für ihren weiteren Verlauf. Eine schwere Krankheit bedeutet immer auch einen Verlust von Lebensqualität.

Die Wiedererlangung psychischer Stabilität muß von daher eine Rolle in der Rehabilitation von Krankheiten spielen. Untersuchungen des Amerikaners Bradburn stellen negative und positive Erfahrungen des Menschen und die damit verbundenen Emotionen in den Mittelpunkt seiner Thesen zur Lebensqualität. Er entwickelte das sogenannte Zweifaktorenmodell, das sich bildlich folgendermaßen darstellen läßt: (Darstellung nach M. Waltz, o. o. a., S. 107)

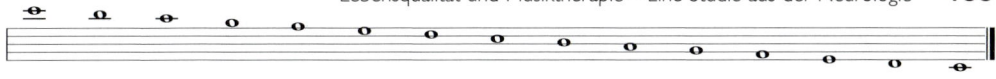

Verhalten	Positiver Affekt hoch	Positiver Affekt niedrig
glücklich	Der Einzelne fühlt sich in gehobener Stimmung, schwungvoll, begeistert, das Leben wird als spannend empfunden. Der Einzelne ist zufrieden/ unzufrieden mit: ♪ der somatischen Gesundheit ♪ seinem Selbst ♪ Ehe und Familie ♪ seiner Arbeit ♪ Freizeit und sozialen Aktivitäten	Der Einzelne fühlt sich träge und teilnahmslos
Verhalten	**Negativer Affekt niedrig**	**Negativer Affekt hoch**
unglücklich	Der Einzelne fühlt sich entspannt, ruhig	Der Einzelne fühlt sich besorgt, bange, nervös, feindselig

Grad der sozialen Isolation/Integration

Streßbewältigung von:
1.) Lebensereignissen
2.) Lebensproblemen

Umwelteinflüsse ... emotionale Reaktionen ... globale Lebensqualität

Tab. 9-2
Zweifaktorenmodell
nach Bradburn

Bradburn selbst definiert Lebensqualität kurz *als die affektive Bilanz zwischen positiven und negativen Emotionen bzw. Erfahrungen.* Die Forschung hat sich bereits ausgiebig mit den sogenannten negativen Emotionen beschäftigt. Der Zusammenhang zwischen Streß und Gefühlsreaktionen, speziell der von Streß, Streßbewältigung und Depression, ist weitgehend belegt. Unsicherheit und Angst als Ursache einer negativen Grundstimmung haben Einfluß auf die Lebensqualität und somit auch auf den Rehabilitationsverlauf. Nach Waltz hat ebenso die Unzufriedenheit mit der eigenen Gesundheit und der persönlichen Kompetenz sowie ein geringes Selbstwertgefühl eine negative Affektivität und damit eine geringere Lebensqualität zur Folge. Im Gegensatz zu der Erforschung der sogenannten negativen Emotionen ist die Literatur zum Thema positiver Emotionen eher spärlich. Begriffe wie Selbstbestätigung, Selbstvertrauen, persönliche und soziale Kompetenz, sinnerfülltes Tun und Lebenszufriedenheit könnten sie beschreiben. Haben negative Emotionen wie oben erläutert eben-

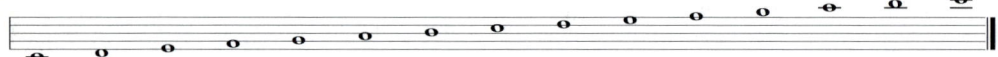

solche Auswirkungen auf Lebensqualität und Rehabilitationsverlauf, so liegt der Schluß nahe, daß positive Emotionen und ihre Verstärkung positive Auswirkungen haben können.

Die Musiktherapie nach *Nordoff* und *Robbins* hat gerade hier einen Schwerpunkt. Nicht die Arbeit an der Störung, sondern die gesunden Anteile im Menschen stehen im Vordergrund der Methode. Dies soll im folgenden näher erläutert werden.

9.4   Das Konzept Schöpferische Musiktherapie

Die Kunst der Musik als Therapie stellt das gemeinsame musikalische Miteinander von Patient und Therapeut in den Mittelpunkt. Es wird keine ausgewählte Musik „verabreicht", vielmehr gestalten alle am musikalischen Geschehen Beteiligten die Musik nach ihren Möglichkeiten aus dem Augenblick heraus. Es wird miteinander musiziert, musikalisch kommuniziert.

Das kann auf zweierlei Weise geschehen: über die musikalische Improvisation auf den ohne Vorbildung spielbaren Instrumenten (Trommel, Cymbal, Metallophon etc.) sowie über das Summen und Singen von Liedern, Liedfragmenten oder freien Melodien.

Ausgangspunkt für die gemeinsame Musik ist dabei immer die musikalische Äußerung des Patienten, die vom Atemrhythmus des scheinbar Bewußtlosen bis hin zum komplexen rhythmisch-melodischen Spiel reichen kann. Der Therapeut nimmt diese wie auch immer geartete musikalische Äußerung auf, „holt den Klienten musikalisch da ab, wo er steht" und ergänzt dazu mit seiner Stimme oder am Klavier seine Musik. Daraus entsteht eine gemeinsame Musik, die beiden musikalischen Partnern gehört und auch von beiden als ihre Schöpfung gehört und erlebt wird. In dieser beidseitigen künstlerischen Aktion – in der auch der Patient (nach Frankl) aus dem Zustand eines „patients" in den eines „agens" gelangt – erscheint alles Tun musikalisch sinnvoll und wird positiv eingebunden. Der Klient soll erleben, daß er mit seinen derzeitigen individuellen Möglichkeiten willkommen und angenommen ist. Nur so kann die musikalische und persönliche Beziehung innerhalb der Therapie wachsen, was wiederum Voraussetzung für einen therapeutischen Prozeß ist. Nicht das Kreisen um die Krankheit oder Behinderung, sondern die oft lustvolle und spielerische Grenzüberschreitung sind Inhalte dieser nonverbalen Therapie.

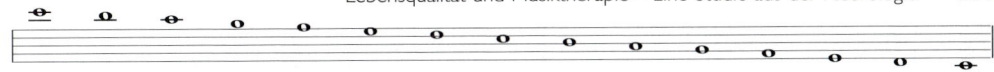

9.5   Die bewegende Kraft der Musik

Musik ist Bewegung – in einer *Melodie* bewegen sich die Töne, sie lösen einander ab, schreiten voran und führen zu einem Ziel; im *Rhythmus* bewegt sich die Zeit hörbar fort, der Rhythmus unterteilt, strukturiert, gestaltet die Zeit; in der *Harmonie* gehen die Töne miteinander Beziehungen ein, auch hier entsteht Ordnung, ein Zusammenhang soll ausbalanciert werden. Somit kann sich der äußerlich-motorisch oder auch innerlich-emotional bewegungseingeschränkte Mensch im Verlauf der Musiktherapie immer mehr in Bewegung erleben, er kann mit Hilfe der Melodien, der Rhythmen oder der Harmonien, die er selbst mitproduziert, Erfahrungen von Bewegung, Ordnung, Orientierung und Balance einerseits und Berührung, Selbstvertrauen, Lebensqualität und -bejahung andererseits machen.

Es sind just diese Bereiche, die der Patient im Alltag durch seine Erkrankung oder Behinderung nur noch eingeschränkt wahrnimmt oder erlebt.

9.6   Musikalische Begegnung als Weg aus der Isolation

Doch nicht nur mit aktiv musizierenden Patienten ist eine Musiktherapie möglich. Menschen im apallischen bzw. Dezerebrations-Syndrom erscheinen oft über die Sprache nicht erreichbar, so daß sie durch die erschwerte, fast unmögliche Kontaktaufnahme in tiefe Einsamkeit fallen können. Folgen wir in konsequenter Weise dem oben genannten Prinzip, auf der Grundlage der musikalischen Äußerung eines Patienten ihn an seinem Ort „abzuholen", so sind auch diese Patienten einbezogen, denn auch sie „äußern" sich: Sie atmen in einem wie auch immer gearteten Rhythmus, ihre Puls- oder Herzfrequenz ist wahrnehmbar, dazu kommen körperliche oder mimische Bewegungen. Dies alles kann der Therapeut natürlich als musikalische Grundlage für seine stimmlichen Improvisationen nehmen, d. h. auch hier am Bett entsteht eine gemeinsame Musik, für die beide „Partner" verantwortlich sind; auch hier wird somit eine Brücke geschlagen. Darüber kann der Patient sich mehr und mehr als begleitet, aber auch beteiligt und zunehmend gestaltend erleben. Vielleicht vermag er seinen Empfindungen klingenden Ausdruck zu verleihen, und er kann dadurch aktiv handelnd den Therapieverlauf mitbestimmen.

9.7 Seelische Befindlichkeit als Ausgangspunkt und Ziel in der Musiktherapie

Innerhalb der gemeinsamen musikalischen Improvisationen in den ersten Musiktherapie-Sitzungen soll der Patient erfahren und erleben, daß er sich mit seinen derzeitigen Möglichkeiten, d. h. „so, wie er ist" in die Therapie eingeben darf und kann. Eine Beziehung wird aufgebaut, die dem Patienten sein „authentisches" Spiel erlauben soll: Erlerntes musikalisches Spiel oder der Versuch, einer vermeintlichen Erwartungshaltung des Therapeuten zu entsprechen, gehen über in eine neue Qualität des musikalischen Ausdrucks, die beinhaltet „Hier bin ich, so spiele ich, ich kann nur das tun". Entscheidend für diesen wichtigen und oft verblüffenden Wechsel des Ausdrucksgehaltes innerhalb der improvisierten Musik ist das Erlebnis der Musikalischen Begegnung zwischen Patient und Therapeut, intendiertes Ergebnis des inneren Miterlebens, des Sich-Einschwingens und -Fühlens in das emotionale Erleben resp. die Befindlichkeit des Patienten von Seiten des Therapeuten. Im Moment der Musikalischen Begegnung zwischen Patient und Therapeut kommt es zu einer „Gleichzeitigkeit im Gemeinsamen" als Begegnung zweier „Ichs", die in der Musik zusammenkommen (Birkebaek, Herdecke 1991)

An diesem Punkt nun ist ein gegenseitiges Einverständnis eingetreten, ein imaginärer Vertrag geschlossen, sich zu öffnen, zu respektieren und zu akzeptieren. In die Musik beginnt verstärkt das einzufließen, was den emotionalen Zustand des Patienten eigentlich prägt: seine seelische Befindlichkeit. Im zweiten Kapitel wurde die Ausdehnung dieses emotionalen Spektrums beschrieben. U. a. war von „negativen Emotionen" wie Streß, Depression, Unsicherheit, Angst die Rede, zu ergänzen wären hier sicherlich noch Wut, Enttäuschung, Trauer, Perspektivlosigkeit; aber auch von „positiven Emotionen" wurde gesprochen, zu denen Selbstbestätigung, Selbstvertrauen, persönliche und soziale Kompetenz, Lebenszufriedenheit zählen. Rührung über das ehrliche Mitgefühl, aufkeimende Hoffnung könnten u. a. hinzutreten. Wie können sich nun Beziehungsaufbau oder Emotionen musikalisch wiederspiegeln? Hierzu haben zunächst Paul Nordoff und Clive Robbins sogenannte „Rating Scales" der musikalischen Therapeut-Patient-Beziehung und auch der musikalischen Kommunikation zwischen beiden musikalischen Partnern aufgestellt. Für unseren Zusammenhang ist die genaue Aufschlüsselung der einzelnen Parameter weniger bedeutend. Die Bandbreite umfaßt als „Einstieg" in die Beziehung „Völliges Nicht-Beachten", das mit keiner bzw. minimaler musikalischer Aktivität und keiner feststellbaren kommunikativen Reaktivität zusam-

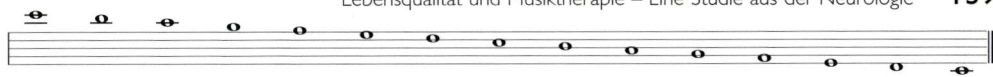

mengeht. Als Zielpunkt wird „Stabilität und Selbstvertrauen innerhalb der gegenseitigen musikalischen Beziehung" beschrieben, die sich im musikalischen Kommunikationsverhalten an frei wirksamer musikalischer Kompetenz und Ausdrucksbreite festmachen läßt. (Nordoff/Robbins, Stuttgart 1986) Spezifisches improvisiertes Singen oder Spielen läßt Rückschlüsse auf die Qualität der musikalischen Beziehung und damit auf die Qualität der musikalischen Ausdrucksfähigkeit des Patienten zu. Dabei spielen Reaktivität, bewegliche Gestaltung von Dynamik, Tempo und Artikulation, Intentionalität, Strukturgebung und die Qualität der musikalischen Ordnung eine Rolle. So sind wir in der Lage, aufgrund der nach musikalischen Gesichtspunkten erstellten Analysen der Musiktherapiesitzungen Prozesse zu beschreiben, die in gleichem Maße für die rein musikalische als auch dadurch immanent für die persönliche Entwicklung der Patienten stehen.

Insofern würde die veränderte Spielweise eines Patienten an eher rhythmischen Instrumenten im Verlauf einer Musiktherapie, angefangen beispielsweise bei mechanisch-gleichförmigen Rhythmen und abgeschlossen mit einem intendierten dynamisch bewegten Spiel, das Pausen zuläßt und Spannungsbögen beschreibt, anhand von rein musikalischen Beschreibungskriterien für eine wichtige persönliche Weiterentwicklung des Patienten sprechen. Emotionalität und innere Bewegungen konnten entdeckt und zugelassen werden und in die musikalische Gestaltung fließen, seelische Befindlichkeit ihren Ausdruck finden. Hierzu einige Beispiele aus der Praxis unserer Klinik:

Da ist die 45jährige Patientin Frau F. mit einem linkshemisphärischen Insult, Sprachstörungen sowie Lähmungen des rechten Armes und Beines. Im Alltag gilt diese Patientin anfangs als suizidal, es ist von autoaggressiven Handlungen die Rede, die sich in Form von Schlägen auf ihre gelähmten Körperteile zeigen können. In der Musiktherapie zeigt diese Patientin anfangs ein distanziert-geordnetes Spiel, improvisiert an Trommel und Cymbal leise und eher unbeteiligt. Es kommt in der dritten Sitzung zu einer Improvisation an zwei Cymbaln, in deren Verlauf bisher ungewohnte Lautstärken bei einer intensiv-beteiligten Mimik im Gesicht der Patientin auftreten. Die Musik von Klavier und Cymbaln erhält eine neue Qualität, die Intensität nimmt deutlich zu. Im Spiel von Frau F. zeigt sich eine neue Seite: nicht mehr kontinuierliche Grundschläge oder eine „erlernte" Ordnung sind zu hören, vielmehr wechselt ihr Spiel zwischen eher tänzerischen, leichten Bewegungen und schweren, harten Schlägen. In dieser Phase verlangt ihr Spiel von der therapeutischen Begleitung höchste Aufmerksamkeit und Reaktivität, da ihre Impulse oft scheinbar unvorhersehbar und extrem wechseln können oder abbrechen. Die Atmosphäre ist zu diesem Zeitpunkt hoch gespannt. Dieses Spiel setzt sich in den folgenden Wochen auch an Trommeln oder melodischen Instrumenten fort; die Patientin „erzählt" von sich, und aus ihrer Musik ist leicht die Ambivalenz zwischen beginnenden Perspektiven und immer wieder drohender Resignation zu hören. In der elften Sitzung kommt es zu einer bewegenden Szene: nachdem Frau F. mit der gesunden linken Hand ihre Improvisation an Trommel und Cymbal beendet hat, deutet sie auf ihre gelähmte Hand; ich gebe einen Stock in diese Hand, die Frau F. nun mit ihrer Gesunden umfaßt, so daß sie schließlich „beidhändig" spielen kann. Ihr äußerer Eindruck ist verblüffend „komplett", sie ist mit ihrem ganzen Körper in Bewegung. Schließlich liebkost sie die gelähmte Hand, sagt „es wird gut". In den folgenden Wochen verändert sich ihr äußeres Erscheinungsbild: sie schminkt sich, kleidet sich sorgfältiger; sie teilt sich wieder als Frau mit, gibt sich „in das Leben zurück". Sie läuft mehr und mehr selbständig. Trauer ist zwar immer wieder spürbar, ihre Zuversicht ist jedoch stärker. Die Musik behält ihre Spannung, erscheint jetzt abgerundeter und klarer. Die Unvorhersehbarkeit ihrer musikalischen Aktionen ist für weite Strecken einer gemeinsamen, intensiven Gestaltung gewichen, oft mit Blickkontakt. Auch ihrerseits ist sie bereit, auf Impulse des Therapeuten zu reagieren und sie in ihre Musik zu integrieren. An der Steel-Drum scheint sie zeitweise an einzelnen Tönen zu „kleben", bevor sie sich dann doch löst: Sicherheit geht noch über alles, aber der mit einer Portion zusammengehende Mut, zu „neuen Ufern" vorzustoßen, überwiegt.

Da ist die 55jährige ALS-Patientin Frau B. mit nur noch geringer Lebenserwartung. Ihre Lungenkapazität ist schon stark eingeschränkt, und durch die primär bulbäre Verlaufsform ihrer Erkrankung besitzt die keine Möglichkeit mehr, sich über das gesprochene Wort mitzuteilen. Weinkrämpfe bestimmen ihr Bild mit. Über mittels größerer Kraftanstrengung geschriebener Mitteilungen gibt sie Bemerkungen und Kommentare weiter, so auch die am Anfang der ersten Sitzung mitgeteilte Meinung: „Ich bin musikalisch völlig unbedarft". Auch hier dann ein aufmerksames, musikalisch teilweise verblüffend sicheres, vorsichtiges, noch zurückhaltendes Spiel, begleitet von sich beim Therapeuten versichernden Blicken. Im Therapiebericht der zweiten Sitzung heißt es „Sie spielt jederzeit reaktiv, improvisiert in dichter Beziehung, wird dabei jedoch nicht distanzlos." Die musikalische Begegnung „passiert" hier in der fünften Sitzung: Denn ihre Musik an der großen Trommel und Cymbal wird im Verlauf sehr eigenständig, mit fast provokantem Blick zu mir verändert sie ihre Lautstärken und Tempi. Unsere Musik wird von einem nach vorne schreitenden Charakter bestimmt; es ist keine marschähnliche Musik, hat aber wenig ruhende Augenblicke. Es scheint, als ob die über therapeutische Interventionen ermöglichten Phasen eher romantisch-melodischer Prägung noch nicht für längere Zeit von ihr ausgehalten werden können. Dennoch

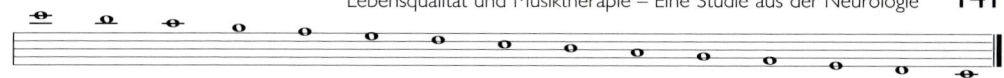

wirkt die Musik zu keiner Zeit getrieben, die Sitzungen behalten stets eine angeregte, intensive und von der Lust an der Musik bestimmte Arbeitsatmosphäre. Im Therapiebericht ist die Rede von mehreren lauten „Befreiungsschlägen". In den letzten beiden Sitzungen neigt sie zu eher kräftigen Impulsen, die ihr – nach eigenen Worten – ermöglichen, „Frust abzubauen".

In der Musiktherapie mit Frau B. ging es um die Steigerung und Förderung des Lebenswillens und der inneren Kraft – eben über die Musik. Wie beglückend ist es für alle am therapeutischen Prozeß Beteiligten, als sich ihre Lungenkapazität – geringfügig – verbessert, so daß sie in ein wissenschaftliches Forschungsprogramm übernommen werden kann. Ihre zeitliche Lebenserwartung hat sich vielleicht damit nicht langfristig verlängert, für ihre Lebens-*qualität* hingegen hat Frau B. wichtige positive Impulse erhalten.

Da ist der 33jährige Patient Herr H. mit einer 1991 diagnostizierten ED, chronisch progredienter Verlauf. Haltlosigkeit, Unsicherheit, verwaschene Sprache, rudernd-suchende Bewegungen bestimmen sein Erscheinungsbild. In seiner anfänglichen Musik findet diese Ausgangssituation ihre unmittelbare Entsprechung: Musikalische Konturen, Grenzen oder Intentionen sind seinem Spiel kaum anzumerken; die Spielaktionen an Trommel und Cymbal bleiben isoliert, zeigen noch keine Kontinuität. Vergleichbar sein Spiel am Metallophon: die Töne folgen scheinbar wahllos aufeinander, abgesprochene Grenzen („spielen Sie nur auf der unteren Reihe") werden nicht eingehalten. In den ersten Sitzungen begleite ich diese gewissermaßen grenzenlosen Spielaktionen, teile musikalisch die im Raum stehende Unverbindlichkeit. Wir gehen aber mehr und mehr in kurze, wiederholbare rhythmische oder rhythmisch-melodische Phasen, die Herrn H. seine Aktionen zunehmend bewußter erleben lassen. Die Spielaktionen an Trommel und Cymbal werden im Verlauf dann auch differenzierter und kontinuierlicher, „Logik" im Sinne einer musikalischen Folge von Schlägen wird mehr möglich. Am Metallophon entstehen regelrechte kleine Melodien, anfängliche Zufälligkeit kann in eine intentionale Spielweise von ihm geführt werden. Die in der Musiktherapie zu beobachtende langsam entstehende Klarheit und Wachheit, die sich auch in den anderen Therapien und im „Alltag" an psychischer Verfassung und sich verbessernden motorischen Fertigkeiten deutlich macht, ist aber noch sehr gefährdet; so werden familiär-soziale Unstimmigkeiten unmittelbar spürbar: Herr H. erscheint müder, depressiver, ein weiterer Schub bahnt sich an, vorübergehend schwinden die Konturen wieder aus seinen Blickfeld. Doch um so erfreulicher ist das relativ schnelle Wiedereinfinden auf der kurzfristig verlassenen Ebene, auf dessen Stand Herr H. dann auch entlassen werden kann.

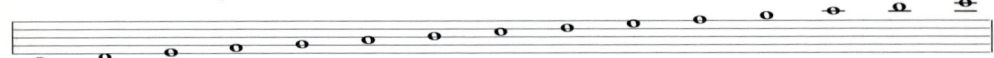

Da ist Frau K., die neben ihrem ischämischen Insult, der eine Hemiparese auf der rechten Seite und eine globale Aphasie zur Folge hatte, auch noch eine onkologische Problematik in sich trägt. Nach außen hin zeigt sie ein Lächeln, eine scheinbare Zufriedenheit und eine positive Gleichgültigkeit. Ihre Musik ist ähnlich fassadenhaft: (aus dem Therapiebericht) „Frau K. wiederholt oft fast stereotyp und mechanisch bestimmte Rhythmusmuster, verändert kaum die Lautstärke oder das Tempo. Es ist nicht die Musik, die ihre Emotion/Befindlichkeit authentisch ausdrückt. Auf die gesungene Frage: „Wo sind Sie, Frau K." antwortet sie mit ernsthaftem Gesichtsausdruck „Ich weiß es nicht mehr". Das ist absolut zu hören. In einer späteren Phase an den Gongs wie auch an dem Cymbal ist eine völlig andere Musik von ihr zu hören: dynamisch, mit langsamen Tempi. es scheint, als ob sich Frau K. auf die Suche begibt. Deutlich sind auch in den anderen Bereichen ihre Fortschritte: In der Heilpädagogik erscheint sie wesentlich kraftvoller und gefühlsbetonter, und die Logopädin bescheinigt ihr, daß sich ihre anfangs schwere Aphasie zu einer leichten Aphasie entwickelt hat.

Jens Asendorpf hat festgestellt, daß „es ja geradezu charakteristisch für Emotionen (ist), daß sie sich spontan einstellen und nicht dem rationalen Kalkül unterliegen. Das gilt auch für ihre Verhaltensseite, dem Ausdrucksverhalten. Gefühlsausdruck kann sich vollkommen spontan einstellen und unwillkürlich ereignen" (J. Asendorpf, Weinheim 1990). Die Musiktherapie ist in ihrem Konzept diesem unwillkürlichen und spontanen Gefühlsausdruck verpflichtet, sie lädt den Patienten dazu ein, aus dem rationalen Tun in das emotionale Gestalten und Erleben zu gelangen. Hier ist der rechte Ort, dem Raum zu geben, was uns im Innern bewegt. Dieses kostbare Innere wird mit dem Therapeuten geteilt, wenn beide musikalischen Partner sich nach der musikalischen Begegnung „verstehen".

Und es ist eine ehrenvolle Aufgabe der Therapie, aus dem gegenseitigen „Verstehen" heraus Hilfe zur Selbsthilfe anzubieten, Möglichkeiten einer neuen Form der Selbstbestimmung anzubieten und zur Erprobung einzuladen.

Literaturverzeichnis

Aldridge, D.: Musiktherapie in der medizinischen Literatur (1983–1990). In: Musiktherapeutische Umschau, 15 (1994) 4

Badura et al. (Hrsg.): Leben mit dem Herzinfarkt. Berlin 1987

Bradburn, N.M.: The Structure of Psychological Wellbeing. Chikago 1976

Bullinger, M. et al. (Hrsg.): Lebensqualität bei kardiovaskulären Erkrankungen. Göttingen 1991

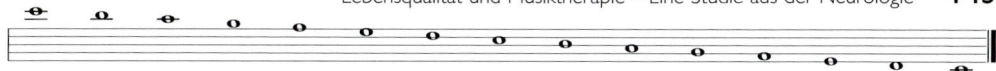

Bullinger/Ludwig/Steinbüchel (Hrsg.), Lebensqualität bei kardiovaskulären Erkrankungen. Hogrefe Göttingen 1991, 32

Dill-Schmölders, C. et al.: Neusser Studie zur Lebensqualität chronisch Schizophrener; Manuskript. Neuss 1995

Grün, M.: „ … weil sie ein Geschenk Gottes ist und nicht der Menschen" – Inspiration und Musikalische Begegnung in Komposition und Musiktherapie. Diplomarbeit, Herdecke 1991

Janke, W.; Debus, G.: Eigenschaftswörterliste. Unveröffentlicht, Rechte bei den Autoren

Matthiesen, P.F.: Befund und Befindlichkeit. In: Themen II., Marburg 1984, 8–11

Nordoff, P.; Robbins, C.: Schöpferische Musiktherapie. Stuttgart 1986

Pavlicevic, M. u. Trevarthen, C.: A Musical Assessment of Psychiatric States in Adults. In: Psychopathologie, Basel 1989

Petersen, P. (Hrsg.): Ansätze kunsttherapeutischer Forschung. Berlin 1990

Pöppel, E.; Bullinger, M. (Hrsg.): Kurzlehrbuch Medizinische Psychologie. Weinheim 1990

Zerssen: Befindlichkeitsskala. Weinheim 1975

10 Musik als Vermittlerin neuen Lebens

Soziales Zeichen der Hoffnung für Menschen im Koma und apallischen Syndrom

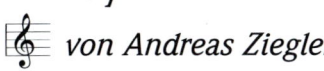 *von Andreas Ziegler*

10.1 Zu gegenwärtigen Entwicklungen und Wandlungen in der Behandlung von Menschen mit schweren Hirnschädigungen

In den letzten zehn Jahren hat sich in der neurologischen Therapie und Rehabilitation ein Wechsel in der Einstellung gegenüber Menschen mit schweren Hirnschädigungen wie z. B. Schädel-Hirntrauma, Schlaganfall, Aphasie, Koma und apallisches Syndrom vollzogen. Wurden die Patienten bisher zumeist mit passiven medizinischen Mitteln (Liegenlassen, Medikamente) behandelt, wird heutzutage eine aktive Therapie und Förderung (Frühmobilisation, Frühförderung, Frührehabilitation) unter Einsatz eines interdisziplinären Teams (Ärztlicher Dienst, Pflege, Neuropsychologie, Neuropädagogik, Logopädie, Krankengymnastik, Ergotherapie, Sozialdienst) bevorzugt (Gobiet 1990; Y. Wild/Janzik 1990; Zieger 1992). Diese Bemühungen gehen einher mit einem verstärkten Ausbau stationärer und ambulanter Strukturen unter Einbeziehung von Selbsthilfegruppen und wohnortnahen Diensten. Außerdem werden seit einiger Zeit auch zunehmend „alternative" Therapieangebote, die nach der klassischen

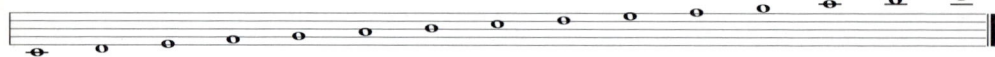

defektorientierten medizinischen Lehrmeinung unberücksichtigt geblieben sind, verstärkt in das Therapiekonzept einbezogen.

Diese Entwicklungen vollziehen sich europa- und bundesweit sehr uneinheitlich: während zum Beispiel in England Musiktherapie zum unverzichtbaren Bestandteil des Therapiekonzepts gehört, werden in Deutschland musiktherapeutische Mittel meist nur in Ausnahmefällen eingesetzt. Das erklärt auch, warum bisher (in Deutschland) praktisch keine systematischen Untersuchungen zur Wirksamkeit von Musiktherapie auf Menschen im Koma und apallischen Syndrom (Wachkoma) vorliegen. Diese Feststellung muß aber dahingehend relativiert werden, daß auch für die „klassischen" Maßnahmen und Therapieverfahren wie Krankengymnastik, Ergotherapie und Logopädie kaum Evaluationsstudien vorliegen, die den gängigen wissenschaftlichen Anforderungen genügen.

Hinzu kommen zahlreiche Erfahrungen, Beobachtungen und Einzelberichte, die nahelegen, daß eine stärkere Anerkennung und Berücksichtigung der Bedeutung des „subjektiven Faktors" (der individuellen Autonomie und Würde) und des „zwischenmenschlichen Faktors" (Hinwendung, Nächstenliebe, das Soziale) Für eine positive Entwicklung nach schwerer Hirnschädigung von größter Bedeutung ist (vgl. Dressler/Brock 1994). Bereits in den siebziger Jahren hatte der Neurochirurg Todorow (1973, 1978) in zahlreichen, Mitteilungen zum „Dornröschenschlaf-Syndrom" bei Kindern eindrucksvoll belegt, daß menschliche Wärme und frühe Ansprache in Ergänzung zu den üblichen medizinischen Maßnahmen für die Betroffenen von größter Bedeutung sind. In seinem Buch „Hirntrauma und Erleben" konnte Todorow nachweisen, daß zwischen der Schwere der psychoreaktiven Veränderungen der Kinder (Rückzug, psychische Veränderungen mit Apathie, Lethargie und Depressionen) und dem Grad emotionaler und sozialer Vernachlässigung („sensorische Deprivation", „Hospitalismus") auf Intensivstationen oder in Akuteinrichtungen ein enger Zusammenhang besteht. Sein Buch ist heute vergriffen. Vielerorts scheinen seine Hinweise und Erkenntnisse in völlige Vergessenheit geraten zu sein. In der Rehabilitation Schädel-Hirnverletzter werden emotionale und soziale Einflüsse oft immer noch vernachlässigt zugunsten rein medizinischer und kognitiv-distanzierender Maßnahmen.

Der Wandel in der therapeutischen Einstellung und in Wahl der einzusetzenden Verfahren hat auch einen Grund in tiefgreifenden Veränderungen in den Einstellungen gegenüber schwer beeinträchtigten neurologisch Kranken mit Sprach- und Bewußtseinsstörungen selber, mitbedingt durch einen Paradigmawandel hinsichtlich Menschenbild, Verständnis für die Lebenssituation der Betroffenen wie auch der Notwendigkeit zur sozialen Reintegration. Ein schweres Schädel-Hirntrauma stellt alle Beteiligten, Patienten, Angehörige, Fa-

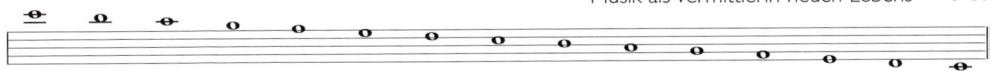

milie und Behandlungsteam oft vor schwere existentielle Probleme und vor schier unlösbare Probleme (Freiman 1989). Wer Menschen im Koma und apallischen Syndrom lediglich als „Defekte" oder „Defizitfiguren" ansieht und sie nicht als empfindsame Menschen mit Kompetenzen wahrnimmt, wird diese Patienten weder begreifen noch effektiv behandeln können.

Schließlich hat sich in den letzten Jahren auch hinsichtlich der Erwartungen und Kenntnisse der Prognose schwerer Hirnschädigungen wie z. B. nach lang dauerndem Koma und apallischen Syndrom ein entscheidender Wandel vollzogen. Nach Bates (1991) ist die Bestimmung der Prognose eines Komapatienten prinzipiell unsicher: Ärzte irren sich auch bei Anwendung modernster Techniken bei jedem zwanzigsten bis sechsten Patienten, d. h. die Patienten überleben oder wachen entgegen der ärztlichen Vorhersage überraschend wieder auf. In Untersuchungen der amerkanischen Traumatic Coma Data Bank (Lenin et al. 1991) können bei konsequenten Bemühungen bis zu fünfzig Prozent der Menschen im Wachkoma in den ersten fünf Jahren nach Unfall sich wieder so erholen, daß sie sozial reintegriert werden können. Eine Studie von Doman et al. (1993) konnte nachweisen, daß durch intensive multisensorische Stimulationen sich über fünfzig Prozent der zweihundert behandelten Patienten im Spanischen Syndrom bis zum Grad sozialer Reintegration wieder erholten.

Nach Auffassungen renommierter amerikanischer Rehabilitationsforscher ist im Krankheitsfall dem Faktor „Hirnsubstanzschädigung" ein Gewicht von zwanzig beizumessen, während „soziale Umgebung", „Emotionen" und „Kommunikation" mit einem Bedeutungsgrad von achtzig zu gewichten sind (Ben-Yishay 1993; Prigatano 1986).

Es ist deutlich geworden, daß zwischenmenschliche Kontaktaufnahme, Beziehungsgestaltung und Kommunikation und mit anderen Menschen für Entwicklung, therapeutische Förderung und Rehabilitation unverzichtbar sind. „Rehabilitation vor Rente" und „Rehabilitation vor Pflege" heißt der gesetzliche Auftrag.

10.2 Bedeutung von Musik für die menschliche Existenz und als Heilmittel in Therapie und Rehabilitation

10.2.1 Menschsein, Musik und Entwicklung

Literaturstudium und theoretische Überlegung zur Bedeutung und Wirkung von Musik, Gesang und Stimme auf den Menschen bzw. das Humanum

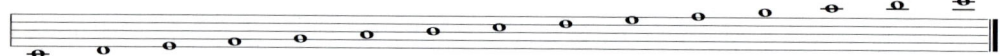

offenbaren, daß Musik mit der Geschichte der Entstehung des Menschen als Teil der allgemeinen Natur des Lebendigen unauflöslich verbunden ist (Weber 1984). Musik verweist auf die Integration biologischer Rhythmen und Zeitgestalten in das Sein und Werden des Menschen; sie ist sein eigenes kreatives Mittel, Menschlichkeit hervorzubringen und zwischenmenschliche Begegnung zu gestalten (Petersen 1994) wie zugleich auch sein ästhetisches und künstlerisches Ausdrucksmittel, das sich auf emotionale und nicht-sprachliche Ebenen und Tiefendimensionen bezieht: „Kunst als Hoffnung" (Menuhin 1986) wie auch künstlerisch und therapeutisch-dialogisches Mittel für die Menschheit.

Die Stimme ist für den jeden Menschen einzigartig wie zugleich auch konstitutiv für die menschlichen Gattung. Das Humanum Stimme, der Gesang, wurde in der Menschheitsgeschichte durch musikalisch-instrumentelle Ausdruckmittel weiterentwickelt, gepflegt und ausdifferenziert. Im stimmlichen Zusammenklang widerspiegelt sich die Eingebundenheit des Menschen in der Menschheit wie allgemein in der Natur (Menuhin 1986). Vom Musikwissenschaftler Berendt (1991) wurde die Rolle der weiblichen Stimme als Leitstimme in der frühen Menschheit hervorgehoben; in ostasiatischen Kulturen sprachen im Streit- und Konfliktfall die Stammesältesten ein „Machtwort"; die sofortige affektive Umstimmung und Harmonisierung brachte einen Überlebensvorteil für den Stamm oder die Familie wie zugleich eine Rückbindung des Einzelnen in die Gemeinschaft.

Das Hören einer Melodie ist Synthese von Vergangenem und Zukünftigem im Augenblick des gegenwärtigen Gewahrseins und Erlebens (Menuhin 1986). Das Hören eines Liedes vermittelt dem Anderen Annahme und Anerkennung. Das Zuhören schließt nicht nur das Unbewußte in sein Feld ein, sondern auch intentionales Bewußtsein. Die Möglichkeit des Zuhörens konstruiert Intimität, Implizites und Zusätzliches, das, was noch nicht gesagt ist, das Unausgesprochene. Zuhören weckt das Wiedererkennen von Vertrautem. Aber: „Kein Gesetz kann das Subjekt zwingen, seine Lust dort zu finden, wo es nicht hinwill (welches auch immer die Gründe seines Widerstandes sein mögen), kein Gesetz ist in der Lage, unser Zuhören zu erzwingen: Die Freiheit des Zuhörens ist ebenso unerläßlich wie die Freiheit des Sprechens." (Barthes 1991, S. 61). Beides gehört zur Bewahrung und Förderung von Autonomie eines Menschen.

Musik kann als nichtsprachliches Verständigungsmittel subjektives Erleben auf elementaren Ebenen der Existenz, beginnend bereits pränatal in der frühen Embryonalentwicklung (Berendt 1991; Nöcker-Ribaupierre 1986), und als soziales „Resonanzmittel" Identitäts- und Sinnfindung durch Dialog und Kommunikation fördern und entwickeln helfen. Beim Singen schließen sich Unbewußtes und Bewußtes zusammen. Musik, Stimme und Gesang tragen somit entscheidend zur Bewußtwerdung und Persönlichkeitentwicklung bei.

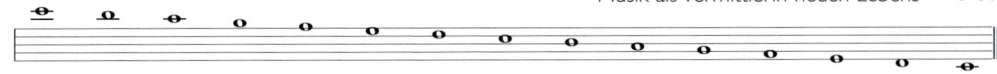

Eine Obersicht über die Beziehungen zwischen Musik und Organismus gibt Weber (1984). Musikrhythmen als möglicher Synchronisator für biologische und soziale Rhythmen beschreibt Frank (1982). Musik verweist auf die leiblich-seelische Funktionseinheit des Menschen (Deiner 1991).

10.2.2 Musik als Heilmittel

Musik als Heilmittel ist wahrscheinlich so alt wie die frühe Menschheit selbst. Darstellende Künste, Tanz und Musik waren bekanntlich in der Antike hinsichtlich ihrer heilsamen Wirkung gut bekannt und untrennbar in Sitten, Gebräuche und Kultur eingebunden (Petersen 1994; Spintge/Droh 1985). Diese tief psychologisch und sozial wirksamen Vorgänge werden von Menschen im modernen Zeitalter im normalen Alltag oft nicht mehr wahrgenommen, sondern tauchen – wenn überhaupt – erst in existentiellen Extremsituationen auf. Während sich die Beachtung und Pflege der heilsamen Wirkung von Musik in den ostasiatischen Kulturen wie in Indien, China, Indonesien und Japan im wesentlichen bis heute erhalten hat, erfolgte in der modernen westlichen Welt im Mittelalter die Trennung von Religion, Kunst und Wissenschaft (v. Weizsäcker 1993): eine rein naturwissenschaftlich orientierte Medizin bringt für das Humanum Musik, Stimme und Gesang keinen Sinn mehr auf.

10.2.3 Therapeutische Wirksamkeit von musikalischen Mitteln

Die therapeutische Wirksamkeit von Musiktherapie liegt in der Anregung, Vermittlung und Förderung, Synchronisation, Harmonisierung und Stabilisierung intersubjektiver Dialoge (Frank 1982). Vorgänge zwischenmenschliche Abstimmung und wechselseitiger Synchronisation sind aus der pränatalen Psychologie sowie Säuglings- und Kleinkindforschung gut bekannt (Bischof-Köhler 1989; Gruen 1993; Dornes 1993; Stern 1992). Sie beruhen wie alles Lebendige auf Biorhythmen und „inneren Mitbewegungen". Die „vegetative Tonuslage" beim Feten und beim Säugling wie im Tiefschlaf, Koma und apallischen Syndrom wird vermittels intrinsischer Oszillatoren (Zeitgeneratoren) hervorgebracht, die auf eine verinnerlichte evolutionsgeschichtliche Kompetenz und Verbundenheit des Menschen mit der Natur – Tag und Nacht, Hunger und Sättigung, Einatmen und Ausatmen usw. – verweist (Maier 1987; Sinz 1978). Diese Rhythmen und periodischen Zeitgestalten sind ein allgemeines leibseelisches Grundvermögen menschlicher Existenz und zugleich Anfänge von sozialer Kognition und Kommunikation (Bischof-Köhler 1989). Sie verweisen auf basale, in der Frühförderung und Rehabilitation nutzbare Ressourcen und

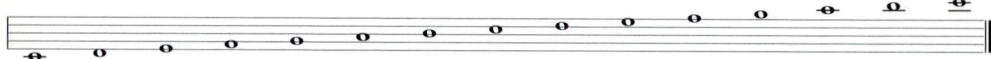

Ebenen zwischenmenschlicher Ansprechbarkeit, Kontaktaufnahme und Kommunikation im Sinne dialogischer Austauschverhältnisse (Jantzen 1990; Zieger 1993). Diese finden vonselten psychotherapeutisch und künstlerisch orientierter Therapieansätze eine wentlich größere Beachtung als im klassisch-medizinischen defizit- und defektorientierten Therapieverständnis (Petersen 1994).

Eine Kontaktaufnahme und Kommunikation im Dialog auf „tonisch-empathischer Ebene" (Zieger 1995) und mit musikalischen, körpersprachlichen Mitteln (Hannich 1993; Jochims 1994) erscheint daher gerade bei Menschen, die in tiefer Regungslosigkeit und Erstarrung, Abgeschiedenheit, Rückzug und Bewußtseinsferne ihr Leben fristen, erfolgversprechender als ein betont analytisch-rationales Vorgehen, weil mit musikalischen Mitteln die psychosomatischen Tiefendimensionen menschlicher Existenz und Persönlichkeit adäquat wahrgenommen, angesprochen und gefördert werden kann.

Den Auffassungen von Rauhe (1994) zufolge, kann Musik jedoch fast in jedem einzelnen Fachgebiet der Medizin heilen helfen. Dabei ist die Funktion, die eine Musik für einen Patienten gewinnt, geprägt durch die musikalischen Erfahrungen, die er gemacht hat. Musikalische Therapien müssen also abgestimmt werden mit der individuellen Lebensgeschichte, seinen musikalischen Vorlieben, Abneigungen und Bedürfnissen, weshalb in der Anamnese nach musikalischen Schlüsselerlebnissen zu suchen ist. Weitere Übersichten zu „Musik und Medizin" werden von Spintge/Droh (1985; 1992) gegeben.

10.2.4 Hinweise aus der Hirnforschung

Musik wirkt nachweisbar auf das ganze Gehirn: aktivierend und beruhigend auf die tonisierenden Strukturen im Hirnstamm; Musik kann antriebsfördernd wirken und Entspannung herbeiführen (Spintge/Droh 1992). Über das limbische System werden stimmungsmäßige Aufhellung und angstlösende „Tönung", Aufheiterung und Motivation, Hoffnung und Perspektiven wie auch Wirkungen auf das Selbstwertgefühl vermittelt (Rauhe 1994). Schließlich wirkt Musik auch auf beide Großhirnhälften: während synthetische Leistungen wie Klang, Intonation, Dynamik und negative Emotionen von der rechten Hälfte übernommen werden, erfolgen die analytisch-rationalen Leistungen beim Zuhören von Musik wie Melodie, Zeitmaß, Rhythmus, Tonhöhenerkennung und positive Emotionen von der linken Hemisphäre (Spintge/Droh 1992).

Auch in der Hirnforschung wurde in den letzten Jahren vermehrt darauf hingewiesen, daß sensorische Anregungen wie z. B. Musik, Emotionen, Kommunikation und frühe Dialoge als soziale Stimuli eine positive Wirkung auf

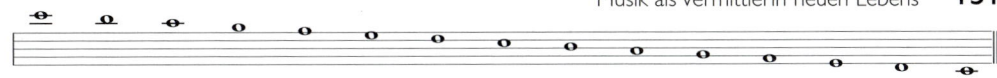

Hirnentwicklung, Neuroplastizitätsvorgänge und Lernen haben (Brothers 1990; Trevarthen 1990).

Die Entdeckung spezieller sozial stimulierbarer Zonen im Gehirn von Primaten und Mensch (Brothers 1990) verdient in diesem Zusammenhang ebenso Beachtung wie die Beobachtung, daß es schon beim Zuhören gesprochener Worte eines Anderen zu einer (unbewußten) Tonisierung der eigenen Stimmbänder (Rohmert 1989) über Mitbewegungen auch von Seiten der Atmung und des Zwerchfells, bis hin zu affektiver Lautgebung, Seufzen, Summen, Jauchzen und Lachen kommen kann. Derartige Situationen werden zudem subjektiv als angenehm, anregend und sogar lustvoll erlebt, begleitet von vermehrter Orientierung auf die Umwelt, Aufnahme- und Kontaktbereitschaft und kommunikativer Resonanz (Jochims 1994; Sangmeister 1993).

Dazu paßt, daß aus der Psychoneuroimmunologieforschung in jüngster Zeit erste Hinweise für „stimmungsabhängige" shifts in den elektrochemischen Feldern und Neurotransmitterfeldern derjenigen Regionen im Hirnstamm und limbischen System gefunden wurden, die die „vegetative Tonuslage", emotionale „Tönung" und Stimmunglage sowie Vigilanzniveau und Muskeltonus, Befinden und Erleben vermitteln und modulieren (Miketta 1994; Milz 1992).

10.2.5 Wirksamkeitsnachweise

Musikalische Wirkungen sind wegen ihrer psychophysiologischen Struktur hinsichtlich ihrer rhythmischen, melodischen, harmonischen, formalen und klanglichen Beschaffenheit, ihrer Vermittlung, Funktion und Rezeption schwer zu erforschen und zu objektivieren. Musikalische Wirkungen am Menschen lassen sich auf verschiedenen Ebenen nachweisen (Hannich 1993; Rauhe 1994; Zieger und Mitarbeiter 1994; 1995):

♪ biologisch-autonome Reaktionen von Seiten Herz- und Atemfrequenz, Schweißsekretion und Hautwiderstand, Muskeltonus und ENG lassen sich gut mit polygraphischen Meßinstrumenten erfassen,

♪ sichtbare körperliche Verhaltensreaktionen wie Haltungsänderungen, Gestik und Mimik mit dem Ausdruck von „Begeisterung", „Hingebung", „Verzückung", „Lustgewinn" und anderen Formen gefühlsmäßigen Engagements wie auch in Form rhythmisch-taktschlagender Bewegungen und Gesten wie Wiegen des Körpers, Pendeln des Kopfes, Klopfen mit einem Finger oder Wippen mit dem Fuß,

♪ hörbare Verhaltensreaktionen wie Klatschen, Schlagen, Trommeln, Pfeifen und Trampeln wie auch das stimmliche Einstimmen in eine vorgesungene Melodie. Dazu kommen Seufzer, Summen, Brummen, Grunzen, Flüstern und leisem Mitsingen bis hin zur affektiven Lautbildung.

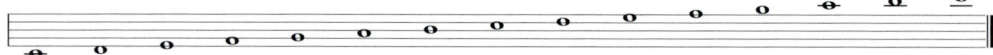

Die bisher genannten Verhaltensantworten auf musikalische Reize fuhren also mehr oder weniger inneren autonomen Bewegungen, zu einer Aktivierung des vegetativen und muskulären Tonus mit einer mehr oder weniger sicht- und hörbaren Verbesserung der Bewegungsfähigkeit und vorsprachlichen Kommunikation. Schließlich können noch Veränderungen der affektiv-emotionalen Stimmungslage, der Orientierung und Vigilanz sowie der kognitiven Leistungsfähigkeit mit Neugier, Interesse und nach außen auf die Umgebung gerichteter Aufmerksamkeit und Kontaktaufnahme beobachtet werden (Rauhe 1994).

Wirksamkeitsnachweise von Musiktherapie bedürfen einer umfassenden Integration von subtiler Verhaltensbeobachtung und meßtechnischer Aufzeichnung (unsichtbarer) autonomer Parameter. Darüber hinaus kommen bei wieder kontaktfähigen Patienten in späteren Krankheitsstadien auch psychodiagnostische und psychometrische Prüfverfahren zur Anwendung. Resultat sollte ein umfassendes, integratives („ganzheitliches") Verständnis von den vielfältigen individuellen Kompetenzen der Betroffenen sein.

10.3   Musiktherapie bei schwer hirngeschädigten Patienten

10.3.1   Zur Situation der Kranken

Den Patienten ist folgendes gemeinsam: sie sind oft bewußtseinsgestört – (Koma und apallisches Syndrom); eine normale Kontaktaufnahme mit ihnen, auch wenn man sich körpersprachlicher und emotionaler Verständigungsmittel bedient, scheint nicht möglich und ist anfangs oft ergebnislos; sie scheinen oft herkömmlichen therapeutischen Maßnahmen gegenüber nicht zugänglich zu sein (Freeman 1989); sie leben – vor allem auf der Intensivstation – oft sozial isoliert und stehen unter emotionalem Streß (Hannich 1987); sie leben in tiefster Abgeschiedenheit und innerem Rückzug (Zieger 1992; 1993); oft finden sich Zeichen sozialer Deprivation und Hospitalismus mit Schaukeln, Regression, Schreien, psychomotorischer Bewegungsunruhe, Sterotypien und Selbststimulationen („autoaggressives Verhalten"; vgl. Jantzen/v. Salzen 1990). Manchmal allerdings zeigen die Patienten für alle Umstehenden überraschende Reaktionen, die auf hochindividuelle „Leistungsinseln" hinweisen und zu der Annahme geführt haben, daß viele Patienten doch mehr wahrzunehmen vermögen, als nach klassischer Lehrmeinung angenommen wird. Offenbar handelt es sich um eine Vielzahl von Zuständen struktur-funktioneller „Dissozia-

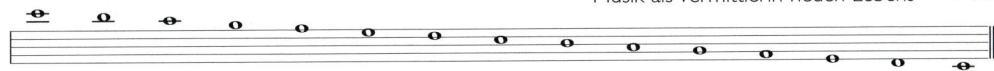

tion" und „Fluktuation" von „low awareness" (Andreas 1995) oder „postcoma-tose unawareness" (Szabon/Groszwasser 1991), die sich nicht in ein starres Lehrbuchschema einfügen lassen. Für diese Zustände gibt es nicht einmal Namen. Das Hauptproblem für die Patienten dürfte daher nicht nur im Wahr-nehmungsbereich liegen (z. B. Zerfall der Identität und des Körperselbstbildes, gestörtes Körpereigenerleben), sondern vielmehr im Bewegungsbereich, sich für andere bemerkbar zu machen, sich durch Bewegungen selbst zu aktuali-sieren und Anschluß an „normalverständliche" Kommunikationsebenen zu finden. Die Erfahrungen lehren aber auch, daß in frühen Remissionsphasen nicht selten kleine vegetative Zeichen und angedeutete Bewegungen (Regun-gen) auftreten, die leicht übersehen oder für bedeutungslos („Reflexe") ge-halten werden (Hannich 1993; Zieger 1993; 1995).

Nach medizinischer Nomenklatur werden neben den echten Komaformen zahlreiche Pseudokomabilder unterschieden, darunter das Spanische Syndrom, das locked-in Syndrom, der akinetische Mutismus sowie Hypersomnie-und Parasomnie-Syndrome. Insgesamt handelt es sich bei diesen Syndromen um komplexe, aber von der konkreten Symptomatik des Einzelfalls her betrach-tet um hochindivuelle, differenzierte Zustandsbilder, die ein wesentliches Moment gemeinsam haben, daß sie nämlich die Kranken apathisch, unnahbar, abweisend, kontaktunfähig, regungs- und reaktionslos, bewegungsstarr und wie eingefroren in Erscheinung treten lassen. Ihre Selbständigkeit und Initia-tive erscheint aufgehoben, vertraute emotionale Reaktionen bleiben aus. Die Formen der Selbstdarstellung und Selbstaktualisierung der Kranken wirkt auf Außenstehende oft unverständlich, befremdlich, nicht selten auch beängsti-gend, bedrohlich oder sogar ekelerregend.

Zum besseren Verständnis der konkreten Lebensituation dieser Patienten-gruppe sei an dieser Stelle für den Leser ein Rückgriff auf die Literatur der Humanisten der Frührenaissance erlaubt; also auf eine Zeit vor Beginn unserer modernen, anlaytisch-rationalen Wissenschaft:

„Ich kann mir keinen Zustand denken, der mir unerträglicher und schauer-licher wäre, als bei lebendiger und schmerzerfüllter Seele der Fähigkeit be-raubt zu sein, ihr Ausdruck zu verleihen." (Montaigne, zit. nach Sangmeister 1993, S. 8)

10.3.2 Erfahrungen mit Musiktherapie

Musiktherapeutische Kompetenzen werden in Deutschland durch wissen-schaftliche, universitäre Ausbildung erworben. Musik wirkt angstlösend und harmonisierend bei narkotisierten Patienten; nach dem chirurgischen Eingriff werden weniger Schmerzmittel verbraucht. Nicht selten stellen Musikthera-

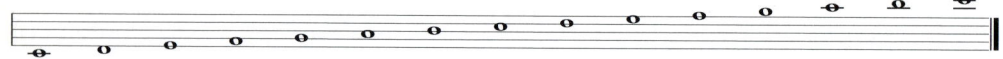

pie und Begegnungen mit musikalischen Mitteln den einzigen Zugangsweg zu den Kranken dar (Spintge/Droh 1982).

Hinsichtlich des Erfordernis und der Wirksamkeit musikalischer, körpersprachlicher und psychotherapeutisch orientierter „dialogischer" Therapiemittel wurden in den letzten Jahren auch in Deutschland einige relevante Arbeiten vorgelegt (Gadomski/Jochims 1986; Feuser 1988; Gustorff 1990; 1992; Hannich 1993; Jantzen 1990; Jochims 1994; Nitzschke 1984; Zieger 1993; 1995).

Offenbar können Töne, Stimmklang und (instrumentale) Musik das oft eingeschränkte, dissoziierte, verfremdete oder „blockierte" Erleben dieser Patienten besonders gut erreichen und „öffnen" wie auch Begegnungserleben und Selbstwahrnehmung harmonisieren, besonders unter den oft fremden, bedrohlichen und isolativen Extrembedingungen einer Intensivstation. Unter dem Einfluß von gesungener Anrede, Intonation, Melodie, Rhythmus und Klang kommt es einerseits zu einer allgemeinen Entspannung hin zu einer „wachen" Aufmerksamkeit wie andererseits zu einer differenzierten Anregung psychophysiologischer Reaktionlagen und Antwortmuster (vgl. Gustorff 1992).

Musiktherapie spricht die Gefühle an; sie ermöglicht es allen Beteiligten, Gefühle nonverbal zu äußern; Musiktherapie beinhaltet viele Momente früher Dialogformen (Nitzschke 1984) und pränatale, rhythmische Kommunikationsmuster, die einer bewußten Rückbindung und Anwendung im zwischenmenschlichen Dialog bedürfen.

Nach Einschätzung aus England, wo Musiktherapie weit verbreitet ist, kann mit musiktherapeutischen Verfahren der Kontaktaufnahme und das kognitive Niveau von apallischen Patienten im Behandlungsteam deutlich verbessert werden. Musiktherapie ist z. B. im renommierten Londoner Royal Hospital für Neurodisability ein „unbedingtes Muß" und integraler Bestandteil der Therapie Spanischer Patienten (Durham 1995).

Obwohl Musiktherapie in den Empfehlungen der Arbeitsgemeinschaft für Neurologisch-Neurochirurgische Frührehabilitation (1993) nicht explizit aufgeführt wird, gehören musiktherapeutische Bemühungen immer häufiger zur Tätigkeit der interdisziplinären Behandlungsteams in verschiedenen Einrichtungen und Kliniken, die Menschen im Spanischen Syndrom behandeln wie z. B. im Gemeinschaftskrankenhaus Herdecke (mit angeschlossenem Institut für Musiktherapie der Universität Witten-Herdecke), im Krankenhaus Middelburg, eine Spezialeinrichtung für Patienten im Wachkoma in der Nähe von Lübeck, sowie im Neurologischen Rehabilitationskrankenhaus Braunfels. MusiktherapeutInnen arbeiten inzwischen nicht nur in Praxen für ambulante Rehabilitation, sondern auch vielerorts auf Intensivstationen von Akutkrankenhäusem, in Behinderteneinrichtungen und Pflegeheimen.

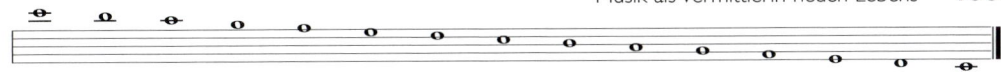

10.3.3 Musiktherapie nach Hirnschädigung

Rett und Wesetzky (1982) konnten Musik bei entwicklungs- und hirngestörten Kindern erfolgreich einsetzen. Insbesondere konnte die Psychomotorik, die Ansprechbarkeit und das Lernvermögen gesteigert werden. Oft weckt erst gemeinsames Musizieren die Motivation beim Kind zum Mitarbeiten. Außerdem hat Musik eine positive entspannungsfördernde Wirkung bei spastischen Krankheitsbildern (Skille 1983). Über Erfolge mit dem Einsatz antriebsfördernder Musik nach Schlaganfall berichten Behrendt (1984) und Rauhe (1984). Positive Wirkungen von Musiktherapie auf den Verlauf nach schweren Schädel-Hirntraumen. Gadomski und Jochims (1986), Jochims (1994) sowie Meyer und Eckert (1984). Patienten mit Aphasie konnten nach Albert et al. (1973) durch Singtherapie und Musiktherapie gesungene Lieder mit weniger Fehlern ausführen als normale gesprochene Sprache (Taylor 1985). Oepen und Berthold (1985) berichten, daß die bei vielen neurologischen Krankheitsbildern neben einer Aphasie vorkommenden „Amusie" mit Musiktherapie in Form von Einbeziehung einfacher rhythmischer Übungen wirksam behandeln werden kann.

10.3.4 Musiktherapie bei Koma und apallischem Syndrom

Meyer und Eckert (1984) sowie Boyle (1985) konnten durch Schaffen einer dreidimensionalen „multiphonischen" akustischen Umwelt bzw. unter Einbeziehung von Musik und Naturgeräuschen bei komatösen Patienten erstmals Reaktionen auf Umweltsignale erreichen. Ähnliche Wirkungen wurden auch von Gadomski und Jochims (1986) sowie Jochims (1994) und Haake (1992) berichtet.

Genauere Untersuchungen zur Wirksamkeit von Musik bei Menschen im Koma und Spanischen Syndrom wurden von Gustorff (1990, 1992) unter Hinzuziehung meßtechnischer Parameter wie Herzfrequenz und Hautwiderstand durchgeführt, wobei sich eindrucksvolle Wirkungen und Korrelationen ergaben.

10.3.5 Beobachtungen, (Selbst)Erfahrungen und Berichte

Zur Bedeutung der musiktherapeutischer Arbeit und Wirkungen schrieb Petersen (1994):

„Kranke, die durch das Wort nicht mehr erreichbar waren, verändern sich spürbar, wenn die Therapeutin sich mit stimmlichen Improvisationen individu-

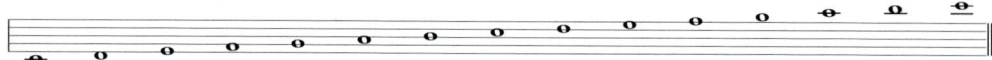

ell auf die Patienten einstimmte: sie summt leise ohne Worte im Rhythmus der Atmung. Dabei vertiefte sich die Atmung der meisten Patienten, sie wurde langsamer und weniger oberflächlich. Die Therapeutin beschreibt detailliert, wie innerhalb dieser zehn Minuten eine intensive therapeutische Beziehung entstand – so bewegte ein Patient einen Finger im Takt des Gesangs und gab der Therapeutin zu verstehen: „Ich höre dich." Diese Art der leibseelischen (psychosomatischen) Kontaktaufnahme ist durch das übliche neurophysiologische Reiz-Reaktions-Modell nicht hinreichend erfaßbar: die Therapeutin sieht in diesem musikalisch-künstlerischen Zugang darüber hinausgehende ganzheitliche Dimensionen, deren wissenschaftliche Bearbeitung eine Zukunftsaufgabe ist." (615).

10.3.6   Berichte von Seiten der Angehörigen

Meine Beobachtungen und Erfahrungen beziehen sich zum einen auf eine große Zahl von Einzelfallberichten sowie auf Berichte von Angehörigen, die intuitiv, mit therapeutischer Unterstützung und z. T. sogar gegen den Rat der behandelnden Ärzte musikalische Mittel in die Betreuung und Behandlung ihrer bewußtlosen Familienmitglieder eingesetzt haben. Dazu soll an dieser Stelle nur eine einzige kurze Krankengeschichte wiedergeben werden:

Die sechzehnjährige Tochter eines schwerstbehinderten Schädel-Hirnverletzten berichtete mir, wie sie ihren Vater mit Akkordeonspiel „wachgemacht" hätte. Ihr Vater hatte als LKW-Fahrer einen schweren Verkehrsunfall erlitten und lag monatelang „wie tot" auf der Intensivstation. Als er von den behandelnden Ärzten aufgegeben wurde, kämpfte sie zusammen mit dem Arzt der Familie für eine Verlegung in eine Rehabilitationsklinik, was nach 6monatigen Bemühungen schließlich auch gelang. In den ersten Wochen zeigte ihr Vater keine wesentliche Änderung, wenn sich auch sein Gesamtzustand „stabilisierte". Ehefrau und Tochter des Patienten machten sich nun jeden Tag auf den Weg in die 250 km entfernte Rehaklinik, sechs Monate lang. Schließlich glaubten sie bei ihm erste winzige Bewegungen der Augen, ein flüchtiges Lächeln und auch kleine Handbewegungen zu beobachten, was jedoch von Pflegekräften und Ärzten als „Zufall" oder „ohne Bedeutung" eingeschätzt wurde. Zu ihrer eigenen Sicherheit nahmen sie eine Videokamera zu Hilfe; die anderen glaubten ihr immer noch nicht. Mit Beginn der Weihnachtsferien nahm die Tochter ihr Akkordeon mit und blieb Tag für Tag bei ihrem Vater in der Klinik. Manchmal durfte sie auch in seinem Zimmer übernachten. Sie hatte sich daran erinnert, daß ihr Vater Akkordeonmusik immer schon besonders mochte, und so spielte sie ihm morgens, mittags und abends ihre Lieder vor, Weinachtslieder, traurige und lustige Musik, je nachdem wie ihr zumute

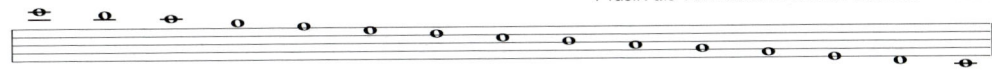

war. Nach vierzehn Tagen geschah ein „Wunder": Ihr Vater erwachte und wurde zusehends lebhafter. Dies war jetzt auch für die Pflegenden und Ärzte unübersehbar, und sie veranlaßten die schnellstmögliche Verlegung nach Hause, weil die Rehabilitationsklinik „nichts mehr für ihn machen könne". Heute lebt der Mann integriert in der Familie, er kann lachen und sich lallend verständigen. Er kann selbst den Löffel zum Mund nehmen und essen. Er ist im wesentlichen rollstuhlgebunden; die Wohnung wurde behindertengerecht umgebaut.

10.3.7 Berichte und (videodokumentierte) Befunde von Seiten der Therapeuten

Zum anderen wurden von therapeutischer Seite – Ergotherapie, Logopädie und Musiktherapie – in den letzten Jahren immer wieder im Einzelfall widerspruchsfrei nachvollziehbare Berichte (z. T. mit Videodokumentation) vorgelegt, wonach selbst im tiefen Koma reproduzierbar und auch meßtechnisch nachweisbare Wirkungen von menschlichen Stimmen, Musik und Gesang auf das wie auch immer geartete Verhalten wie Atmung, Hautwiderstand, Herzfrequenz, Blutdruck, Reagibilität, Blick und Wachheit sowie auch Muskeltonus, Mimik und körperliches Bewegungsverhalten in zeitlicher Korrelation mit der Anwendung von musikalischen Mitteln verändert wurde. Zum Teil konnten sich einzelne Kranke später an wohltuende und emotional positiv erlebte Behandlungsszenen, Momente und sogar einzelne Melodien wieder erinnern. Manchmal wurde im späteren Leben ein Musiktyp – wie z. B. Mozart – bevorzugt, oder ein bestimmtes Stück von ihm – wie es während der Sitzungen, als der Patient noch im Koma lag, häufig eingesetzt wurde (Gadomski 1986; Gustorff 1990; 1992; Haake 1992; Jochims 1994; Winter 1993).

So berichtet beispielsweise der Musiktherapeut Haake (1992) von Annika, einem siebenjährigen Mädchen, das nach einem schweren Schädelhirn-Trauma im Spanischen Syndrom an spastischen Problemen litt. Annika wurde den ganzen Tag vom Radio „beschallt"; unangenehme Töne verstärkten die Spastik. Der Therapeut begann stattdessen „Bauchtöne" zu machen, die vom Kind sichtbar angenehm empfunden wurden: durch Mimik und Körperhaltung wurde Entspannung und wohliges Empfinden angezeigt. Diese Töne summte er anfangs nur wenige Sekunden, aber pro Tag ca. dreißig- bis vierzigmal. Immer wenn sie erklangen, entspannte sich Annika sofort. Dies als „beginnende Kommunikation" zu betrachten, ist sicherlich zunächst ungewohnt und fällt einem nicht gerade leicht. Doch schon nach wenigen Tagen hatte sich der Kontakt soweit gefestigt, daß Annika auch Berührungen der Haut zuließ, oh-

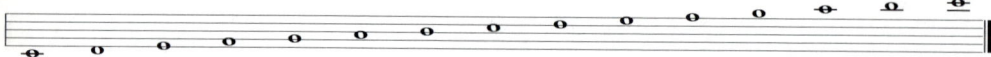

ne sich wie zuvor sogleich zu verspannen. Die Krankengymnastin konnte jetzt mit ihr arbeiten – wenn sie dazu summte. Annika erholte sich zusehends und begann schließlich, selbst auch mit Bewegung und Stimme aktiv an der Behandlung teilzunehmen.

10.3.8 Selbsterfahrungsberichte und Erleben im Koma

Es gibt nur wenige Selbsterfahrungsberichte und Beobachtungen darüber, was Menschen im Koma wahrnehmen und erleben (Duvernoy 1976; Schnaper 1975; Tosch 1988; Wiesenhutter 1976). Hinzu kommen Erfahrungen aus der Nahtodesforschung von Moody (1991) und Sterbeforschung (Kübler-Ross 1969; Mindelt 1989).

10.3.9 Selbsterfahrungsberichte

Ein Mann erkrankte mit 86 Jahren an einer schweren allergischen Medikamentenreaktion. Er fiel in einen komaähnlichen Zustand und war für über zwei Monate nicht mehr ansprechbar. Nach liebevoller Pflege kam er langsam wieder zu sich. Er konnte berichten, in einer „engen Kiste" und „schwarzen Röhre" ohne jegliche Schmerzen oder Geräusche eingeschlossen verbracht zu haben. Kein Tunnel, kein Licht und keine Aussicht auf Änderung. Nur wenige Male fielen „leise Töne" oder „flüchtige Lichtschimmer" über ihn. „Diesen Zustand, aus dem ich einige Worte rausgeworfen habe, kann ich nicht mehr erinnern", und später, über das Erwachen: „Das Bett tobte mit mir." (Zieger 1995)

Hannich (1993) berichtet von einem fünfzigjährigen Patienten, der ein Koma nach schwerem gedeckten Schädel-Hirntrauma überlebte und auf der Intensivstation u. a. auch musiktherapeutisch behandelt wurde. Der Mann erinnerte sich eine mittelalterliche Schlachtfeldszene. Herumschwärmende Ritter zogen über das Land und stachen mit ihren Messern auf alles Lebendige (die Verrichtungen des Pflegepersonals?), so daß er sich tot stellte und regungslos liegen blieb. Eines Tages hörte er eine wunderschöne Stimme: eine Gestalt in weißem Gewand schritt über das dunkle Feld und berührte ihn. Er konnte zunächst nicht antworten. Als sie (die Musiktherapeutin) ein zweitesmal kam, schöpfte er Vertrauen. Er getraute es, sich zu bewegen und ein Lebenszeichen von sich zu geben. Fortan war er aus seiner tiefen Abgeschiedenheit erlöst.

Die Musiktherapeutin Winter (1993) berichtete von einer jungen Unfallpatientin, die einen vierwöchigen Aufenthalt auf der Intensivstation im tiefen Koma überlebte und danach Melodien sang, die sie nicht kannte. Sie fand heraus, daß es die Lieder waren, die ihr in der Musiktherapie gesungen wur-

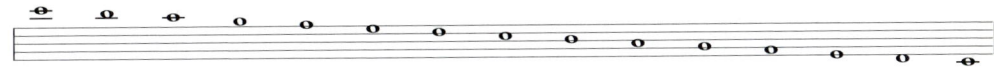

den. Mit den Melodien kamen Erinnerungen: „Ich habe alles mitbekommen, was um mich herum war, ich konnte nur die Augen nicht aufmachen und antworten. Es war furchtbar. Vor mir der Abgrund, alles war finster, und ich hatte ständig Angst, daß ich abstürze. Immer, wenn dann die Musik kam – auch wenn mich jemand freundlich angesprochen hat – wußte ich, es ist noch nicht vorbei. Die Musik war immer wie ein Licht, ein Hoffnungsschimmer, daß ich nicht verloren war." (21)

10.3.10 Körperselbsterleben im Koma

Virginia Johnson (1990), eine amerikanische Psychotherapeutin, ließ ihre Klienten mit seelischen Folgeprobleme nach schweren Unfällen sich die Komasituation in Hypnose wieder vorstellen, ein sog. Koma-Imagery: Manche Patienten hatten mit der Rückerinnerung an das Traumereignis bizarre Vorstellungen von ihrem körperlichen Selbst, erlebten „Tunnelphänomene" oder „fließende Seen". Andere nahmen so charakteristische Körperhaltungen ein, daß sich direkte Rückschlüsse auf die Art der Gewalteinwirkung ergaben: verzweifelte Abwehr, auflehnende Drohung, ohnmächtige Ausgeliefertsein, ein sich zusammengekauerte Rückzug, gelassene Ergebenheit und Hingabe in das unvermeidliche Schicksal. Auch neuere Forschungen zum körperlichen Schmerzgedächtnis scheinen zu bestätigen, daß die posttraumatische Amnesie wohl nur relativ ist (Zimmermann 1991); es bleibt eine Erinnerungsspur an das traumatische Ereignis im Körperselbstbild erhalten. In dieses Körperselbstbild ist beim rückwärtige Erleben offenbar eine propriozeptive Erinnerungsspur an das traumatischen Ereignis eingetragen, das unbewußt latent verhaltenswirksam bleiben kann.

10.4 Untersuchungen und Forschungsergebnisse

10.4.1 Allgemeine Wirkungen von emotionaler Ansprache und akustischer Stimulation mit Musik

Von La Puma et al. (1988) wurde auf die Wirkungen von akustischen Informationen („talking to the Patient") auf Veränderungen der Atem- und Herzfrequenz und intrakraniellen Druck hingewiesen. Die Veränderungen waren auch dann nachzuweisen, wenn durch die Stimulationen keine Erregung zu erreichen war. In einer Studie von Dimancescu et al. (1989) wurden klinische

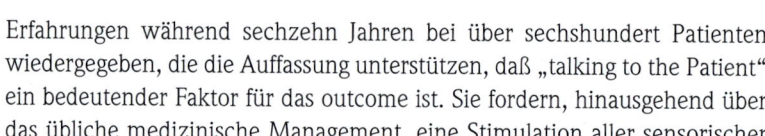

Erfahrungen während sechzehn Jahren bei über sechshundert Patienten wiedergegeben, die die Auffassung unterstützen, daß „talking to the Patient" ein bedeutender Faktor für das outcome ist. Sie fordern, hinausgehend über das übliche medizinische Management, eine Stimulation aller sensorischer Modalitäten:

„It is our belief that an intensified, prolonged, and wellorganized multisystem approach can enhance the arousal and recovery of many comatose patients who would ot herwise vegetative in long-term care facilities, meeting the „selffulfilling prophecies´ of not talking, not attending to changing nutritional requirements, and not providing sufficient therapy." (14)

Im Zusammenhang mit Arbeiten von Wilson et al. (1991) zum unmittelbaren Effekt von sensorischer Stimulation auf das Verhalten von apallischen Patienten wurden in einer zweiten Studie (WILSON et al. 1992) musikalische Stimulationseffekte auf das Verhalten Komatöser untersucht. Das musikalische Angebot wurde aufgrund individueller Vorlieben vor dem Trauma ausgesucht, mußte aber auch einem pronounzierten Rhythmus von etwas sechzig Schlägen pro Minute folgen. Zwei von vier Patienten zeigten statistisch signifkante Veränderungen, die mit einem Erregungsanstieg übereinstimmten (Augenöffnen und Körperbewegungen) unmittelbar nach Anwendung von Musik im Vergleich zu vorher ohne Musik. Kein Patient erwachte während der Studie aus dem apallischen Syndrom. Auch Boyle und Greer (1983) verwendeten eine Einzelfallmethodologie und benutzen Musik zur Stimulation bei apallischen Patienten von 6 bis 38 Monaten Dauer. Musikalische Verstärkungen verbesserte die alle drei Bewegungskomponenten bei einem Patienten (fünf Monate Dauerkoma) und bei zwei Patienten eine von drei Bewegungskomponenten. Die Daten erreichten allerdings keine statistische Signifikanz.

Schließlich untersuchten Sisson (1990) und Aldridge et al. (1990) den Einfluß von Musik auf das körperliche bzw. EEG-Verhalten. In der ersten Studie wurden fünf Patienten 72 Stunden nach dem Trauma mit einem Punktwert von sechs und weniger auf der Glasgow Coma Skala (GCS; Teasdale/Jennett 1974) untersucht. Es wurden zwei Volkslieder gespielt. Vier von fünf Patienten zeigten Antworten. Ein Patient zeigte körperliche und EEG-Veränderungen, ein Patient zeigte lediglich EEG-Veränderungen und die anderen zwei Patienten zeigten lediglich körperliche

Verhaltensänderungen oder EEG-Veränderungen. In der zweiten Studie wurden bei 5 Patienten die Wirkung von Musik auf EEG und Herzrate untersucht. Die Musik wurde improvisiert gesungen und dem individuellen Pulsschlag oder Atemrhythmus angepaßt. Alle Patienten hatten einen GCS-Punktwert von 4 bis 7 und hatten einen Verkehrsunfall erlitten. Mit Einsetzen des

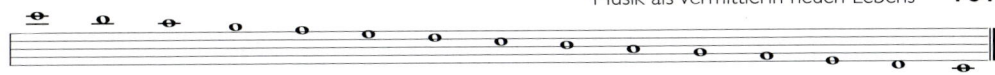

Gesangs kam es zu den bereits im oben stehenden Absatz beschriebenen Veränderungen. Rader und Ellis (1994) äußerten sich zu genaueren Bedingungen einer sensorischen Stimulation. Sie hoben hervor, daß eine Lagerung des Patient in aufrechter Stellung von Rumpf und Kopf eine optimale Responsibilität fördert. Sie fanden ferner, daß eine „enthusiastische" therapeutische Haltung mit warmen, lauten, gefühlsbetonten verbalen Ermutigungen während der Stimulationen höhere Grade von Augen öffnen und motorische Ansprechbarkeit erwecken konnte als ruhige Interaktion. Liegende Patienten ohne therapeutische Empathie oder Optimismus hatten die niedrigsten Reaktionsgrade während der Sitzungen. In einer Studie von Jones et al. (1994) wurde die differentielle Wirkung von vier unterschiedlichen Typen akustischer Stimulation wie Stimme eines Familienmitgliedes, klassische Musik, populäre Musik und Naturgeräusche untersucht. Außerdem wurden physiologische Messungen und Verhaltensbeobachtungen durchgeführt. Insgesamt wurden 28 Sitzungen für die spätere Auswertung videodokumentiert. Es wurden Messungen der Herzfrequenz, der Atemfrequenz und des Hautwiderstandes durchgeführt. Anschließend erfolgte eine visuelle Auswertung und eine Auto Regressive Integrierte Bewegungsdurchschnitts-Analyse (ARIBA). Es fand sich ein größerer Anstieg der Parameter während der Präsentation von Stimmen der Angehörigen und Freunde als während anderer Stimuli. Körperbewegungen und Herzratenanstieg waren bei wiederholten Veränderungen der Ansprechbarkeit überlegen gegenüber mimischen Äußerungen, Veränderungen der Atemfrequenz und des Hautwiderstandes. Insgesamt hat diese Studie in Form einer statistisch signifikanten Einzelfallanalyse ergeben, daß Antworten auf unterschiedliche Stimuli im Koma differenziert beantwortet werden und mit relativ einfachen Meßmethoden und Verhaltensbeobachtungen nachweisbar sind. Darüber hinaus ist dies die erste Studie, die mit einem wissenschaftlich „harten" Verfahren die Wirkung von Angehörigenbesuche auf das Verhalten im Verlauf der Komaremission bei einem Einzelfall nachgewiesen hat.

Zusammenfassend scheinen musikalische (und andere sensorische) Stimulationen besonders dann erfolgreich zu sein, wenn sie früh einsetzen, an positive Erfahrungen und diejenigen Verhaltensweisen anknüpfen, die vor dem Unfall gelernt wurden und von vertrauten Familienmitgliedern eingebracht werden.

10.4.2 Apparative, psychophysiologische Wirksamkeitsstudien

Untersuchungen der Bonner Arbeitsgruppe um Reuter und Mitarbeitern (1989) bei vier Komapatienten ergaben den Nachweis von P300-Wellen (= spätes ereigniskorreliertes „kognitives" Potential). Diese Befunde wurden als mög-

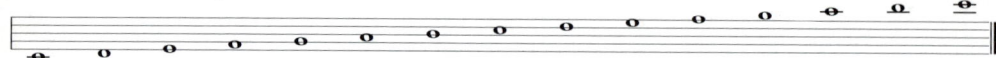

licher Hinweis auf „Wahrnehmung im Koma" interpretiert und konnten auch in der Forschungsarbeit von Schönle/Rockstroh (1943) bei (bisher etwa zehn) apallischen Menschen im wesentlichen auch für das Auftreten anderer „höherer" ereigniskorrelierter Potentiale wie N 10, Bereitschaftspotential und Erwartungswelle wie auch für P300 nachgewiesen werden. Dabei scheint der Nachweis einer neurophysiologischen Dynamik mit der Erholungsfähigkeit des Gehirns positiv zu korrelieren und somit frühe Hinweise für Komaremission und Prognose zu sein. Nach Ergebnissen der Ulmer Arbeitsgruppe um Szirtes und Mitarbeitern (1990) konnten bei sechs apallischen Patienten auf das Wort „Mama" „semantisch" evozierte „Wort"Potentiale im EEG Power-Spektrum nachgewiesen werden. Schließlich wurden bei Untersuchungen von Katayama et al. (1991) nach (elektrischer, invasiver) deep brain stimulation bei Patienten mit apallischen Syndrom Veränderungen im Bereich der späten „kognitiven" Komponenten schmerzreizevozierter Potentiale nachgewiesen.

10.4.3   Nachweis (musik)therapeutisch evozierter Potentiale bei Wachkomapatienten

In einer Studie von Pfurtscheller et al. (1986) konnten nachhaltige EEG-Reaktionen auf repetitive mechanische und visuelle Stimulationen bei zehn von zwanzig apallischen Patienten festgestellt werden. Die Veränderungen äußerten sich im Theta/Beta-Quotienten. Ähnliche Befunde wie EEG-Veränderungen und Augen öffnen auf auditorische Reize fand Sisson (1990) bei Komapatienten, die an einem multisensorischen Stimulationsprogramm teilnahmen.

Eine Wirkung von Musiktherapie im EEG von Menschen im Koma und apallischen Syndrom (Wachkoma) wurde in einer Studie von Aldrige/Gustorff und Hannich (1990) nachgewiesen. Die Forscher fanden bei einem Komapatienten, daß musikalische Stimulationen im Unterschied zur Baseline und zum unspezifischen pflegerischen Kontakt eine Desynchronisation im EEG (Thetazum Alpha-Rhythmus) bewirken. Gleichzeitig trat mit dem Einsetzen des Gesangs zunächst eine Verlangsamung der Herzfrequenz (Orientierungsreaktion) und danach eine anhaltende Erhöhung der Herzfrequenz auf. Eine Orientierungreaktion als integrale neuropsychologisch – kognitive Struktur wird nach Pribram (1991) als „Schlüssel zum Bewußtsein" angesehen.

10.5   Abschließendes Votum

Die hier zusammengetragenen Erfahrungsberichte und Forschungsergebnisse zur Wirkung und therapeutischen Wirksamkeit von musiktherapeutischen

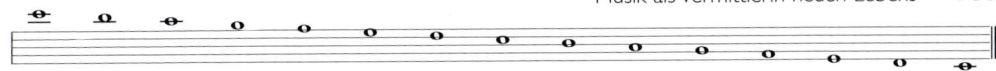

Verfahren auf den Behandlungs- und Rehabilitationsverlauf schwer hirnge-
schädigter Patienten – insbesondere von Menschen im Koma und Spanischen
Syndrom nach schwerem Schädel-Hirntrauma – lassen es unverständlich erscheinen, daß Musiktherapie nach Auffassung einiger medizinischer Fachver-
bände und Kostenträger nicht als Heil- und Behandlungsmittel zugelassen
wird.

Im Rahmen eines eigenen interdisziplinären Forschungsansatzes zur Eva-
luation zweier Verfahren („sensorische Stimulation" und „Dialogaufbau") in der
Frührehabilitation von Komapatienten nach schwerem Schädel- Hirntrauma
auf der Intensivstation, in die eine Musiktherapeutin und auch Angehörige
integriert sind, deutet sich nach den ersten vorliegenden Ergebnissen an, die
mittels subtiler klinischer Verhaltensbeobachtungen, polygraphischer Messungen ereigniskorrelierter autonomer Potentiale und statistischen Einzelfall-
und Gruppenanalysen gewonnen wurden, daß für beide Verfahren positive
Wirkung auf Komatiefe und Remissionsverlauf nachzuweisen sind. (Die Studie
wird vom Kuratorium ZNS in Bonn gefördert; vgl. Zieger und Mitarbeiter
1993; 1994; 1995).

Ausgehend von der Überzeugung, daß sich Entwicklung, Förderung und
Rehabilitation im wechselseitigen zwischenmenschlichen Dialog vollziehen,
und daß der wichtigste Therapeut für Menschen der Mensch (und menschliche Mittel) selber ist, sind musiktherapeutischen Maßnahmen und Verfahren
für Menschen im Koma und Spanischen Syndrom von großer gesundheitlicher
und rehabilitativer Bedeutung. Klinische Beobachtungen und Erfahrungen sowie empirische Forschungsergebnisse und Evaluationsstudien unterstreichen
die positive Wirksamkeit und Bedeutung musiktherapeutischer Verfahren in
der Behandlung von schwerst-hirnverletzten Menschen, insbesondere auch
von Kindern im Spanischen Syndrom. Musiktherapie ist bereits in frühen
Krankheitsstadien und in der Akutphase auf der Intensivstation einsetzbar.
Musikinstrumente und die menschliche Stimme können einen Kranken, ob
ambulant, im Pflegeheimen oder in häuslicher Umgebung, problemlos erreichen, wenn entsprechende Fachkräfte vorhanden sind. Musik entfaltet ihre
Wirkungen auf emotionalen, nonverbalen und „tonisch-empathischen" Dialog-
ebenen; sie spricht elementare Tiefendimensionen des Menschen in einer Weise an, wie sie von keinem anderen Therapieverfahren erreicht werden kann.
Daher ist Musiktherapie oft die einzige Zugangsmöglichkeit zu den meist
zurückgezogenen und innerlich emotional „blockierten" Patienten. Durch
Musik, Gesang und Stimme kommt es zu einer Aktivierung und Harmonisierung der Kranken und zu ihrer „Öffnung" zur Umwelt. Musik und Emotionen
sind eine wichtige Voraussetzung für tragfähige therapeutische Beziehungen.
Darüber hinaus kann durch Einbezug von Musiktherapie die Arbeit im Reha-

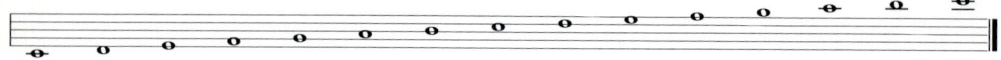

bilitationsteams in einer Weise verbessert werden, daß weitergehende Therapiemaßnahmen am Patienten besser eingeleitet, abgestimmt und ausgebaut werden können. In jedem Falle bedeutet Musiktherapie eine Bereicherung der therapeutischen Mittel. Ein Vorenthalten dieses kostbaren Behandlungsmittels wäre inhuman und ist aus gutachterlicher und ärztlicher Sicht nicht länger vertretbar.

(Dieser Aufsatz wurde mit freundlicher Genehmigung des Autors und des Herausgebers der Zeitschrift für HEILPÄDAGOGIK, Dortmund, entnommen. Gleichzeitig danken wir der *Kinderneurologie – Hilfe Münster e. V.*, Frau Gertrud Wietholt, für die Überlassung des Manuskriptes.)

11 Wenn Klang fühlbar wird

Die Ton-Transfer-Therapie und ihre Anwendung

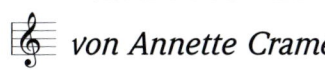 *von Annette Cramer*

Die Ton-Transfer-Therapie ist eine Klangtherapie, bei der Klänge über ein speziell entwickeltes Monochord direkt in den Körper übertragen werden. Bevor die Therapie hier im Einzelnen erläutert wird, ein paar Worte zum Instrument und zur Herkunft der Therapie.

11.1 Musik in der Vorstellungswelt der Antike

Symbolisch betrachtet gehört das Monochord wie alle anderen Saiteninstrumente aufgrund seiner Eigenschaften zu den „edelsten" aller Instrumentengruppen, denen schon immer eine besondere Heilkraft zugeschrieben wurde (Oberkogler 1985). Saiteninstrumente wurden auch als Instrumente des Himmels und der Seele betrachtet („Äolsharfe"). Berühmte Beispiele zur therapeutischen Anwendung aus der Vergangenheit sind die Leier des Apollon, das Monochord des Pythagoras und die Harfe des David. In keltischen Sagen und Mythen gelten Leier und Harfe als besonders magisch. „Wegen ihrer drei Melodien des Lachens, des Seufzens und des Schlummers, denen der Mensch nicht widerstehen konnte, wurden sie zum Symbol der Seele". Auf vielen keltischen Münzen ist die Leier eingeprägt. Sie gibt Auskunft über die seelische Verfassung des abgebildeten Menschen. Liegt sie zum Beispiel am Boden – unter Pferd und Reiter – so bedeutet sie Tod (Lengyel 1994).

Das Monochord wird in der Regel mit Pythagoras (ca. 480–570 v. Chr.) in Verbindung gebracht wird. Man kann aber davon ausgehen, daß es sehr viel älter ist. Schon die Chinesen hatten ähnliche Instrumente, die Araber und Babylonier ebenfalls. Sie berechneten die Himmelsbahnen an diesen Saiteninstrumenten. Da Pythagoras in babylonischer Gefangenschaft war, liegt es nahe, daß er dieses Instrument für seine eigenen Berechnungen in Griechenland – später in Italien benutzte. Das Monochord wird im allgemeinen als einsaitiges Instrument beschrieben, doch das muß durchaus nicht immer stimmen. In einer Dissertations-Arbeit aus dem Jahre 1911 geht hervor, daß das Monochord schon in der Antike ein eigenständiges Musikinstrument war und daß es in vielen verschiedenen Ausführungen vertreten war (Wantzloeben 1911). Es wurde sogar höchst kunstvoll gespielt, indem man mit der einen Hand den verschiebbaren Steg bewegte, mit der anderen in die Saite griff. Spielte man zu beiden Saiten des Steges, so konnten Intervalle anklingen. Es gab auch Ausführungen mit Hals und Griffbrett. Hermann Pfrogner geht davon aus, daß das Monochord für die ägyptische bzw. babylonische Langhalslaute als Modell gedient hat (Pfrogner 1988). Nicomachus von Gerasa bezeichnete das Monochord als Vertreter der Saiteninstrumente überhaupt und erwähnt es in Zusammenhang mit anderen Saiteninstrumenten, die 40 Saiten und mehr hatten (Wanzoleben a. a. O.). Es scheint also ziemlich verbreitet gewesen zu sein. Wenn sich Pythagoras zum Einschlafen und Aufwachen von seinen Schülern entsprechende „Melodien" vorspielen ließ, so können wir daraus schließen, daß es schon damals Monochorde mit mehreren Saiten gab. Und wir können daraus schließen, daß Pythagoras musiktherapeutisch tätig war. Das Leben und die Lehre von Pythagoras hat Jamblichos (Jamblichos 1963) dokumen-

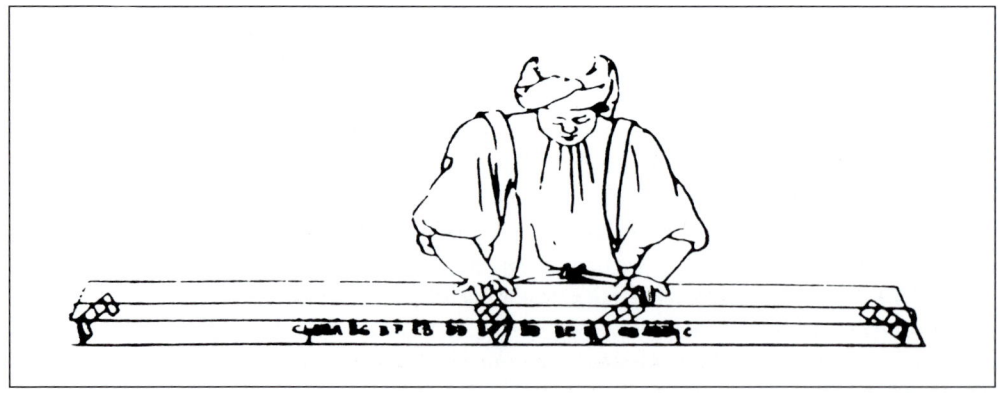

Abb. 11-1 Ein Monochord nach einem Holzschnitt des 16. Jahrhunderts. Es besteht aus einem Resonanzkasten aus Holz, einer oder mehreren Saiten und verschiebbaren Stegen. Es dient bis in die heutige Zeit vor allem als Meßinstrument. Wegen seines obertonreichen und sehr zarten Klanges wird es auch in der Therapie eingesetzt.

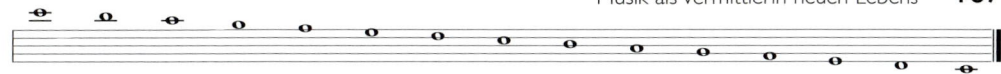

tiert: *„Das Ziel des menschlichen Lebens ist das Erreichen der Überein-*
stimmung mit dem göttlichen Willen und seinem Werk, der göttlichen Welt-
ordnung. Diese ist „Harmonie und Zahl" und ihr Wesen kann durch das Er-
forschen der Geheimnisse der Zahlen, welche Arithmetik, Astronomie und
Musik eng miteinander verbinden, erkannt werden. Auch die Seele ist „Har-
monie" und sie fügt sich durch die Zahl und die unsterbliche und zugleich
unkörperliche „Harmonie" in den Körper ein und ist deshalb befähigt, den
Einklang des Göttlichen wahrzunehmen und in ihn einzustimmen. Dies ist
die ihr auf Erden gesetzte Aufgabe ..."

Pythagoras war davon überzeugt, daß der Mensch seinen Weg über die Sinnes-
wahrnehmung gehen müsse: über das Sehen schöner Formen und Gestalten
und das Hören schöner Rhythmen und Melodien. Die Musik stand für ihn
an erster Stelle, da sie auf Wesen und Gefühlsleben der Menschen einwirke.
Jamblichos: „Die Seelenkräfte wurden dabei wieder in ihr ursprüngliches har-
monisches Gleichgewicht gebracht. So erdachte er verschiedene Mittel, leibliche und seelische Erkrankungen einzudämmen und zu heilen ... Ja, was noch
mehr Beachtung verdient: für seine Gefährten stellte er sinnvoll die sogenannten Zurüstungs- und Zurechtweisungsmusiken (wörtlich: Zurüstungen und
Zugriffe) zusammen, indem er mit dem Geschick eines Daimons Mischungen
diatonischer, chromatischer und enharmonischer Weisen ersann, durch die
er die Affekte der Seele leicht umkehren und ins Gegenteil verwandeln konnte ..." (Jamblichos 1963)

Auch in China hieß es damals nach Konfuzius: „Das Volk soll nicht durch
Gesetz und Religion, sondern durch Sitte und Musik erzogen werden." „Sitte"
und „Musik" waren nichts anderes als Maß und Wert oder „Zahl" und „Ton",
d. h. das Urphänomen der Tonzahl in der heutigen Harmonik. Den Zusammenhang zwischen Musik und Mathematik hat Pythagoras als einer der ersten durch seine Grundlagenforschung am Monochord bestätigt. Seine Erkenntnisse basieren auf altem Wissen, das sich mit den Weisheitslehren vieler
Kontinente mischte. Die Menschen seiner Zeit sahen in ihm eine Verkörpe-
rung des Gottes Apoll, dem Gott des Lichtes und der Vernunft. Nach seinem
Tode zeichneten sich unter den Anhängern der Lehre zwei unterschiedliche
Richtungen ab:

Auf der einen Seite standen die *„Akusmatiker",* genannt nach den sym-
bolischen Sinnsprüchen des Meisters, den „Akusmata". Sie waren bemüht,
immer tiefer in den meist mystisch-verschlüsselten Sinn der Sprüche (Ein
Akusma lautet zum Beispiel: „Nicht ohne Licht reden!") einzudringen und ihr
Leben nach den dadurch empfangenen Weisungen auszurichten. Auf der anderen Seite behaupteten die selbständig Weiterforschenden, die sogenannten

„*Mathematiker*", die eigentliche Lehre zu vertreten. Unter den mathematischen Wissenschaften verstanden sie Arithmetik, Geometrie, Harmonik und Sternenkunde. „Im Worte Mathematik steckt die Wortwurzel mathesis, die ... eine bestimme Seelen- und Geisteshaltung bezeichnete. Wer seine ganze Kraft der Lösung von Daseinsfragen widmete, war im Sinne von Pythagoras ein Mathematiker", so Ernst Bindel (Bindel 1963). Beide Gruppen, so ließe sich sagen, vertraten zwei dem Menschen verliehene Anlagen, einmal die der inneren Wahrnehmung, zum anderen das Streben, die äußere Welt zu erforschen. Heute bemühen sich viele wieder darum, diese beiden Anlagen im Einklang zu entwickeln, wofür Pythagoras selbst das Vorbild war. Mit den klassischen alten Ton- und Klang-Übungen wurde die individuelle Schwingungsfrequenz erhöht [Eine Erfahrung, die heute noch im Nada-Yoga (dem Yoga der inneren und äußeren Klänge) gemacht werden kann. Indien und Griechenland hatten schon immer viele gemeinsame Anknüpfungspunkte, die mit jeder inneren Entwicklung verbunden ist. So erlebte der Mensch eine „Erhöhung des Lebens und die Versöhnung von Kopf und Herz", so wie es heißt: „man fühlt mit dem Verstand und denkt mit dem Herzen".

In höchster Form zeigte sich das daran, daß die „musica mundana", die Musik der Sphären und die „musica humana", die „Menschen-Musik", „Musik im Menschen" oder „Musik des Menschen" vernommen wurde. Pythagoras war dazu in der Lage. Er hörte die Konsonanz/Harmonie oder Dissonanz eines Menschen, der ihm entgegenkam, und stimmte ihn mit den „richtigen" Tönen wieder ein.

11.2 Die „musica humana" – Musik im Menschen

Die Grundlagen der Ton-Transfer-Therapie basieren auf den geistig-musikalischen Gedanken der Antike, sind aber nach den neuen Erkenntnissen der biologischen Psychologie (Hörvorgänge, Vorgänge des somato-sensorischen Nervensystems, Chronobiologie), der akustischen Physik und nach psychotherapeutischen Geschichtspunkten weiterentwickelt worden. Es sind vor allem zwei Aspekte, die dieser Therapie zugrunde liegen:

- ♪ Der Mensch ist ein tönendes Wesen, das sich aus verschiedenen Schwingungen zusammensetzt
- ♪ Musik ist ein ordnendes Prinzip. Wird sie dem Menschen zugespielt, so wirkt sie aufgrund ihrer mathematischen Proportionen ordnend auf Körper und Geist

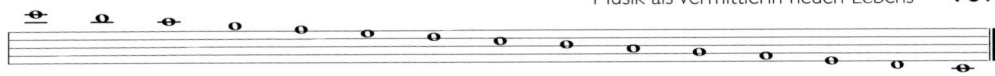

Zum tönenden Menschen: Die Lehre der „musica humana" ist wohl am eindrucksvollsten bei Platons „Timaios" beschrieben. Sie wurde von Chalcidius (um 350 n. Chr.) bearbeitet, ins Lateinische übersetzt und kommentiert. Der Timaios enthält eines der ältesten Beispiele harmonikaler Symbolik, und zwar die Darstellung der Weltseele als Tonleiter. Wobei Platon mit Weltseele auch Einzelseele meinte. Die Erschaffung der Welt- und Einzelseele vollzieht sich nach streng zahlenmusikalischen Verhältnissen. Den Ausgangspunkt bildet die Verschmelzung zweier „Tetraktys"-Reihen, das sind spezielle Gruppen von Vierertönen, denen die Pythagoräer geheime Eigenschaften zuschrieben.

Der Text über die Entstehung der Seele beginnt mit den Worten: „...Dies ganze so zusammengefügte Gebilde aber spaltete er hierauf der Länge nach in zwei Teile, verband dieselben kreuzweise in ihrer Mitte, so daß sie die Gestalt eines Chi (X) bildeten, und bog dann jeden von beiden in einem Kreis zusammen, so daß er also jeden mit sich selbst und beide miteinander in dem Punkte, welcher ihrer Durchschneidung gegenüberlag, verknüpfte..."[Rufener 1964)

Die ganze Beschreibung der Entstehung der Seele hört sich fast so an, als ob Platon hier den Aufbau der Gene, die Zusammensetzung einer tönenden DNS-Säure beschreibt. Was Platon darüber wußte, kann aus heutiger Sicht nicht sehr viel sein. Aber sein intuitives Wissen war groß und entspricht dem, was heute bekannt ist: Die DNS tönt – und zwar auf wunderbare Weise, eine Melodie, die in jedem Menschen anklingt. (Der Genetiker Dr. Susumu Ohno ist gemeinsam mit seiner Frau, einer Musikerin, dem musikalischen Code der DNA auf die Spur gekommen. Aus lebenden Organismen hat er in zweijähriger Arbeit mehr als 15 Melodien herauskristallisiert und auf Band aufgenommen).

Wilfried Krüger hat sich intensiv über mehrere Jahre mit der Zusammensetzung chemischer Substanzen, Moleküle und Atome im menschlichen Körper beschäftigt und sie als Melodien entschlüsselt. Oberes und unteres Phosphor-Atom der DNS tragen – so Krüger – Melodiefragmente aus der Ouvertüre des Don Giovanni von Mozart in sich (Krüger 1971). Das würde bedeuten: Komponisten haben im Zustand eines höheren Bewußtseins ihre inneren Klänge, ihre „innere Chemie" gehört und notiert. Nicht nur für chemische Zusammensetzungen oder für die Zusammenarbeit der Atome Calcium, Stickstoff und Kalium an der Nervenzellmembran lassen sich Tonskalen und Melodien aus berühmten Werken der Klassik nachweisen, wie es Krüger getan hat, auch die Organe, der Puls, der Blutdruck, arbeiten rhythmisch, sind Schwingung, Melodie und – soweit gesund – perfekt harmonisch aufeinander abgestimmt.

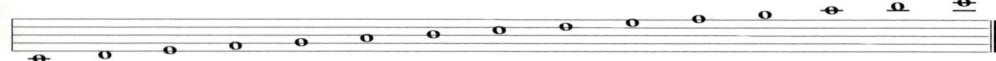

Die Chronobiologie beschäftigt sich mit diesen Schwingungssystemen im Menschen, mit ihren Verbindungen zu den Rhythmen der Außenwelt, der Verknüpfung von Rhythmen innerhalb des Körpers, mit Zeiterleben und Zeitorganismen. Hier konnte auch nachgewiesen werden, wie stark wir von natürlichen Rhythmen unserer Umwelt abhängig sind. Selbst, wenn unser Ohr nichts mehr an Schwingungen hört, so sind sie dennoch da. Sie beeinflussen uns auf unhörbare Weise – durch die Haut. Die Haut gibt diese Schwingungen an die darunter liegenden Nervenzellen und Drüsensysteme weiter. Die Welt der Schwingungen um uns herum beginnt mit extrem langsamen Zyklen, wie zum Beispiel dem Wechsel der Jahreszeiten. Es folgen der Mondwechsel und die Erdumdrehung: der 24-Stunden-Rhythmus. Schon diese langsamen Schwingungen bestimmen und regulieren uns, unsere körperlichen und geisti-

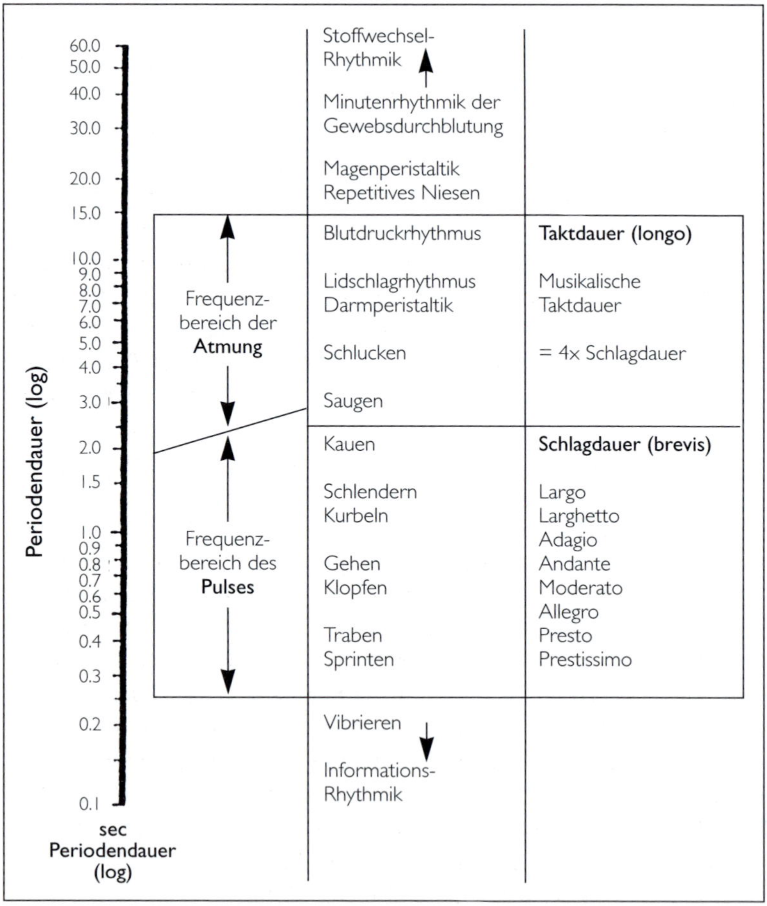

Abb. 11-2
Der Mensch ist nicht nur räumlich, sondern auch zeitlich harmonikal proportioniert. Zentraler Bereich der rhythmischen Ordnung sind Atmung und Herzschlag. In diesen Bereichen spielen sich die meisten motorischen Aktionsrhythmen, wie z. B. Schlucken, Saugen, Kauen, langsames Gehen ab. Der Rhythmus einer Viertelnote richtete sich deshalb auch nach dem Pulsschlag.

Periodendauer (log)			
60.0	Stoffwechsel-Rhythmik ↑		
50.0			
40.0	Minutenrhythmik der		
30.0	Gewebsdurchblutung		
20.0	Magenperistaltik		
15.0	Repetitives Niesen		
10.0	Blutdruckrhythmus	**Taktdauer (longo)**	
9.0 8.0	Lidschlagrhythmus	Musikalische	
7.0	Frequenz-bereich der	Darmperistaltik	Taktdauer
6.0	**Atmung**		
5.0	Schlucken	= 4× Schlagdauer	
4.0			
3.0	Saugen		
2.0	Kauen	**Schlagdauer (brevis)**	
1.5	Schlendern	Largo	
	Kurbeln	Larghetto	
1.0		Adagio	
0.9	Frequenz-bereich des		
0.8	**Pulses**	Gehen	Andante
0.7		Klopfen	Moderato
0.6			Allegro
0.5			
0.4	Traben	Presto	
	Sprinten	Prestissimo	
0.3			
0.2	Vibrieren ↓		
	Informations-Rhythmik		
0.1			

sec
Periodendauer
(log)

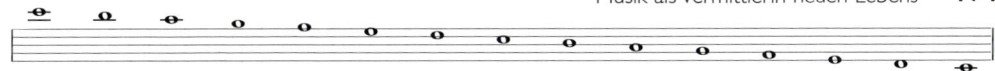

gen Wachstumsphasen, unsere Ruhe- und Aktivzeiten. Unsere inneren, äußerst vielfältigen Rhythmen stehen mit den äußeren in Verbindung, antworten ihnen. Was sich in unseren Nervenbahnen an Impulsmechanismen abspielt, liegt im hohen Frequenzbereich, Gehirnimpulse und Flimmerepithel schwingen ein wenig langsamer. Im mittleren Bereich liegt der Herzschlag. Noch langsamer pulsieren Atmung und Kreislaufsystem. Muskeltonus, Stoffwechselsystem, Verdauung, Wach- und Schlafrhythmus richten sich nach Stunden. Heilungs- und Wachstumsphasen nach Wochen, Monaten und Jahren.

11.3   Der Eigenton – Musikalischer Spiegel für die Befindlichkeit

Wo setzt die Ton-Transfer-Therapie nun an? Einer der wichtigsten Töne des Menschen ist sein Grundton oder Eigenton, der sich in der Stimme spiegelt. Er ergibt sich aus dem individuellen Frequenzspektrum des Menschen, der Summe aller Einzelfrequenzen, in denen Zellen, Mikroorganismen, Organe schwingen. Dieser Eigenton wird auf allen 25 Saiten des Instruments eingestimmt (durch den verschiebbaren Steg geht das sehr schnell), das Instrument wird auf den Körper gelegt, der Mensch mit eben diesem Ton bespielt. In der Literatur finden sich viele Hinweise auf den Eigenton, der ein charakteristisches Hauptmerkmal des Menschen ist – eng verknüpft mit seinen Eigenschaften, mit seinen Vorlieben für Farben, Gerüche, Formen und Bewegungen. Ändert sich der Mensch, dann ändert sich auch sein Eigenton. Er spiegelt seelische und körperliche Verfassung wieder. Der Eigenton oder Grundton darf nicht verwechselt werden mit dem Indifferenzton, der von Stimmpädagogen und Ärzten ermittelt wird, um zu prüfen, ob die Stimme effektiv genutzt wird und um festzustellen, in welcher Stimmlage man singt. Der Indifferenzton schwingt in der „mittleren Sprechstimmlage", die im unteren Drittel des individuellen Stimmumfangs liegt. Die Sprechtonhöhe bewegt sich beim spontanen Sprechen mit einer Schwankungsbreite von fi–1 Oktave (melodischer Akzent) um die mittlere Sprechstimmlage. Gleichzeitig schwankt die Sprechlautstärke um mindestens + 5 dB um einen Intensitätsmittelwert (dynamischer Akzent). Merkmal der Indifferenzlage ist, daß ein Sprecher lange auf seiner Frequenz sprechen kann, ohne zu ermüden. Ein dauerhaftes Abweichen der mittleren Sprechstimmlage von der Indifferenzlage bedeutet vermehrte Stimmbelastung und hat stimmschädigende Auswirkungen. Der Eigenton dagegen liegt tiefer. Hören kann man ihn in dem Moment, in dem ein Sprecher zum Ende eines Satzes kommt, sich also seine Stimme senkt.

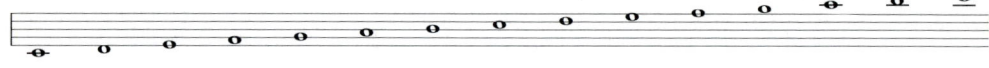

Abb. 11-3
Der Kehlkopf des
Menschen ist eine
äußerst komplizierte
Struktur. Seine vielen
kleinen Muskeln
weisen in alle Rich-
tungen des Körpers.
Jeder Muskel beein-
flußt über Muskel-
schlingen den Kehl-
kopfmuskel, d. h., jede
kleinste Verkrampfung
wirkt sich auch auf
den Kehlkopf aus.

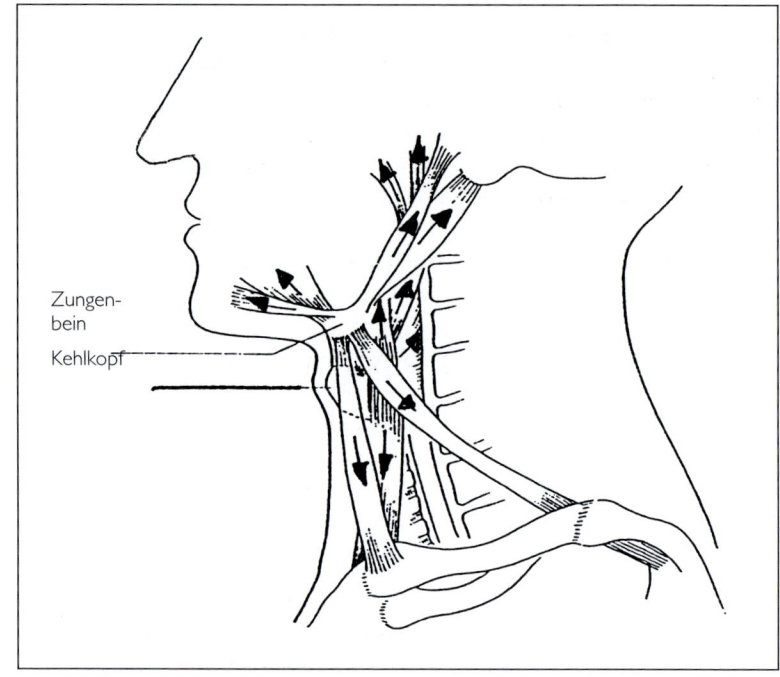

Warum gerade der Eigenton gewählt wird und nicht der Indifferenzton, möchte ich hier kurz erläutern: Um lange zu sprechen braucht der Körper eine
gewisse Spannung. Weder mit schlaffer noch mit überspannter Körperhaltung
läßt sich gut vortragen, sondern eben nur mit einen guten Tonus. Der Kehlkopf sitzt in der Indifferenzlage zwar tiefer als sonst, aber eben nicht ganz
unten – ideal zum Sprechen. Der Eigenton dagegen bildet sich dann, wenn
der Kehlkopf seine „Tiefstellung" erreicht hat. Da bekannt ist, daß sämtliche
Muskeln des Körpers über große Muskelschlingen mit dem Kehlkopf in Verbindung stehen (Cramer 1995), wirken sich Verspannungen natürlich auch
auf den Kehlkopf aus. Das hat zur Folge, daß wir höher sprechen, wenn wir
angespannt sind, daß wir tiefer sprechen, wenn wir müde sind. Bei Kehl-
kopftiefstellung nun sind auch alle anderen Muskelsysteme in „entspannter"
Stellung. Das heißt: wir haben es bei dem Eigenton mit einem Ton zu tun,
der sich dann einstellt, wenn der Körper für einen Moment in Ruhestellung
geht, Pause macht. Es wird viel darüber diskutiert, ob der Eigenton beständig ist. Nach meinen Erfahrungen ist er das nicht. Er ist abhängig von:

- ♪ Von der körperlichen und seelischen Verfassung
- ♪ Vom Sprachinhalt
- ♪ Vom Umgebungslärm

Das heißt: Der Eigenton klingt in der Regel morgens anders (etwas tiefer, weil die organischen Systeme aus der Ruhelage kommen) als mittags (etwas höher); er verändert sich, wenn der Sprecher erregt ist oder gegen Geräusche anspricht und natürlich bei Krankheiten. Auch persönliche Lebenskrisen können selbstverständlich den Eigenton verändern. Ist ein Mensch durch so eine Krise durchgegangen, kann es passieren, daß er zu einem neuen Eigenton findet. In der Regel pendelt sich der Eigenton bei einer bestimmten Frequenz ein, wenn man ihn eine Weile beobachtet. Doch wie gesagt – das ist keine Gewähr dafür, daß er so bleibt. Es ist heikel, qualitative Aussagen zum Eigenton zu machen. Oft hört man, es sei gut, wenn ein Mensch eine tiefe Stimme habe, das zeige Entspannung und Souveränität. Es kann aber auch bedeuten, daß der Mensch permanent in einer Unterspannung lebt. Ich halte es fast für anmaßend, aufgrund bestimmter Merkmale auf einen Charakter zu schließen. Wir wissen doch gar nichts über einen Menschen: er verändert sich jede Sekunde mit dem Rhythmus seiner Zellen. Wer allerdings lange mit dem Eigenton arbeitet, kann unter Umständen „heraushören", ob dieser Ton „stimmig" ist. Bei Frauen fand ich für den Eigenton ein Spektrum zwischen d und a (am häufigsten e, f, fis und g) – bei Männern zwischen D und A (am häufigsten E, F, Fis und G). Der Grundton oder Eigenton liegt im Bereich der „Kaustimme" (tiefe, volle, gelöste Stimmgebung), meist etwa eine Terz tiefer als die Indifferenzlage. In vollkommen entspanntem Zustand kann er noch tiefer sinken, weil die Stimme in der Entspannung grundsätzlich sinkt. Dann entspricht seine Frequenz der Schwingungsfrequenz der Stimmlippen. Es bedarf einiger Übung, um den Eigenton sicher zu bestimmen, ständige Hörübungen sind unerläßlich. (Ich selbst habe erst einmal Jahre mit einer tiefen Stimmgabel, die immer greifbar war, das Hören geübt: wie klingt das Bellen des Hundes? Auf welchem Ton quietschen die Bremsen des Zuges? Welchen Ton hat der Staubsauger? der Automotor? die Türklingel? So lernte ich, aus Geräuschen Töne zu hören. Inzwischen klingt das Bellen eines Hundes wie eine Melodie in meinen Ohren.) Schwierig wird es vor allem dann, wenn eine Stimme ständig auf- und abgleitet oder ein Sprecher nie wirklich in seine entspannte Stimmlage kommt. Zum Austesten des Grundtones habe ich als Ausgangsbasis eine tiefe Stimmgabel neben mir liegen, die ich während des einführenden Gespräches immer wieder an mein Ohr halte, um so den Grundton des Klienten bestimmen zu können. Man könnte auch ein Frequenzmeßgerät auf den Tisch legen, das zum Stimmen von Gitarren benutzt wird. Doch das hat sich nicht unbedingt bewährt. Der Klient ist abgelenkt, möchte wissen, was da eigentlich vor sich geht. Wenn er weiß, was ich tue, verändert er sofort unbewußt seine Stimme. Er weiß also in der Regel nicht, daß ich seinen individuellen Ton über seine Stimme austeste, sondern geht davon aus, daß ich das Instrument in einer Stimmung

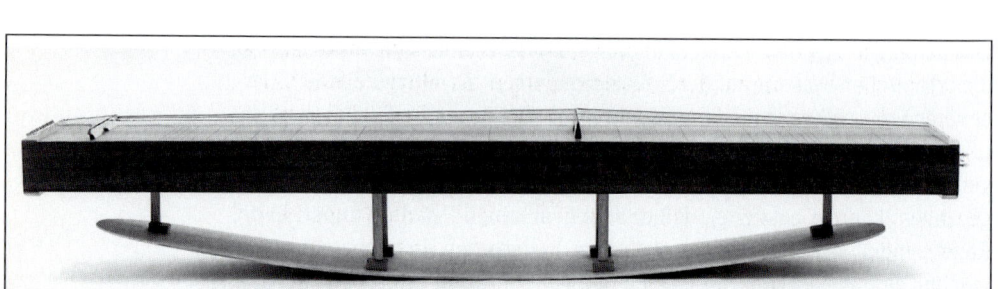

Abb. 11-4 Das Monochord der Ton-Transfer-Therapie (Patent-Nr.: P 44 31 904.5) ist ca. 1,20 m lang, sehr leicht, hat 25 Saiten und ist mit einem Schwingbrett versehen, das verschiedenen Körperformen angepaßt werden kann. Es wird auf Bauch oder Rücken gelegt. Das therapeutische Monochord wurde auf dem 8. Weltkongreß für Musiktherapie 1996 als „besonders bemerkenswert und innovativ für die musiktherapeutische Praxis" ausgezeichnet.

auflege, die gerade besonders gut klingt. Das ist interessanterweise auch tatsächlich meist der Fall. Ist der individuelle Eigenton auf dem Monochord eingestellt und lege ich es erstmals nur neben den Klienten auf den Boden, dann höre ich oft: „Oh, das ist aber ein schöner Ton!".

Eine Frage wird oft gestellt: Angenommen, es kommt ein Klient, von dem ich sicher weiß – durch mehrmaliges Austesten der Stimme – daß er einen bestimmten Eigenton hat, sagen wir G. Was passiert, wenn er plötzlich H hat? Welchen Ton wähle ich jetzt? – Antwort: Ich wähle immer den Ton, der gerade vorhanden ist. Auch wenn ich weiß, daß dieses nicht der wirklich richtige Ton sein kann. Ich handele nach dem Prinzip der Homöopathie: Gleiches mit Gleichem. Die Praxis hat gezeigt, daß ein Mensch vollkommen aus dem Lot kommt, wenn ich ihm trotz seines veränderten Grundtones den Ton zuspiele, den er die letzten Wochen hatte.

11.4 Hören durch die Haut

Der Eigenton ist also eingestellt, das Instrument wird auf Bauch oder Rücken gelegt. Durch die besondere Bauweise des therapeutischen Monochords werden die Schwingungen über sechs Stimmstöcke unmittelbar in ein Schwingbrett geleitet, das sich in direktem Kontakt zum Körper befindet. Es ist sehr dünn und flexibel und kann verschiedenen Körperformen angepaßt werden. Unmittelbar mit Anspielen der ersten Saiten wird die Haut angesprochen, die die Vibrationen annimmt und durch die Knochensysteme in den Körper einleitet – der Körper wird als Klang empfunden.

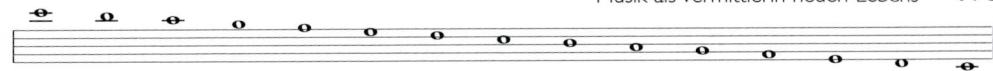

Es ist längst bekannt, daß wir nicht nur mit dem Ohr, sondern auch mit der Oberfläche der Haut und mit den Röhrenknochen „hören", d. h., Schwingungen aufnehmen (Cramer 1995). Tast- und Gehörsinn liegen eng beieinander. Es gibt eine sehr berühmte gehörlose Schlagzeugerin für klassisches Orchester, die ihre Einsätze und selbst erzeugten Klänge über die Fußsohlen „hört". Die Aufnahme der Schallwellen durch die Haut, die Körperhaare und der mit ihnen verwurzelten peripheren Nervenenden, ist ein Vorgang, den man als „tastend-empfangendes, nach außen gerichtetes Hören" bezeichnen könnte. Wenn jemand von sich sagt: „Ich bin ganz Ohr", so bezeichnet das eben jenen Vorgang, bei dem Tasten und Hören gekoppelt werden, bei dem Schwingungen durch die Sensibilität der peripher-rezeptiven Funktion dem gesamten Organismus zugeführt und von diesem ganzheitlich „gehört" werden. Eine Stimulanz des Gehirns mit akustischen und somatosensorischen Reizen zur selben Zeit beeinflußt das limbische System, das verantwortlich ist für Gefühle. Gleichzeitig werden Endorphine ausgeschüttet, die Schmerzen lindern und das Immunsystem stärken können (Melzer 1978; Schmoll et al. 1992). V. Uden konnte in Untersuchungen mit gehörlosen Kindern nachweisen, daß Dissonanzen „gefühlt" werden. Ein Dissonanzakkord wurde als unangenehmen empfunden, die Spannung löste sich in einem harmonischen Akkord. Tiefe Töne nahmen Gehörlose „dunkel", „langsam", „ruhig", manchmal „mächtig" wahr, höhere Töne dagegen „dünn", „hell", „schnell" und „leicht" (Uden 1962).

Der Naturwissenschaftler George Leonard wies 1992 darauf hin, daß alle Sinne miteinander verwandt sind, „sie unterscheiden sich lediglich dahingehend, daß sie verschiedene Mittel zur Umwandlung hochfrequenter rhythmischer Wellen in Schwingungen verwenden, die das Gehirn verarbeiten kann." Speziell die sehr tiefen Töne mit Schwingungen von weniger als 60 Hertz werden weniger vom Ohr als vielmehr durch die Haut „gehört" (Leonhard 1992).

Vielleicht ist das der Grund dafür, daß zur Zeit die tiefen Frequenzen besonders gefragt sind. Sie geben das Körpergefühl zurück, das so vielen Menschen fehlt. Andererseits leiden Konzentration und Aufnahmefähigkeit, denn unser Ohr braucht hohe Frequenzen. Es ist regelrecht darauf eingerichtet, da der größte Teil der Haarzellen im Ohr auf hohe Frequenzen reagiert und über die hohen Frequenzen unser Gehirn stimuliert (Tomatis 1981).

Mit der körpereigenen Schwingung, dem Eigenton, wird sehr gezielt Kontakt zum Körper aufgenommen. Der individuell gewählte Ton wandert zunächst in den Beckenraum, denn hier schwingt der Mensch in der Oktave, im Verhältnis 1:2. Dann bewegt sich der Klang als Schwingung weiter und setzt sich vor allem an den Stellen des Körpers fest, die „verstimmt" sind.

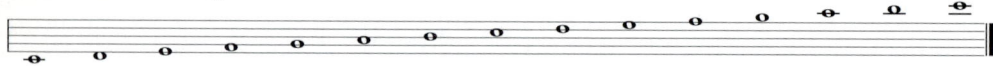

Durch eine Art musikalisches Bio-Feedback kann der Klient lernen, sich so weit zu entspannen, daß die Spannungen gelöst werden und der Körper für die Schwingung durchlässiger wird. Die Physik hilft unterstützend mit: im „universellen Gesetz der Schwingung" wird von „Phasenverriegelung zweier Oszillatoren" gesprochen. Das heißt: zwei oder mehr Oszillatoren, die im selben Feld fast im gleichen Rhythmus schwingen oder pulsieren, schwingen sich ein, bis sie synchron sind. Der optimal entspannte Mensch empfindet die Klangschwingung wie einen „Kokon", der den Körper umhüllt. Es handelt sich nicht um eine Entspannung, die müde macht, sondern die regulierend wirkt. Regulierend und ordnend deshalb, weil in diesem einen Ton, der auf allen Saiten erklingt, die Obertonreihe anklingt, die nach mathematischen Gesetzen geordnet ist.

11.5   Das ganz individuelle Klangerlebnis

Natürlich spielt das Hörerlebnis beim Monochord eine große Rolle. Monotone repetitive Klangstrukturen, wie sie beim Monochord vorherrschen, induzieren einen veränderten Wachbewußtseinszustand durch eine Erhöhung der Intensität und eine Erniedrigung der Variabilität des Wahrnehmungsfeldes (Dittrich 1985).

Manche Klienten sind so überwältigt von dem Klang und der Fülle der Obertöne, daß sie einfach nicht glauben können, daß alle Saiten auf denselben Ton gestimmt sind. Tatsächlich spielt es eine große Rolle, wie ich spiele: ob ich die Finger eher gestreckt halte und mit den Fingerkuppen spiele, oder ob ich sie leicht anwinkle und mehr von oben spiele; ob ich die Zeigefinger, die Mittelfinger, Ringfinger oder gar die kleinen Finger einsetze; ob ich mehr in der Nähe des Steges spiele oder in der Mitte; ob ich mit Druck spiele oder ganz leicht, etc. Möglich ist es auch, Intervalle einzuspielen, da ich ja zu beiden Seiten des Steges spielen kann. In diesem Fall ist es besonders wichtig darauf zu achten, daß in den Intervallen immer der Eigenton vorhanden ist, und daß ich die Intervalle nach den Prinzipien der Obertonreihe einstelle. Eine Quarte zu dem Eigenton G wäre eben nicht das c, sondern das D. Gespielt wird die Quarte dann von D nach G – in den Eigenton. Natürlich hat jedes Intervall eine andere Qualität, die berücksichtigt werden muß. Auch das fließende Spiel muß gewährleistet sein: die Finger zu beiden Seiten des Steges sollten während der Bewegungen so ineinander gleiten, daß nicht die einzelnen Töne des Intervalls, sondern eher die Klangmischung im Vordergrund steht. Um rotierende Gedanken bezüglich der Entstehung des Klangs von vornherein auszuschalten, erkläre ich manchen Klienten (kurz!), wie der Klang entsteht.

In der Musiktherapie wird das Klangempfinden des Monochords mit „ozeanischer Selbstentgrenzung" beschrieben (Strobel 1982). Nach meinen Erfahrungen kann man das so nicht stehen lassen, denn tatsächlich empfindet jeder Klient den Klang anders – was sicher auch damit zusammenhängt, daß ich das Monochord vorwiegend in der Einzeltherapie und nur mit einem ganz individuell gewählten Ton benutze. Es kann sehr wohl passieren, daß durch das intensive Vibrieren im Beckenraum so etwas wie „Erdung" empfunden wird oder: „Da hab ich mich aufgehoben gefühlt." – „Ich fühle mich, als ob ich heimgekommen bin." Dieses wäre nun das krasse Gegenteil von Selbstentgrenzung. Da den meisten Menschen der Bezug zu ihrer eigenen Kraft, zur Erdung, zum Atem aus der Tiefe und in die Tiefe fehlt, ist gerade diese Erfahrung zunächst mal eine Basis-Erfahrung für diese Therapie. Was das Monochord immer vermitteln kann, ist das wichtige Gefühl des „Getragensein im Alleinsein". Dieses scheint eine Qualität des indivuell gewählten Tons zu sein. Marin Mersenne, französischer Mathematiker, Musiktheoretiker, Philosoph und Paulanermönch schreibt in seinem 1637 erschienenen Werk „Harmonie universelle": „Der Geist „beginnt die Musik der Seligen zu genießen, wenn er den Einklang hört, der ihn an seinen Ursprung erinnert und an die Schönheit, auf die er hofft und wartet." (Mersenne 1637).

Stellt sich dieses „Ursprungs-" oder „Indivualitäts-Empfinden" nicht ein, dann muß im gemeinsamen abschließenden Gespräch geklärt werden, welche gemachten Erfahrungen und Mechanismen das verhindern. Heilungsberichte mit Einzeltönen existieren vor allem in der Vergangenheit: in der Welt der Antike oder der Fünf-Elementen-Lehre. Doch es gibt auch einige schriftlich

Grundton	Wirkungsweise
c	wirkt auf den Funktionskreis des Magens
cis	wirkt auf den Funktionskreis von Milz und Pankreas
d	wirkt auf den Funktionskreis der Galle
dis	wirkt auf den Funktionskreis der Leber
e	wirkt auf kein bestimmtes Organ, kann aber in die Tonfolge mit einbezogen werden
f	wirkt auf den Funktionskreis des Urogenitalsystems
fis	wirkt auf den Funktionskreis der Blase (Nervensystem!)
g	wirkt auf den Funktionskreis von Herz, Dünndarm und Kreislauf
gis	wirkt auf den Funktionskreis des Dickdarms
a	wirkt auf den Funktionskreis von Lunge und Niere

Tab. 11-1
Ton-Akupunktur-Tabelle nach Schick

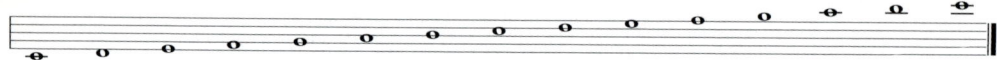

und mündlich überlieferte Berichte aus der Musikethnologie über Heilungs-
zeremonien der Naturvölker. Aus jüngerer Zeit stammt die „Phonophorese"
des französischen Arztes Jean Lamy. Auf der Grundlage der klassischen chine-
sischen Medizin entwickelt er eine „Ton-Akupunktur", die von dem Arzt Er-
win Schick weiter entwickelt und in Deutschland eingeführt wurde (Schick
1984).

Besonders bewährt hat sich das Monochord in Verbindung mit der katathym
imaginativen Psychotherapie (eine „der Seele gemäße Tagtraumtechnik"). Es
beeinflußt die Imaginationen in drei therapeutisch wertvollen Richtungen:
  ♪ Der obertonreiche Klang regt den assoziativen Fluß der Bilder an
  ♪ Die begleitenden Gefühle und Affekte werden deutlich aktiviert, das
    führt oft zu einer tiefen Bewegtheit
  ♪ Widerstände lassen sich durch den Klang leichter im Bild bewältigen

Dazu Hanscarl Leuner: „Es gelingt mit dieser Methode Patienten einer tiefenpsychologischen Behandlung zuzuführen, die vorher als unbehandelbar galten.
Es sind entweder sehr einfach strukturierte „simple" Persönlichkeiten ... oder
... sehr konservativ eingestellte Personen, die den Zugang zu ihrer eigenen Ge-
fühlswelt durch starke intellektualisierte Abwehren verloren haben, die sog.
„emotionalen Analphabeten" (= Alexithymiker – sie verwechseln Gefühl mit
Schwäche, Anm. der Autorin)" (Leuner 1974). Vor allem bei der Behandlung
schwieriger Charakterstrukturen mit starker Charakterpanzerung, kann man
mit diesem Verfahren sehr weit kommen. Leuner: „Die Erlebnisweise des
mKB (musikalisch Katathymen Bilderlebens) kann beim einigermaßen geüb-
ten und aufgeschlossenen Patienten Qualitäten und Intensitätsgrade erreichen, die an die erlebnisintensiven Tagtraumformen bei hilfsweiser Anwendung von Halluzinogenen erinnern." (Leuner 1994)
  Diese Vorgehensweise ist auch mit Gefahren verbunden. Starke Gefühle
und Affekte, wie Depression, Verlassenheit, „morbide" Auflösung, etc. können provoziert werden. Doch hier kommt es auf die Wahl der Musik an. Während in der GIM (Guided Music Therapy) bestimmte Zustände sehr schnell
durch die Auswahl bestimmter Stücke „abgerufen" werden können, ist das
mit dem Monochord bisher noch nicht passiert. Neben Intuition und dem
Spüren für den Anderen steht dem Therapeuten im Gegensatz zur GIM stets
sein Ohr als Kontrolle zur Verfügung. Denn bei präziser Einstimmung des Ei-
gentones gerät der Körper des Klienten in eine Eigenresonanz. Resonanz ist
ein Vorgang, der auf einer Übereinstimmung in den Schwingungsmustern
beruht. Voraussetzung ist somit, daß ein Körper gleicher Schwingungszahl
angesprochen wird, der dann in Eigenschwingung gerät. Es entsteht ein „sym-

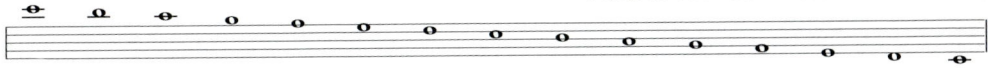

pathischer Vorgang innerer Übereinstimmung" – genauso wie in zwischenmenschlichen Beziehungen. Wird mit dem therapeutischen Monochord im Kontakt zum menschlichen Körper eine Eigenschwingung erzeugt, so beginnt der Körper durch das Monochord zu antworten. Die Schwingung des Monochords kann noch so leise sein, der menschliche Körper reagiert mit seiner Eigenschwingung, seinem Klang, seiner Melodie. Die Musik des Instrumentes tritt in den Hintergrund, die des Menschen in den Vordergrund, sie „rollt" förmlich heraus.

Ein Therapeut mit einem geschulten Gehör kann in diesem Moment sehr gut hören, wie die Körpermelodie, der Körperklang beschaffen ist und daraus unter Vorbehalt Rückschlüsse auf die seelische und körperliche Verfassung des Klienten ziehen. Schon die Philosophen der Antike und des Mittelalters haben genauestens beschrieben, wie verschiedene Seelenzustände klingen. Es können Melodien auftauchen, die aus drei, vier Tönen bestehen und sich ständig im selben Rhythmus wiederholen. Oder es entstehen Dreiklänge, manchmal auch Sextakkorde. Diese Klänge „harmonischer Ordnung" zeigen meist ein inneres Gleichgewicht an. Spannungszustände körperlicher oder seelischer Art äußern sich in einem dumpfen Klang mit wenig Resonanz und wenig Obertönen – oder in Sekundschritten. Sie klingen wie Knoten, die gelöst werden wollen. Und der Klient hört und spürt sie ebenfalls sehr deutlich. Manchmal gelingt es nach langem Bespielen, so einen „Knoten" zu lösen – aus den Sekundschritten werden allmählich Terzen, die Körpermelodie klingt weicher, entspannter. Der Klient spürt hinterher eine deutliche Erleichterung, möchte reden oder fühlt sich plötzlich schmerzfrei. Harmonische Körpermelodien sollten notiert und dem Klienten mitgegeben werden. Sie gehören zu seinem ganz eigenen Körperklang und wirken heilend und beruhigend, wenn er sie zu Hause singt.

Die Wirkung dieser Therapie zeigt, für wen diese Therapie geeignet ist. Bewährt hat sie sich in der sehr schwierigen psychosomatischen Arbeit, auch bei Alexithymikern und in Lebenskrisen. Ich rate dringend davon ab, diese Therapie bei akuten Depressionen oder Suizidgefahr einzusetzen. Dazu ist sie – wie jede andere trance-induzierende Therapie – zunächst nicht geeignet. Es kann hier leicht zu Zuständen der „Auflösung", des „inneren Todes", des „Zerfalls" kommen. Sehr gute Erfahrungen habe ich in der Schmerztherapie gemacht (z. B. Gürtelrose, Ischias, Nervenschmerzen). In fast allen Fällen waren die Klienten hinterher schmerzfrei, für einige Stunden, für Tage, teilweise für immer. In der Regel lege ich das Instrument nach Entspannungsübungen gegen Ende der Sitzung auf und spiele – je nach Verfassung und Bedarf – zwischen fünf und fünfzehn Minuten. In der Katathym-imaginativen Psychotherapie leite ich die Sitzung in dem gewohnten Setting verbal ein. Hier lege ich

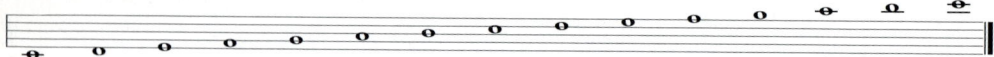

das Instrument erst auf, wenn die Bilder ins Stocken kommen, sich Widerstände ankündigen. Hinterher muß genug Zeit bleiben für die verbale Aufarbeitung. Es kann auch vorkommen, daß ich gleich zu Beginn einer Sitzung das Monochord auflege, um etwas „zu lösen".

Die Ton-Transfer-Therapie ist keine eigenständige Therapie. Sie gilt als „Baustein" – allerdings als ein sehr nützlicher, vor allem natürlich für Musiktherapeuten. Doch auch für Atem-, Stimm- und Körpertherapeuten kann sie sehr bereichernd sein. – Ein psychotherapeutisches Grundwissen ist auf jeden Fall unerläßlich. Weitere Voraussetzungen sind ein geschultes Gehör, hohe Sensibilität und eine gute Intuition. Unbedingt notwendig ist außerdem ein gewisses musikalisches Basiswissen. Dazu gehören: Der Aufbau des Tons, Einführung in die Akustik, in die harmonikale Grundlagenforschung und die Musikphilosophie, sowie Kenntnisse über die Wirkung einzelner Töne, Tonarten und Intervalle.

Vieles an der Ton-Transfer-Therapie ist und bleibt spekulativ. Das ist einerseits unbefriedigend, andererseits aber zeigt es, wie geheimnisvoll und mächtig das Medium Ton ist, mit dem wir arbeiten, und daß es Dinge auf dieser Welt gibt, die uns wohl für immer verborgen bleiben werden. Verantwortung muß in der musiktherapeutischen Arbeit oberstes Gebot bleiben. Allzuleicht neigen wir zur Selbstüberschätzung, wenn wir sehen, was wir in Gang setzen können. Dabei sind es ja nicht wir, die etwas tun, sondern es ist der Klient mit Leib und Seele, der sich ändert. Er ist es auch, der weiß, wo der Schuh drückt, er bestimmt die Richtung des Prozesses. Wir sind als Therapeuten die Begleiter, die ein Stück mit auf den Weg gehen und vielleicht noch eine Weile die Hand halten. Das Ziel des Weges, seine Beschaffenheit, seine Länge und seine Umgebung bestimmen der Klient selbst.

Es werden laufend Vorträge und Fortbildungen zur Ton-Transfer-Therapie angeboten. Bei Interesse wenden Sie sich bitte an: Annette Cramer, Fax: 089/1708636

Literaturverzeichnis

Bindel E.: Pythagoras. Leben und Lehre in Wirklichkeit und Legende. Stuttgart 1962
Platon: Spätdialoge Band II. Übertragung: Rudolf Rufener. Artemis Verlag Zürich, 1965, 209 ff
Cramer, A.: Kinder fördern durch Sprechen und Singen. München 1995
Cramer, A.: Hören durch die Haut. In: Haut. Ganzheitlich verstehen und heilen. Hrsg.: Condrau/Dogs/Meinhold. Heidelberg 1995, 132–151
Dittrich, A.: Ätiologie-unabhängig Strukturen veränderter Wachbewußtseinszustände. Stuttgart 1985

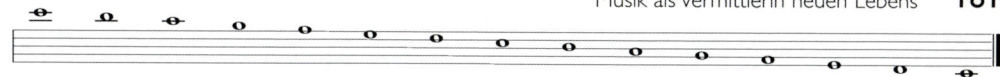

Hildebrandt, G.: Zeiterleben und Zeitorganismen des Menschen. In: Hildebrandt, G.: Chronobiologische Betrachtungen zum Zeitkonflikt des heutigen Menschen. Institut für Gesundheitspädagogik, München 1992, 16

Jamblichos: Vom pythagoreischen Leben. Legende, Lehre, Lebensgestaltung (De vita pythagorica liber), griechisch und deutsch. Hrsg. und Übersetzer: Michael von Albrecht. Zürich 1963

Krüger, W.: Das Universum singt. Atom-Harmonik-Verlag, Trier 1991, 74

Lengyel, L.: Das geheime Wissen der Kelten. Freiburg 1994, 83

Leonard, G.: Der Pulsschlag des Universums. Scherz Verlag Bern-München 1992, 63 ff

Leuner, H.: Die Bedeutung der Musik in imaginativen Techniken der Psychotherapie. In: Revers, W. J.; Harrer, G.; Simon, W. C. M. (Hrsg.): Neue Wege der Musiktherapie. Düsseldorf/Wien 1974, 192

Leuner, H.: Lehrbuch der Katathym-imaginativen Psychotherapie. Bern, 3. Auflage 1994, 457 f

Melzer, R.: Das Rätsel des Schmerzes, Hippokrates 1978

Mersenne, M.: „Livres des consonances". 1. Buch. Aus: Harmonicorum libri XII. Edition aucta. Edition Minkoff, Genève 1972

Oberkogler, Friedrich: Vom Wesen und Werden der Musikinstrumente, Novalis Verlag Schaffhausen 1985, 14 ff

Ohno, S. und Ohno, M.: Immunogenetics 24, 1986, 71–78 und: Chemica Scripta 1986, 26 B, 43–49

Pfrogner H.: Mystiker, Ethiker, Musiker, Naturforscher. In: Pythagoras. Weisheitslehrer des Abendlandes. Hrsg: Inge von Wedemeyer, Ahlerstedt 1988, 77

Schick, E.: „Phonophorese". Akupunktur mit Tonwellen. VGM Verlag für Ganzheitsmedizin, Essen 1984

Schmoll, H. J.; Tewes, U.; Plotnikoff, N. P.: Psychoneuroimmunology. Interactions between Brain, Nervous System, Behaviour, Endocrine and Immune Systems. Hogrefe Göttingen 1992

Strobel W.: Die klanggeleitete Trance. Eine analytisch orientierte Form nonverbaler Hypnose. In: Hypnose und Kongnition. 9:1 und 2, 4/1992, 98–117

Tomatis, A.: Der Klang des Lebens. Hamburg 1993. Erstauflage: „La Nuit utérine", Paris 1981

Von Uden, A.: Möglichkeit und Verwertung der Lautempfindungen bei taubstummen Kindern 1954. In: Pontvik, Aleks: Der tönende Mensch. Rascher Verlag, Zürich 1962, 90 ff

Wantzloeben, S.: Das Monochord als Instrument und als System. Entwicklungsgeschichtlich dargestellt. Halle 1911

Anhang

Anschriften
Heidelberger Institut für Musiktherapieforschung e. V.
Maaßstraße 26
69120 Heidelberg
Tel.: 0 62 21/83 38 60

Institut für Musiktherapie Berlin
Waldhüterpfad 38
14169 Berlin
Tel.:/Fax: 0 30/8 13 50 80

Boing-Klangkörper
Instrumente für den Therapiebereich
Ludwig-Rinn-Straße 14–16
35462 Heuchelheim
Tel.: 06 41/6 54 57
Fax: 06 41/6 54 87
e-mail: Boing.Klangkoerper@t-online.de

Deutsche Gesellschaft für Musiktherapie
Libauer Straße 17
10245 Berlin
Tel.: 0 30/29 49 24 93
Fax: 0 30/29 49 24 94

Kontaktstudiengang (seit Oktober 1998)
„Musiktherapie in psychosozialer Arbeit"
Fachhochschule Hamburg
Weiterbildungszentrum WINQ
Berliner Tor 3
20099 Hamburg
Tel.: 0 40/24 88 30 60
Fax: 0 40/24 88 24 45

Weiterbildung zum Thema „Musik und Rhythmus"
Ev. Begegnungsstätte
Hohenwart e. V.
Schönbornstraße 25
75181 Pforzheim
Tel.: 0 72 34/60 60
Fax: 0 72 34/6 06 46

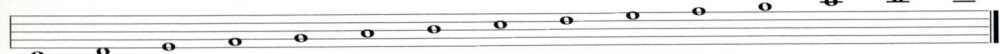

Video
„Musiktherapie mit alten Menschen"
(30 min; 158,– DM)
Vincentz Verlag
– Bücherdienst –
Postfach 6247
30062 Hannover
Tel.: 05 11/9 91 00 30
Fax: 05 11/9 91 00 39

Buchhinweise
Muthesius, Dorothea
Musikerfahrungen im Lebenslauf alter Menschen.
Vincentz Verlag, Hannover 1997

von Blankenburg, Albrecht
Freude am Singen.
Ein Liederbuch für Senioren
Schulz-Kirchner Verlag, Idstein 1997

Harms, Heridrun
Musik erleben und gestalten mit alten Menschen
Gustav Fischer Verlag, Stuttgart 1996

Strobel, Wolfgang/Huppmann, Gernot
Musiktherapie – Grundlagen, Formen, Möglichkeiten
Hogrefe Verlag, Göttingen 1997

Liedke, R.:
Die Vertreibung der Stille
dtv/Bärenreiter 1996

Alvin, J.
Musiktherapie
dtv/Bärenreiter 1984

Zeitschrift
Zeitschrift (monatlich)
„Musiktherapeutische Umschau"

Sachwortverzeichnis

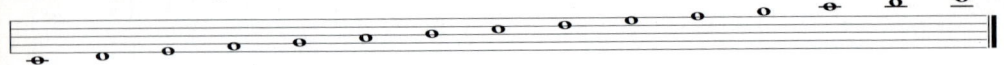